普通高等教育医学类系列教材

# 中医科研思路与方法

# Ideas and Methods in Chinese Medical Science Research

申　杰　徐宗佩　主　编

科 学 出 版 社
北　京

## 内 容 简 介

本教材以科学观念与科研规范为核心，结合中医科研工作实际，阐述了科研工作的相关概念、中医科研的基本思路、医学科研过程、医学文献检索、科学事实及实证性研究方法、研究质量控制、数据管理与统计分析、科研文书撰写和科技查新咨询等方面的内容，体现了从中医科研实际出发，注重中医科研的基本概念、基本知识、基本方法的学习，倡导科学观念的建立和研究规范的应用，突出科研思路、中医科研的基本步骤与基本方法，强调培养实事求是的科学素养、科学精神和严谨、规范的科学探究能力、创新能力的指导思想，目的是为培养能够胜任中医科研工作及原创性研究的高层次和高素质人才奠定基础。

《中医科研思路与方法》作为高等医学院校本科生、研究生科研方法课程的教材，特别适合科研初学者，也可供教师和医学科技工作者参考使用。

**图书在版编目(CIP)数据**

中医科研思路与方法/申杰，徐宗佩主编. —北京：科学出版社，2013.2
普通高等教育医学类系列教材
ISBN 978-7-03-036559-0

Ⅰ. ①中… Ⅱ. ①申… ②徐… Ⅲ. ①中国医药学—科学研究—研究方法—中医学院—教材 Ⅳ. ①R2-3

中国版本图书馆 CIP 数据核字(2013)第 017910 号

责任编辑：潘志坚 / 封面设计：殷 靓
责任印制：黄晓鸣

科学出版社 出版
北京东黄城根北街 16 号
邮政编码：100717
http://www.sciencep.com

南京展望文化发展有限公司排版
广东虎彩云印刷有限公司印刷
科学出版社发行 各地新华书店经销

*

2013 年 2 月第 一 版 开本：889×1194 1/16
2024 年12月第四次印刷 印张：11
字数：385 000

**定价：39.00 元**

普通高等教育医学类系列教材

# 《中医科研思路与方法》编委会

**主　　编**　申　杰　徐宗佩

**副 主 编**　张雪飞　龚婕宁　王晓波　郑国华

**编　　委**　申　杰（河南中医学院）
张雪飞（湖北中医药大学）
徐宗佩（天津中医药大学）
龚婕宁（南京中医药大学）
王晓波（辽宁中医药大学）
郑国华（福建中医药大学）
王泓午（天津中医药大学）
王　蕾（河南中医学院）
牛　乐（河南中医学院）
石　晶（河北医科大学）
华　琼（河南省中医药研究院）
刘　霞（江西中医学院）
刘延鑫（河南中医学院）
李国春（南京中医药大学）
张胜利（福建中医药大学）
杨　旻（湖北中医药大学）
徐　刚（江西中医学院）
徐　谦（广州中医药大学）
黄品贤（上海中医药大学）

# 前　言

著名学者皮克林(Pickering BMJ)1964 年指出：The essence of science is method(科学的本质是方法)。WHO 认为，对学生的培养目标应该从要求“什么都知道(know-all)”向“知道如何获取(know-how)”转移。1989 年，美国芝加哥科学院米勒博士提出公众科学素养的三个标准：① 对科学技术术语和概念达到基本的了解；② 对科学的研究过程和方法达到基本的了解；③ 对科学的社会影响达到基本的了解。因此，大学不是纯粹的教学，更多的是掌握学习方法、研究方法，进行思想碰撞交流。

尽管传统的中医科研方法对中医理论体系和诊疗体系的形成和发展发挥了重要作用，并且伴随着现代科学技术的进步日趋完善，其中的许多方法已经成为现代科学方法论的重要组成部分，但是，相对其他学科而言，中医学的科研思路与方法注重宏观性、整体性和直观性，未形成中医科研方法体系，以至于宏观描述较多、精确量化较少，综合推理较多、分析归纳较少，直观观察较多而实验研究较少；在研究设计、统计描述和统计推断方法方面存在一些缺陷，表现在论文或研究报告中普遍存在缺漏具体的设计方案、样本含量估计、随机抽样与抽样分组方法，缺乏数据频数分布类型的描述、组间基线的比较，欠缺观测仪器设备、疗效观察指标、样本量和疗程的选择依据，忽略了能够体现中医临床优势的预后研究指标，遗漏不良反应观察指标与方法等。因此，中医工作者应该思考：如何在信息时代背景下继承与发展中医研究方法体系？如何客观体现中医学的科学性、实用性、创新性和有效性？如何发扬中医理论中极其丰富的人文哲学资源？如何处理好局部效应与整体疗效、近期疗效与长远预后、个体化治疗与群体防治的辩证关系？如何发扬光大传统中医独特的临床优势？编著本书是希望更多的莘莘学子以及科研工作者注重弘扬科学精神，用科学思维方式去认识问题，用科研方法解决科研问题，善于观察、总结和发现，努力创新，减少盲目性，提高研究效率，获得高质量研究成果，为中医药学的发展作出自己的贡献！

当代人才的知识、能力与素质集中体现为求实态度与创新能力。这就要求中医学生和中医科技工作者不但需具有广博的人文科学及自然科学知识与技能，更应具备足够的科学知识与科学素养，理解科学的本质，具有好奇心、探求真理的精神、怀疑精神、创新意识与原创能力、参与决策的意识与能力等基本的科学精神，能够维护科学的纯洁，把握中医的方向。因此，必须在了解现代科学体系及其内容的基础上，通过去粗取精、去伪存真、习古纳新、拓古创新，构建中医科研方法体系，以“开放兼容，格物致知，科学理性，推陈出新”的理念发展中医科研方法体系，从而丰富现代中医学的内涵与外延，为中医学的发掘与提高作出贡献。这既是全体编写人员的夙愿，也是编写本书的目的，期望本书能够对培养高层次、高素质中医人才有所裨益。

本书的编著，参考了大量的相关文献及网络信息资源，从中得到了许多启悟，汲取了智慧精华，但是，由于种种原因未在主要参考文献中逐一标注，在此，谨向他们的贡献表示由衷的敬意和真挚的谢意。再者，对河南中医学院、天津中医药大学、南京中医药大学、福建中医药大学、湖北中医药大学、辽宁中医药大学、河北医科大学、上海中医药大学、广州中医药大学、江西中医学院、河南省中医药研究院等院校领导给予本书的大力支持，一并致以深切的谢意！

尽管我们力求做到实用、科学、规范，但由于中医科研思路与方法固有的不断探索与创新的特点，本书在编写体例、编写内容及理论与方法的表述等方面难免存在错漏，诚请指正，特驰惠意。

申　杰

2012年9月9日于郑州

shenjie007@126.com

# 目　录

## 第四章 医学科研过程



## 第五章 医学文献检索



## 第六章 科学事实及实证性研究方法



## 第七章 流行病学方法及循证医学理念



## 第八章 动物实验方法

## 第九章 临床试验



## 第十章 研究设计要素与原则



## 第十一章 设计方案



## 第十二章 样本量估计

## 第十三章 研究质量控制



## 第十四章 数据管理与统计分析



## 第十五章 科研文书撰写



## 第十六章 科技查新咨询



## 附录

## 主要参考文献

# 第一章 绪论

**导学**

(1) 掌握科研方法的意义；中医科研的基本原则、类型与内容。

(2) 熟悉科学研究及医学科研的相关概念。

(3) 了解中医科研课题的申请渠道。

在世界的进步中，起作用的不是才能，而是如何运用才能。俄国生理学家巴甫洛夫(1849～1936)指出："科学的跃进往往取决于研究方法的成就。"尽管传统的中医科研方法对中医理论体系和诊疗体系的形成与发展发挥了重要作用，并且其中一些方法已经成为现代科学方法论的重要组成部分。但是，随着现代科学技术的进步，中医科研的思路与方法需要与时俱进，在继承中医思维方法与研究方法的前提下，借鉴并且正确、合理地运用现代科学研究方法，不断完善与发展中医研究方法，推动中医药事业的发展与提高。

## 第一节 科研概述

科学研究是人类探索未知领域的一种认识活动，是对自然界的认识由不知到知之较少，再由知之不多到知之较多，进而逐步深化，直至发现其本质规律的认识过程。自然科学解释现象，社会科学理解现象。因此，科学研究是发现问题、分析问题和解决问题的过程，也就是对未知事物的认识过程。一般说来，什么样的研究方法决定了什么样的研究水平。

### 一、什么是科学研究

**1. 科学的分类** 按研究对象的不同分类如下。

(1) 自然科学(natural science)：研究对象是自然界中无生命的与有生命的所有物体及其客观现象、变化与规律。

(2) 社会科学(social science)：研究对象是由人组成的社会现象与社会运动。

(3) 人文学科(humanities)：是那些既非自然科学也非社会科学的学科的总和，是一门独特的知识学问，即关于人类价值和精神表现的人文主义的学科，包括哲学、语言学、文学艺术、历史学、考古学、文化学、心理学、宗教学等学科，关系到社会的价值导向、人文导向和民族精神的塑造，发展人性，完善人格，提高文化素养和文化品格。

**2. 科学与技术**

(1) 科学(science)：是关于自然、社会、思维等客观规律的分科知识体系。韦氏字典(Webster's Dictionary)对科学的定义是：从观察、研究、实验中所导出来的一门有系统的知识。科学的特点是可重复验证、可证伪、自身没有矛盾。科学是精神、思维方式和手段，而不是标准。

(2) 技术(technology)：是知识技能和操作技巧的统称。现代科技的特征为科学与技术的高度结合，科学是技术的升华，技术是科学的延伸。

(3) 科技革命(revolution of science and technology)：是科学革命和技术革命的合称。前者指人们认识客观世界的质的飞跃，它表现为新的科学理论体系的诞生；后者是人类改造客观世界的新飞跃，它表现为生产工具和工艺过程方面的重大变革。科学革命是技术革命的基础和出发点，科学革命引起技术的进步；而技术革命是科学革命的结果，先进的技术及其应用成果反过来又为科学研究提供了有力的工具。

在生物学的发展史上，已经有几次学科内部的革命，如达尔文进化论的提出、分子生物学的诞生等。16 世纪以来，生物学发展的基本轨迹是从整体、器官(系统)、细胞到分子，但是，人们将会发现，即使把生物体内的每一个分子都搞清楚了，也不能完全解释生命现象。因此，即将到来的第六次新科技革命涉及科学和技术的深刻变革，为中医学的发展提供了难得机遇。

**3. 科学研究(scientific research)** 简称科研，是以系统和科学的方式探索/调查一个问题，目的是发现/修正事实、理论和应用等。探索是创新的前提，创新是探索的结果。故科学研究的内涵包含整理、继承知识和创新、发展知识两部分，即挖掘与提高。联合国教科文组织（United Nations Educational，Scientific and Cultural Organization，UNESCO）界定的科技活动包括研究与试验性发展活动（research and development，R&D）、科技教育与培训活动（science and technology education and training activities，STET）、科学技术服务活动（science and technology service activities，STS）。因此，科学研究可分为理论研究（批判研究）——（思想者）和应用研究（变革研究）——（实践者、行动者、改革家）。研究的理想道路是从研究开始到引起实践的变革。在“学者”、“思想者”、“改革者”三者之间，没有必要为褒扬哪一方而贬低另一方。因此，抬举“学术”（“学者”）而贬低“思想”（思想家），或者宠爱“思想”（“思想家”）而贬低“学术”（“学者”），都是错误对的现象。

**4. 科研的特点**　科研工作是一项系统工程，其工作特点是解决 What to do? How to do? How well you do? 其学术特点为：

（1）探索性与创新性（exploratory and innovative）：探索是手段，创新是目的。探索是为了获得新的认识、发现新的事实、阐明新的规律、建立新的理论、发明新的技术、研制新材料、新产品。科学研究的生命在于创新，创新是科学发展的前提。

（2）继承性和积累性（inheritance and accumulating）：科研是传承、连续、终身学习的不断认识过程，是科研工作者不断探索，不断发现真理并累积科学知识的过程。

**5. 科学研究的模式与途径**　科学研究过程的共同系统模式是“一个基础、三个环节”。一个基础指贯穿于科学研究过程始终的科学考察；三个环节即确定科研选题、创立科学假说、表述科研成果（图 1－1）。

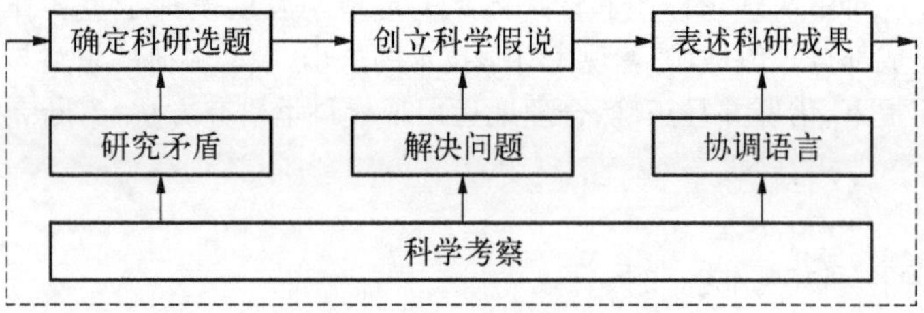


图 1－1　科学研究的基本模式

科学研究途径参见图 1－2。

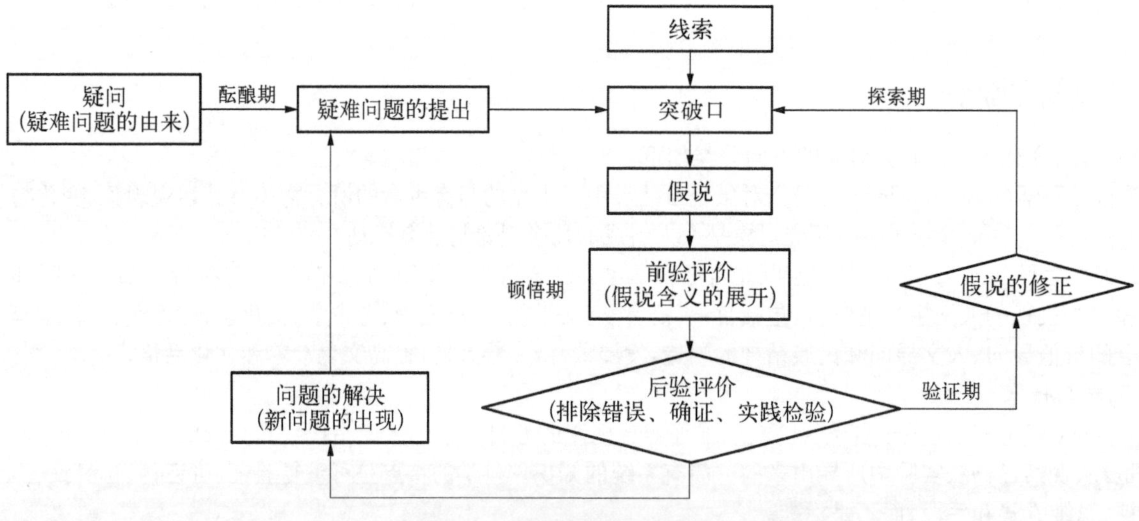


图 1－2　科学研究途径框图

**6. 范式及研究范式**　中医学的发展需要有范式，建立范式是中医学科自主发展的前提，而不自主发展就永远不可能有进步。

（1）范式（paradigm）：是一种公认的模型或模式。在同一学科中，不同思想流派是在不同范式中工作的。范式的特点是：① 在一定程度内具有公认性；② 是一个由基本定律、理论、应用以及相关的仪器设备等构成的整体，它的存在给科学家提供了一个研究纲领；③ 为科学研究提供了可模仿的成功先例。

（2）研究范式（research paradigm）：是研究界公认的或者流行的研究取向、研究视角，例如实证研究、解释性研究等，主要包含 3 个问题：① 存有论问题（ontological question）：知识的有无问题。② 认识论问题（epistemological question）：知识的本质到底如何？ ③ 方法论问题（methodological question）：如何获得知识？ 目前，基于设计的研究（design-based research，DBR）是国内外科技界较流行的一种研究范式。

由于不同范式的认识论、本体论和方法论的差异，对能否脱离本体认清世界存在争议。解释学认为认识世界必须夹杂人的主观观点，所有的认识都是人们对世界现象的解释，夹杂了个人的影响。实证主义认为，做研究必须克服人的主观性，在研究中人必须脱离出来，客观地看待世界，研究结果才能真实。自然科学是“求真”的科学，研究范式是替代性的，例如，遵循了日心说的研究范式就必须否认地心说的研究范式，两者只能取其一。人文科学和社会科学是“求优”的科学，研究范式是累积性的，不存在绝对的对错。中医学在实践和理论思维上表现出“求优”的科学特点，故其目前的研究范式不是革命性的更替，而是累积。

## 二、什么是医学科研

医学科研(medical science research)指运用科学的方法，探索医学领域的客观规律的认识活动。

**1. 医学科研的特点** ① 研究对象的复杂性；② 人体试验的局限性和人体测量指标的变异性；③ 临床研究的特殊性。

**2. 医学科研的分类** 医学科研的类型及其特点参见表1-1。

**表1-1 医学科研的类型及其特点**

| 分类方法 | | 目的 | 特点 | 科研周期 | 成功概率 | 成果形式 | 成果作用 |
|---|---|---|---|---|---|---|---|
| 科技活动类型 | 基础研究 | 增加科学技术知识，建立理论体系 | 探索性强，对研究手段要求高 | 长 | 较小 | 论文、专著 | 学术意义深远 |
| | 应用研究 | 发展基础研究成果 | 特异性和针对性较强 | 较短 | 较大 | 论文、报告、样品 | 在一定学科领域内产生影响 |
| | 实验发展 | 推广应用新技术、新产品 | 推广新的应用 | 一般较短 | 较大 | 报告、技术文件 | 新材料、新产品、新方法 |
| 创新程度 | 探索性研究 | 帮助认识和理解所面对的问题 | 思维活动水平较高，有创新 | 长 | 较小 | 论文、报告、专著 | 提供研究基础与方法 |
| | 发展性研究 | 验证、巩固、发展和扩大成果 | 有前人的研究基础，缺乏创新 | 较短 | 较大 | 论文、报告、技术文件 | 继往开来 |
| 认识深度 | 描述性研究 | 提供现象与事实 | 收集与积累事实材料 | 较短 | 较大 | 论文、报告 | 回答事实是什么 |
| | 分析性研究 | 建立假说 | 以果求因；以因求果 | 较长 | 较大 | 论文、报告 | —— |
| | 实验性研究 | 验证假说 | 假设性、变革性、因果性、重复性；干预、对照、随机 | 一般较短 | 较小 | 论文、报告 | 简化、强化、模拟 |
| 研究方法 | 观察性研究 | 描述现象特征，搜集事实资料 | 描述性研究、分析性研究 | 较短 | 较大 | 论文、报告 | —— |
| | 试验性研究 | —— | 动物实验，临床、社区干预试验 | 较短 | 较小 | 论文、报告、专著 | —— |
| | 理论性研究 | —— | 数学模型构造 | 较长 | 较小 | 论文、报告、专著 | —— |
| 研究方式 | 经验性研究 | 获取经验性的事实资料 | 重在实践，结论可靠 | 较短 | 较大 | 论文、报告 | —— |
| | 理论性研究 | 揭示客观真理；继承和创新 | 以推论为主 | 较长 | 较小 | 论文、报告、专著 | 指导实践 |
| 研究任务 | 纵向课题 | —— | —— | 较短 | 较小 | 论文、报告 | —— |
| | 横向课题 | —— | —— | 较长 | 较小 | 论文、报告、专著 | —— |
| | 自选课题 | —— | —— | 较短 | 较大 | 论文、报告 | —— |
| 试验场所 | 实验室研究 | —— | 研究对象为动物、组织、细胞 | 较短 | 较小 | 论文、报告、专著 | —— |
| | 临床研究 | —— | 研究对象是患者 | 一般较短 | 较大 | 论文、报告、专著 | —— |
| | 人群研究 | —— | 研究对象是社区人群 | 一般较长 | 较大 | 论文、报告、专著 | —— |

**3. 医学科研的层次** 分为认识层次和研究层次。

(1) 认识层次(cognitive level)：医学研究都是从问题开始的，其目的都是为了解答特定的问题。从研究的角度，“问题”一般有三个认识层次：① 发现问题，即发现那些不了解却感兴趣的问题；② 梳理问题，即把问题逻辑化并从中梳理出具有可供科学研究的一些问题；③ 提炼问题，即提炼出具有研究价值并可能解决的“科学问题”，这要求研究者具有相当的科学“眼力”。

(2) 研究层次(research levels)：① 群体水平；② 器官组织水平；③ 细胞分子水平。

**4. 医学科研的任务** 应用已知的科学知识去寻找、提出和解决科学问题，系统、深入、正确地揭示人体生理与病理、健康与疾病相互转化的本质和规律，为防治疾病、提高健康水平提供技术、方法和手段。

## 三、为什么要学习科研方法

研究方法(research method)是从事科学研究的思维方式、行为方式以及程序和准则的集合。研究方法决定了研究水平。正确的科研方法对科研工作的成败起着至关重要的作用,并且能够扩展和深化人们的认知能力与辨识水平;错误的科研方法会导致荒谬的结论甚至伪科学,严重阻碍科学研究发现的进程,因此,科研方向和目标定了,科研方法就起着决定性作用。

**1. 认识科学本质,奠定中医发展基石** 中医科研活动始终离不开研究方法的运用,中医学科建设与发展的历程必然充满着科学要求,认识、构建、发展学科的性质、研究对象、内容与范围、研究方法、知识结构和功能等理论体系,其实质是真正意义上的科学研究活动。巴甫洛夫说过:"科学是随着研究方法所获得的成就前进的。"黑格尔曾提出:"方法并不是外在的形式,而是内容的灵魂和概念。"法国生理学家贝尔纳(1813~1878)认为:"良好的方法能使我们更好地发挥运用天赋的才能,而拙劣的方法则可能阻碍才能的发挥。"众多学者对科学研究与研究方法关系的精辟阐述,提示研究方法是衡量学科发展水平的重要标志,故中医学学科的发展与学科研究方法有着根本性的关系。

**2. 储备科研知识,了解科研工作过程** 本科生的学习方式处于由教师传授为主到自主学习为主的转化阶段。在此阶段,要求本科生能够逐渐获得探索世界、独立解决问题的能力。法国著名哲学家勒内·笛卡尔(1596~1650)指出:最有价值的知识是方法的知识。在校学习阶段,尽管知识的学习与储备是必需的,但更重要的是科研方法和思维方式的吸纳,因此,应想方设法参加课外科技活动,逐步了解科研工作过程,掌握一些必要的研究方法和基本技能,为今后从事科研工作作好方法上的准备。

**3. 借鉴科学方法,提高研究效率** 每一项重大科学成果的取得总是伴随着科学方法的突破和创新。弗兰西斯·培根(1561~1626)指出:"跛足而不迷路的人能够赶过虽健步如飞却误入歧途的人。"研究者一旦掌握了正确的科研方法,就会提高科研工作效率。故科研方法能够物化为科研生产力,促进多出成果,出好成果。

**4. 突出中医特色,促进中医发展** 中医科研的特点是文献丰富、植物药应用广泛、经验性研究多、涉及学科(哲学、文学、气象学、数学等)广泛。托马斯·库恩指出:一门学科若缺乏统一的研究范式,说明这一学科仍处于"前科学"阶段。有人据此认为,中医学的派别林立以及方法论的多样性是这门科学尚未成熟的标志。但是,从历史起源上看,中医学来自思辨与经验这两种传统思想。从目前发展状况上看,中医学包罗了哲学研究、历史研究和实证研究的主题与方法。故与其他学科相比,中医学的研究方法更为多样化,以至于目前难以建立统一的方法论,况且许多中医学家对是否有这一必要仍持有疑问。因为随着时代的发展,中医理论与实践中遇到的各种问题和解答都已经很难直接靠权威、传统经验、普通常识、媒体知识和个人经验来处理,科研方法是发现中医理论与实践中存在问题的需要,是寻找中医理论与实践中遇到的各种问题的答案的需要,是努力挖掘、加以提高的需要。

# 第二节 中医科研概述

中医学是重视内因、强调个体差异和辨证/体论治;重视整体、循人以治病,强调局部与整体相统一、局部与局部相协调;重视天人相应、心身合一,融生物、自然、社会、心理的防病治病思想与方法的生态医学(Ecological medicine)。尽管中医科研有着不同于其他自然学科的原则、要求和内容,但是,选择正确的研究方法仍然是中医科研顺利开展并取得成功的重要前提。

## 一、中医科研的基本原则

**1. 以中医理论为指导** 中医理论主体的合理性和科学性是明确的,在中医学数千年的发展中一直指导着中医临床实践,并且取得了许多成就,因此,离开了中医理论就不可能有中医科研。例如,中医藏象学说中的"肾"具有多方面的生理功能,肾主先天,主水,所以与生殖、泌尿有密切的关系。但仅限于此是不够的,因为中医学中所说的"肾"还有纳气、藏精等功能,中医学中"久病及肾"、"恐伤肾"、"肾开窍于耳"等论述,仅从生殖、泌尿的角度来进行科学研究显然是片面的。

**2. 以中医特色和优势为研究重点** 与西医学相比,中医学的特色主要体现在"整体观念"、"辨证施治"和"治未病"等。其中涉及证候、藏象、经络、诊断、方剂等多方面的内容。在临床实践中,中医学的相对优势主要表现在某些难治性疾病的预防及预后的改善。所以,中医科研应当在充分保证研究特色的基础上,围绕优势领域深入开展研究,其中也应包括中西医结合治疗方法的研究。

**3. 注重与现代科学技术相结合** 在现代生命科学领域的研究飞速发展的今天,人们已经能够从蛋白质、基因、分子水平揭示生命和疾病的本质,合理应用这些前沿技术为中医科研所用意义重大。例如,现代医学采用用整体观观察认识疾病在机体发生的早期阶段由"细胞器质性改变(cell qualitative alteration)"所引起的功能状态紊乱。河南中医学院李建国则提出"细胞器质性改变"学说,认为应用中药恢复细胞线粒体可使肿瘤细胞自然死亡和心肌细胞的再生,是通过"自身组建"方式完成的。应用扶正中药对S180肿瘤动物模型恢复机体细胞线粒体结构后,肿瘤组织细胞全部死亡,这一研究结果提示了"正气存内,邪不可干"的科学性。

**4. 减少高、新技术的滥用** 目前,分子生物学技术、计算机技术、药物提取技术、指纹图谱技术等现代科学技术已经广泛运用于中医的各项科研。但是,选择、应用现代先进技术不可盲目,一定要注重指标的合理性和必要性,应当根据中医理论、临床表现、病理过程与指标揭示的本质,本着"少而精"的原则选择观测指标,不可为追求高、新技术而盲目滥用。

## 二、中医科研的基本类型

根据研究内容和研究方法的不同,中医科研类型分为下述研究类型。

**1. 文献研究(document research)** 指搜集、鉴别、整理古今中医药文献,并通过对文献的研究,形成对事实科学认识的方法。中医文献既是继承中医学术的载体,又是发展中医学术的基础。文献研究主要包括:古籍影印与校注、古籍辑佚、通检编制、中医医案研究、中医各家学说和学派研究、名老中医经验的整理、文献数据库建设等。目前,采用数据挖掘(data mining ,DM)方法研究中医文献已取得可喜的成绩。

**2. 临床研究(clinical research)** 中医理论主要源于大量的临床实践,因此,临床研究一直是中医科研的重点,其主要内容包括:临床各科疾病的防治,名方验方及各种治法的临床研究,中医临床疗效的评价体系,中药新药的临床观察与验证,中医养生及康复研究,中医生物医学工程研究,现代科技技术在中医临床领域中的应用研究等。

**3. 实验研究(experimental research)** 虽然实验研究的方法引入中医科研领域仅几十年的历史,但已经对中医学的发展产生了重大影响。中医科研中的实验研究,主要指以动物实验的方法开展的各项中医学研究,即以动物为观察对象,研究中医病证模型、中医治法方药的疗效及作用机制、毒副反应等。此外,细胞、免疫组织化学技术(immunohistochemistry)与分子生物学(molecular biology)实验方法已广泛应用于中医学的实验研究。

## 三、中医科研的基本内容

**1. 中医理论研究** 由于历史条件限制,古代经典的中医理论大多是朴素的辨证思维在临床医学中的体现,诸如阴阳、五行、八纲、脏腑、经络、气血、津液等学说,因此,用现代自然科学理论和现代技术阐明中医理论,是医学发展过程中一个重要而艰巨的任务。必须指出,有些中医理论尽管是客观存在并久经考验,但暂时尚无法用已知的知识来解释,这正是中医科研急需解决的重要内容之一。例如证候实质的研究、舌诊的研究、四诊信息标准化的研究、经络的实质研究等。

**2. 中医治则治法研究** 治则是中医临床治疗应遵循的基本原则,如辨证论治、治病求本、标本同治、因地制宜、因时制宜等。治法是治疗疾病的方法,如中医治法中非常重要的八大治法:汗、吐、下、和、温、清、消、补。临床运用时,每一大法中又可分为若干具体的治法,例如,清法又可分为清热解毒法、清热泻火法、清热凉血法和清热养阴法等,补法又可分为补气、补血、补阴、补阳等。中医的治则治法是相对证候而言的,而方药的选择又是中医治则治法决定的,因此,治则治法连接着临床的辨证诊断与治疗,是中医疗效的关键。同时,由于证候是在疾病基础上产生的,是疾病病理变化的外在表现,所以阐明中医治则治法的现代科学内涵,探索中医治则治法与不同疾病或同一疾病不同发病阶段的关系,揭示其治疗作用的机理是中医科研的重要内容。

**3. 方剂及中药研究** 正确运用方剂是中医临证进行药物治疗的主要形式,而方剂又是由多种中药组成的,所以中医科研离不开方剂与中药的研究。

(1) 方剂研究:主要是复方研究,其内容包括:通过临床观察与药理实验,阐明药效与作用机制;通过析因或正交设计实验,找出或检验方剂中诸药的主次、交互作用以及最佳配伍;通过临床与实验室研究,创立新的高疗效方剂;最佳煎煮方法的研究等。

(2) 中药研究:内容包括中药品种、产地、入药部位、采集季节、炮制方法、用药途径的研究,以及有效部位、有效成分的提取等。

## 四、中医科研课题申请渠道

**1. 科技部(www. most. gov. cn)** 国家高技术研究计划(863)项目;国家科技攻关计划项目;国家重点基础研究计

划(973)项目;科技基础条件平台建设计划;国际科技合作计划等。

**2. 教育部(www. cscse. edu. cn)** 留学回国人员科研启动基金;优秀博士论文专项基金;博士点基金;新教师基金等。

**3. 人事部(www. chinatalents. gov. cn)** 留学人员科技活动项目择优资助经费项目。

**4. 卫生部(www. moh. gov. cn)** "十二五"计划;"十二五"国家科技支撑计划;科技攻关支撑计划;"重大新药创制"科技重大专项;"艾滋病和病毒性肝炎等重大传染病防治"等。

**5. 国家中医药管理局(www. satcm. gov. cn)** 国家中医药管理局中医药科学技术研究专项普通课题、民族医药课题和青年课题;中医临床诊疗技术整理与研究项目;中医药标准化项目;国家中医药管理局公共卫生资金项目;民族医药文献整理及适宜技术筛选推广项目等。

**6. 国家自然科学基金(ww. nsfc. gov. cn)**

(1) 项目体系:① 面上项目;② 重点项目;③ 重大项目;④ 专项基金项目;⑤ 联合基金项目;⑥ 国际(地区)合作与交流项目。

(2) 人才体系:① 青年科学基金;② 国家杰出青年科学基金;③ 海外青年学者合作研究基金;④ 香港、澳门青年学者合作研究基金;⑤ 创新研究群体科学基金;⑥ 国家基础科学人才培养基金。

**7. 省市科委或卫生厅局** ① 科技计划项目;② 国际合作项目;③ 科技新星计划;④ 自然科学基金。

**8. 其他基金项目** ① 国际合作项目,如美国 NIH 基金、欧盟第七框架计划等;② 学会、基金会、企业,如中华医学会等组织的各类科研课题。

**9. 各类国家级基金项目的相关网址**

中华人民共和国科技部:http://www. most. gov. cn/

中国星火计划网:http://www. cnsp. org. cn/

国家高技术研究发展计划:http://www. 863. org. cn/863_105/index. html

中国火炬信息网:http://www. chinatorch. gov. cn/

中华人民共和国卫生部:http://www. moh. gov. cn/

国家自然科学基金委员会:http://www. nsfc. gov. cn/default. html

国家自然科学基金信息:http://www. ccf. edu. cn/kykx/kykxbt. asp

国家科学技术奖励办公室:http://www. nosta. gov. cn/

# 第二章　科学观念

**导学**

(1) 掌握科学精神的要素；构成假说的基本要素及假说的作用。

(2) 熟悉科学方法的类型与层次；培养和造就科技人才的准则。

(3) 了解科学问题的含义与分类；中医学说的特点。

## 第一节　科学素养和科学精神

科学与科学素养、科学精神和科学方法并存。现代社会所要求的国民的科学素养也由过去的让公众了解科学知识转变为使公众具备基本的科学精神：好奇心、探索真理的精神、怀疑精神、参与决策的意识与能力和实证意识。

### 一、科学素养

**1. 科学素养的概念**　科学素养(scientific literacy)是文化素养的延伸，代表性的表述如下。

(1) 国际经济合作组织(organisation for economic co-operation and development，OECD)认为，科学素养是运用科学知识，确定问题和做出具有证据的结论，以便对自然世界和通过人类活动对自然世界的改变进行理解和作出决定的能力。

(2) 国际学生评估项目(programme for international student assessment，PISA)提出，科学素养的测试应由科学基本观念、科学实践过程和科学场景三个方面组成，在测试范围上由科学知识、科学研究的过程和科学对社会的作用三个方面组成。

(3) 欧盟国家科学素质调查的领导人 J. 杜兰特认为，科学素养由理解基本科学观点、理解科学方法、理解科学研究机构的功能三部分组成。

(4) 美国学者肖瓦尔特于 1974 年提出科学素养应包括七个方面的含义：① 明白科学知识的本质；② 在和环境交流时，能准确运用合适的科学概念、原理、定律和理论；③ 采用科学的方法来解决问题，作出决策，增进其对世界的了解；④ 和世界打交道的方式和科学原则是一致的；⑤ 明白科学、技术和社会之间的相关性；⑥ 对世界有更丰富、生动和正面的看法；⑦ 具有许多和科学技术密切相关的实用技能。

(5) 美国"2061 计划"成果——《面向全体美国人的科学》(*Science for All Americans*)将科学素养定义为："应理解科学核心概念和原理；熟悉自然界，认识自然界的多样性和统一性；能够按个人和社会目的运用科学知识和科学的思维方法。"

(6) 国内学者认为，科学技术素养包括三个层面：① 知识，指拥有基本的科学技术知识；② 技能，指在社会生活中显现出来的处理与科学技术有关的问题的能力；③ 精神，指人们对科学技术的精神价值的认知。科学最宝贵的价值是科学精神。

**2. 科学素养的要素**　可概括为构建出科学素养的基本框架的四大要素。

(1) 科学知识(scientific knowledge)：指对自然事物、自然现象和科学技术知识的理解，包括对具体的事实、概念、原理或规则的理解。

(2) 科学方法(scientific method)：指对于认识客观事物的过程和程序能够了解或把握，知道如何运用科学技术知识去尝试解决手头身边的问题，会提出假设或猜想，会搜集有关的信息或证据，会进行判断、推理和决策，会同他人交往，并且能与他人共同合作、一起来解决难题。

(3) 科学兴趣(scientific interest)：指对科学的好奇心和求知欲，以及由此生发的亲近科学、体验科学、热爱科学的情感。

(4) 科学精神(scientific spirit)：指对科学技术具有正确的价值判断，形成负责的学习态度，既勇于探究新知又能够实事求是，既敢于独立思考又乐于互助合作。

**3. 科学素养的基本观点**

(1) 实用的观点(practical argument)：人们需要对科学技术有一定程度的了解，以适应在科学技术起重要作用的社会中的日常生活。

(2) 民主的观点(democratic argument)：公众需要对科学技术达到某种程度的理解并具备一定程度的科学素养，以便能够了解各种科学技术议题，并能够参与讨论和决策过程。

(3) 文化的观点(cultural argument)：科学是人类文化遗产中的一部分，并对世界观具有深刻的影响。只有对科学技术达到基本的了解程度，才能对文化有所了解。此外，了解这个世界中的各种客观事物和自然现象，对每个人都是一种愉悦和好奇心的满足。

(4) 经济的观点(economic argument)：具备科学素养的劳动力对于国家经济的健康发展和繁荣具有重要意义。

**4. 科研工作者的素质**

(1) 德(moral)：指思想道德和科学道德。德的核心和实质——学会做人：① 热爱祖国，树立爱国主义精神；② 追求真理，崇尚科学；③ 既有知识，又有能力；④ 既有学问，又有道德。

(2) 识(courage and insight)：即胆识，指识别能力、判断能力、预见能力。胆识决定了科研意识的强弱；是否敢于选择前沿性的有创造性的课题；是否能够根据一定的事实提出假说。

(3) 才(ability)：指才干、才能和能力。表现为：① 发现才能，如敏感性、观察力、动手操作能力；② 创新才能，指辨别真伪的能力、发现及联想的能力、抽象概括的能力；③ 要勤于和善于积累知识。

(4) 学(science)：指科研工作者的学习、学问、知识。

1) 学什么：第一类为"明确知识"：① know - what，关于事实的知识；② know - why，关于自然原理和规律的知识(原理知识)。第二类为"会知识"：① know - how，做事情的技艺或能力；② know - who，人力知识。

2) 怎样学：① 精其选：在内容上进行精选；② 解其言：在文字上弄懂、弄通；③ 知其意：在理性认识上钻研，反复领会其中的意境和真谛，探索书中揭示的奥秘和规律；④ 明其理：在理解程度上读出自己的新见解，学出自己的新看法，产生自己的新思想，不做书刊的奴隶；⑤ 善其用：将理论应用于实践。

**5. 培养和造就科技人才的准则**

(1) 科学文化基础知识：它的基础内容包括：① 对人类社会发展规律的常识要有比较广泛的了解；② 对人类道德和科学道德、科技人才的优秀品格及其为祖国、为人民、为科技事业的献身精神要有正确的认识和理解；③ 博览群书，形成科技创造必备的科学文化基础知识素养。

(2) 专业知识：现代科技发展的重要特征之一是综合性。这一特征要求知识结构不能只限于本专业，既要有一定的深度，又要有一定的广度，要深广结合。优秀科技人才的实践经验证明，专与博相结合是理想的知识结构。

(3) 哲学素养知识：恩格斯在《自然辩证法》中指出："自然科学从经验领域走进了理论领域，经验的方法就不中用了，只能求助于理论思维"。"但理论的思维仅仅是一种天赋的能力，这种能力必须加以发展和锻炼，而为了这种锻炼，除了学习以往的哲学，直到现在还没有别的手段"。

(4) 个体的健壮体格：科技人才个体的健壮体格是成才的物质基础，只有强壮的体质才能充分发挥聪明才智。所以，健壮体格是构成科技人才品格结构的物质载体要素。

(5) 优美的审美情趣：科学和艺术相互联系、互相渗透的趋势越来越成为现代科技发展的重要特征之一。马克思指出：人类是按照美的规律改造世界的。因此，对科技人员进行审美教育，培养和提高他们对现实世界以及科技创造成果的美的鉴别、欣赏和创造能力，陶冶他们的情操，提高他们的生活趣味，养成优秀的美学素养，是进行科技创造活动的审美前提和基础。

**6. 医学人才应具备的素质** 表现为以下三个方面：

(1) good head：指知识，出众的智能和思维，有创造性。

(2) good hand：指技能，有精湛的技术和动手实践的能力。

(3) good heart：指态度，有爱心、事业心、信心和毅力。

## 二、科学精神

**1. 科学精神的概念** 科学精神(scientific spirit)有广义与狭义之分。

狭义的科学精神源于自然科学，可以概括为求真、求实、求准。求真即注重对事物内部联系和内部规律的探索，强调由兴趣激发纯粹求知的探索；求实则讲求以实验为依据，认识真实的、可重复推广的现象；求准强调数量的准确描述。

广义的科学精神指由科学性质所要求的、贯穿于科学探究活动之中的基本的精神状态和思维方式，是体现在科学知识中的思想或理念，其基本规范如下。

(1) 普遍性(universalism)：科学独立于种族、肤色、信仰和国家。

(2) 共有性(communalism)：科学知识为公共知识，研究结果必须公开，科学家可以自由地进行信息交流。

(3) 无偏见性(disinterestedness)：科学必须是客观的，不受个人或团体利益、意识形态操作。

(4) 怀疑性(organized skepticism)：科学不承认绝对权威和永恒真理，科学家可以对科学进行自由的质疑和批判。

(5) 原创性(originality)：科学研究必须是创新的，一项不能对现有知识提供新内容的科研是无科研价值的。

**2. 科学精神的要素**

(1) 献身精神：科学工作者必须以追求科学真理为第一价值目标，必须有为科学献身的精神。

(2) 纯粹理性精神：真理反映的是不以人的意志为转移的客观事物及其规律，因此，要掌握规律，认识真理，就必须避免主观性，坚持客观的纯粹理性精神。

(3) 怀疑的意识：科学不迷信权威，不迷信任何已有的结论，只相信客观事实和客观规律。在科学研究中，人们把可重复实验作为最基本的标准，以确定科学的发现和科学的理论。不能由重复性观测证实的事实，就不能作为科学的事实；不能由重复性实验证明的理论，就不能成为科学的理论。因此，科学的基点是怀疑，如果没有怀疑，就不需要可重复的观测与可重复性实验。

(4) 批判的理性：本质上是一种反思或超越，而不是简单否定，更不是全盘否定。

(5) 谦恭的心态：无论何人都永远不可能发现终极真理。科技工作者永远不以绝对真理自居，不排斥不同意见，而要有包容、开明和谦恭的品格。

**3. 科学精神的特征**　科学精神是国家繁荣富强、民族进步兴盛必不可少的精神，其特征如下。

(1) 执著的探索精神：根据已有知识、经验的启示或预见，科学家在自己的活动中总是既有方向和信心，又有锲而不舍的意志。

(2) 创新改革精神：科学研究的生命在于创新，创新是科学活动的灵魂，是科学发展的前提。

(3) 虚心接受科学遗产的精神：科学成就在本质上是积累的结果，科学是继承性最强的文化形态之一。

(4) 理性精神：科学活动是从经验认识层次上升到理论认识层次的科学抽象过程。为此，必须坚持理性原则。

(5) 求实精神：科学须正确反映客观现实，实事求是，克服主观臆断。

(6) 求真精神：在科学事实面前，科学家须勇于维护真理，反对独断、虚伪和谬误。

(7) 实证精神：科学的实践活动是检验科学理论真理性的唯一标准。

(8) 严格精确的分析精神：科学不停留在定性描述层面上，确定性或精确性是科学的显著特征之一。

(9) 协作精神：现代科学研究项目的规模较大，须依靠多学科和社会的协作与支持，才能有效地完成任务。

(10) 民主精神：科学只相信事实，从不迷信权威，并敢于向权威挑战。

(11) 开放精神：科学无国界，科学是开放的体系，它不承认终极真理。

(12) 功利精神：科学是生产力，科学的社会功能得到了充分的体现，应当为人类社会谋福利。

(13) 实践精神：离开实践，科学毫无意义和真实性。

(14) 可重复和可检验：研究应具备可重复、可检验原则。

**4. 科学精神的层次**　从结构来看，科学精神具有下述三个层次。

(1) 认识论层次：科学认识的逻辑一致性和实践的可检验性是科学的本质特征，构成了科学精神的基础。

(2) 社会关系层次：基本内容是普遍性、公有性、无私利性和有条理的怀疑论。

(3) 价值观层次：科学求真，宗教求善，艺术求美。科学通过求真，可以达到求美、求善，科学把追求真善美的统一作为自己的最高价值准则，这是科学精神的最高层次。

# 第二节　科学问题和科学方法

## 一、科学问题

问题、假设、检验、结论是科研过程的四个基本阶段。德国物理学家海森堡(1901～1976)指出：提出正确的问题，往往等于解决了问题的大半。一个人一旦向自己提出了某个问题，产生解决它的欲望，形成了“问题”意识，就能够更敏锐地感受和觉察与该问题有关的信息。

### (一) 问题的类型

**1. 问题(question)**　指不一致或冲突，主要表现为两种类型：① 理想与现实的不一致或冲突；② 已经把握的与需要把握的不一致或冲突。因此，有无不一致或冲突决定是否有问题，或者决定所谓问题是伪是真。

**2. 伪问题(pseudo-question)** 指非客观存在的、自己假设的问题。可分为三类：① 假大空，譬如历史的可能，神之正义，等等，其特点是外延大、内涵小；② 根本没有弄清楚语词或者具体事实的情况下问的，而回答则是“牛头不对马嘴”；③ 伪装得比较好的问题，看起来似乎真是问题。例如，有人认为“中医不科学”。

**3. 常识性问题(common-sense)** 指普通的、一般的知识性问题。

**4. 科学问题(scientific question)** 指当时的科学背景下提出的关于科学实践和认识过程中需要解决而尚未解决的矛盾，或科学认识主体与科学认识客体之间矛盾的表现，是在科学认识中需要探讨和解决的疑难和课题。

(1) 科学问题与无知性问题：无知性问题指不是产生于对知识的分析，而是由于对科学背景知识的无知而提出的问题。例如，鸟站在电线上为什么不触电？科学研究的对象应当是科学问题，要防止把无知性问题作为科学研究的起点，因为无知性问题大多通过学习已有的知识即可获得解决。

(2) 科学问题和虚假问题：科学问题是可被经验事实证实或证伪而能给予回答的问题，亦称真实问题。虚假问题或伪科学问题都是既不能证实，又不能证伪，不能由经验事实回答的问题，不属于科学研究的范畴。

### (二) 问题研究

问题研究是分析与解决问题。分析问题，是分析其成因、表征与影响等，目的是解决问题，而解决问题是寻找抑制或消除问题的解决方案。一个问题，成因可能形形色色，解决方案可能千变万化。问题研究中的问题，不应是伪问题，而应是真问题。但是，一些研究者提出的和花大量时间研究的所谓问题是伪问题，甚至是仅仅自己不懂的学习上的问题。问题研究必须创新。为旧问题寻找新解决方案，是一种创新；发现新问题，分析与解决问题，更是一种创新。

### (三) 科学问题的分类

**1. 科学问题的基本类型**

(1) 基础研究课题/问题：以认识自然现象，探索自然规律为主要目的。它对科技发展有着普遍的深远的影响，其成果可对广泛的科学领域产生影响，并对远期生产力的提高具有指导作用。

(2) 应用研究课题/问题：把基础研究成果用于专业技术，或总结专业技术的实践经验推动基础研究。此类课题在科学、技术，生产体系中居承上启下的地位，其成果是以确定基础研究成果可能的应用途径的有关知识，一部分形成技术创新，并提出创新或改进的方法、路线、方案和说明，或在实验室范围内研制成功的样品。

(3) 发展研究课题/问题：指具有明确、具体、实用目的的研究活动，运用基础研究，应用研究成果直接解决生产中的实际科技问题的创造性活动，一般创造和研制新产品、新技术、新方法、新流程、新装置等，或对现有的样品进行本质上、原理上的改进。其研究目的不在于探索新知识，而是如何应用已知的技术原理开发新技术，实现新产品的生产。发展研究课题针对性强，研究周期较短，易于出成果，直接促进生产力的发展。

**2. 科学问题其他类型** 根据科学问题的性质和研究的需要，科学问题可以区分为不同类型。

(1) 根据学科的性质：基础理论问题和应用研究问题。

(2) 根据问题在所要达到的目标中的地位：问题与一般问题。

(3) 根据问题求解的类型：① 关于研究对象的识别与判断，回答是什么的问题；② 关于事物内在机理和规律性的研究，分析事物现象之间的因果关系，回答为什么的问题；③ 关于研究对象的状态及运动转化过程，回答是怎样的问题等。问题指向的性质不同，求解的方法也可能不同。

(4) 根据问题的层次结构：① 母问题(元问题)，即所要研究的基本问题；② 子问题，即从基本问题中分解出来、派生出来的问题。

(5) 根据问题所属的认识层次：经验问题与概念问题。

1) 经验问题：指人们对所考察的自然事物感到新奇或企图进行解释的问题，分为三类：① 未解决的问题，即未被任何理论恰当解决的问题；② 已解决的问题，即已被同一领域中所有理论都认为解决了的问题；③ 反常问题，即未被某一理论解决，但被同一领域其他理论解决了的问题。

2) 概念问题：分为两类：① 内部概念问题：是由理论内部的逻辑矛盾产生的，反映了理论内部的某些概念之间的不自洽性，是一种理论不完备的表现；② 外部概念问题：指同一领域不同理论之间的矛盾，或者理论与外部的哲学思想、文化传统等不一致所产生的问题。

(6) 根据科学研究的角度：① 解释性的问题，其特征是“已知某个现象(或结果等)，寻求一个能够(合理地或正确地）解释它的假说或理论”；② 协调性的问题，其特征为“已知一个明显的冲突（不一致等）存在于A与B之间，找出一个消除它的途径”；③ 测定性的问题，其特征为“已知一个可测定项，找出一个对它的（合理的或正确的）测定”。一般的可以测定项就是上述尚无限制的变量，如速度、函数、结构等。测定项可以是简单的，也可以是复杂的具有等级结构的。

（7）根据问题的形态：① 常规问题，指在维持原有理论框架的前提下提出的有待解决的疑难问题。这些问题的解决将使原有的理论体系更加充实、完善和系统化，使科学知识逐步地扩大和精确化。常规问题的解决是不与背景知识相冲突的，它将使背景知识充实和完善；② 反常问题，是在拒斥已有理论框架的前提下提出的与原有理论不相容的有待解决的疑难问题。这些疑难问题的解决意味着科学理论一场深刻的革命，进而以新理论取代现有理论，意味着一种新理论的出现。

## （四）科学问题的特性及特点

**1. 科学问题的特性**

（1）科学始于问题而不是始于观察：从科学理论发展的总体过程看，只有发现了原有理论不能解决的问题时，人们才会去修正、补充，或着手建立新理论，因此，科学问题既是旧理论的终点也是新理论的起点。

（2）科学问题是一定历史时代的产物：只有从当时的科学认识和科学实践的水平出发，才能提出有价值的科学问题。如果脱离时代的科学认识和科学实践水平，提出的问题则可能是虚幻的或无知的。

（3）科学问题是有结构的：科学问题的结构中包含了问题的求解目标，预设的求解范围和方法。尽管这种预设是一种猜测，是可错的，但在科学探索过程中却能起定向和指导作用。其原因在于，这种包含应答域的科学问题，排除了许多因素，能为解决问题提供明确的指向，有利于科学探索。

（4）科学研究是创造性的探索活动：基础研究或应用研究都是为了解决尚未解决的问题、探索未知的过程。

**2. 科学问题的特点**

（1）历史性：科学问题是历史时代的产物，具有时代背景。脱离时代背景可能是个人知识结构的缺陷，不一定能够成为科学问题。

（2）指向性：即有一定的求解目标和方向。不求解决的问题尽管还是问题，但不会成为科学研究的起点。

（3）可解决性：即有一定的求解手段和应答范围，可以解决。

## （五）科学问题的来源及提出科学问题的途径

**1. 科学问题的来源**　基于科学理论自身的科学问题的来源如下。

（1）从科学实践与科学理论的矛盾中产生问题：在科学实践中发现的新事实，原有理论解释不了，或与原有理论不相容，这就使得原有的理论面临难题或危机，或暴露出它的局限性，于是就会产生问题。这类在科学实验和观察中发现的新事实，原有理论解释不了，由此引出科学问题，进而引出科学发现的事例，在科学史上是屡见不鲜的。因此，科学实践与科学理论的矛盾是科学问题的一个基本来源。

（2）从科学理论内部的矛盾中产生问题：一种理论或一个概念，如果能从中推出逻辑矛盾，那就表明其中存在着需要进一步探讨的问题。一个理论，如果看上去是没有问题的，但在推论中却证明了两个互相矛盾的命题的等价式，那么这个理论就包含有悖论。悖论所提出的问题往往有助于新概念或新理论的产生。

（3）从不同理论之间的矛盾中产生问题：有三种情形：① 从对同一事物的不同理论的矛盾中来。从对同一事物的相互对立的假说中引出问题即属于这种情形。② 从同一学科内不同理论之间的矛盾中引出问题。③ 从不同学科理论之间的矛盾中发现问题。在科学发展中存在这样一种情况，即不同领域中的理论各自解释了一大类现象，但它们相互之间却存在着矛盾。

（4）从寻求经验事实之间的联系和统一解释的需要中产生问题：在科学上，当某一领域的经验事实积累到一定的数量时，由于科学本身发展的需要，要求对它们进行整理和概括，寻求这些经验事实之间的联系和统一解释。这时也会产生大量的科学问题。

（5）从各个知识领域的空白区产生问题：各学科的交叉渗透已经成为科学发展的趋势。例如，一门学科内各分支学科存在交叉和结合；各门学科之间存在着交叉结合；自然科学与社会科学也有交叉结合；科学与技术、科学技术与艺术的日益结合，以及数学向其他学科领域的渗透等。这一历史性的趋势使得在各种知识领域交叉和渗透的空白地带，往往成为新的科学问题的密集区域。

（6）从社会生产和实际生活的需要中产生问题：根据社会生产和实际生活的需要，提出种种实用性或技术性的问题，这是应用研究和发展研究课题的基本来源。

**2. 提出科学问题的主要途径**

（1）实践与理论之间的矛盾：人的认识都是一定历史条件下实践活动的产物。随着事物的发展和实践的深入，认识也应随着变化，当认识与实践不一致时，就产生了矛盾。有时，实践超越了原有理论界定的范围，发现了许多旧理论不能解释的新现象，产生了新现象与旧理论的矛盾。这些问题属于主客观矛盾的反映。

（2）不同理论、学派或观点之间的矛盾：由于客观事物的复杂性，加上人们的实践受到种种条件的限制，通过某一实践往往只能指示具体事物某一方面的属性，因此，实践不同，实践的条件不同，往往形成不同的理论、学派或观点，这些理论、学派或观点之间往往对同一事物的看法不同而形成矛盾和争论。这些争论的问题就可能成为科学研究的问题。

（3）理论自身内在的逻辑矛盾：科学理论是事物本质和规律性的反映，具有客观真理性，但它又是人们在一定时期一定条件下认识的成果，因而又是相对的，并未穷尽所有真理，有待人们在实践中进一步深化。因此，在一定时期，理论可能由于人们认识的局限而产生逻辑不能自洽的矛盾，这些矛盾也是科学研究的重要问题。

### （六）科学问题在科学研究中的作用

**1. 科学问题是科学研究的起点** 科学问题是科学研究活动的逻辑起点，与此相关的科研选题则是科研过程中的出发点，问题选择的好坏，关系到科学研究的方向、目标和内容，直接影响着科学研究的途径、方法和成败，决定着科研成果的大小、水平、价值和发展前途。

**2. 科学问题推动科学研究的进程** 科学问题本身暗示了一个可能的研究对象，假定了问题的解决范围，指示了求解的方向。例如，弗莱明提出：葡萄球菌是不是被它周围的绿霉具有的某种作用致死？这个问题实际上预示了一个研究方向，即葡萄球菌被致死的原因。弗莱明正是在这一假定的指引下从事研究并取得成功。

## 二、科学方法

科学方法（scientific method）是人们在认识和改造世界中遵循或运用的、符合科学一般原则的各种途径和手段，包括在理论研究、应用研究、开发推广等科学活动过程中采用的思路、程序、规则、技巧和模式。简言之，是人类在所有认识和实践活动中所运用的全部正确方法。

**1. 科学方法的特点**

（1）主体性（subjectivity）：体现了科学认识主体的主动性、认识主体的创造性以及具有明显的目的性。

（2）规律性（regularity）：是以合乎理论规律为主体的科学知识程序化。

（3）保真性（fidelity）：是以观察和实验以及他们与数学方法的有机结合对研究对象进行量的考察，保证所获得的实验事实的客观性和可靠性。

**2. 科学方法的类型**

（1）经验方法（empirical method）：包括观察、测量、实验方法等。

（2）理性方法（rationalistic approach）：包括逻辑、数学、统计方法等。

（3）臻美方法（method of perfection）：包括直觉、对称、类比方法等。

**3. 科学方法的层次** 方法按其概括的程度和适应的范围，可分为三个层次，层次越高，概括的程度越高，适用范围越广泛（表2-1）。

**表2-1 科学方法的层次**

| 划分依据 | 层次 | 特点 | 适用范围 | 举例 |
|---|---|---|---|---|
| 按其普遍性程度的高低 | 哲学方法 | 世界观、认识论和方法论 | 所有科学 | 如归纳法、演绎法、矛盾分析法等 |
| | 一般方法 | 科学研究中的普遍方法 | 自然科学各学科 | 如观测、实验、逻辑、数学、科学抽象、假设、预测和评估等 |
| | 特殊方法 | 以该学科的认识为基础，以该学科的理论为根据 | 本学科 | 物理实验、化学实验、生物实验等 |
| 按其作用 | 获取科学事实的方法 | | | 调查、观察、实验等 |
| | 整理科学事实的方法 | | | 统计方法、文献法、数据库等 |
| | 建立科学理论的方法 | | | 归纳法、演绎法、数学方法等 |

中医传统的研究方法既有哲学方法(如阴阳法则、五行生化制化法则、整体观法则等),也有一般的科学方法(如观察法、比较法、分类法、调查法、试错法、比类取象法、归纳演绎、推理判断、概念化等)以及自身独特的诊疗方法(如四诊、八法、针灸手法等),这些方法对中医学的形成和发展发挥着重要作用。

**4. 科学方法的作用**

(1) 发现作用:科学发现是观察与机遇的成熟,是思索与积累的收获,是自觉或不自觉运用科学方法的结果。德国教育家第斯多惠说:"一个坏的老师奉送真理,一个好的老师则教人发现真理。"

(2) 论证作用:科学假说的验证方法可分为两种:① 直接验证:是通过科学观察或科学实验,直接观测科学假说所反映的事物和现象,以对科学假说作出直接的证实或否定;② 间接验证:是通过科学观察和科学实验直接观测由科学假说所引出的逻辑推论,并以科学假说的逻辑推论的直接观测结果间接地检验和证明科学假说。

(3) 纠错作用:科学方法是变歧径为坦途的工具。

**5. 科学方法的步骤**　概括为ODHTPC六个步骤。

(1) 观察(observation):对事实和事件的详细记录。

(2) 定义(definition):操作性定义(operational definition)是根据可观察、可测量、可操作的特征来界定变量含义的方法。即从具体的行为、特征、指标上对变量的操作进行描述,将抽象的概念转换成可观测、可检验的项目。在实证性研究中,操作性定义尤为重要,它是研究是否有价值的重要前提。

(3) 假设(hypothesis):提出假设是对一种事物或一种关系的暂时性解释。

(4) 检验(test):一方面要能提供假设所需的客观条件,一方面要找到方法来测量相关参数。

(5) 发表(publish):科学信息必须公开,真正的科学关注的是解决问题。

(6) 建构(construct):建构理论。孤立的问题无法建立理论,科学的理论是可以被证伪的。

**6. 研究方法的使用原则与注意事项**

(1) 应在研究计划、研究报告、学位论文、学术论文中明确说明使用何种研究方法:提及研究方法至少有两个作用:① 增加成果的可信度和可行性,以利于读者审核、检验;② 为以后做相关课题的研究人员提供参考,进而有利于研究工作的可持续发展。

(2) 应根据学科及课题的特点、性质、对象选用一定的研究方法:方法有层次性,不同层次的方法有其特定的应用范围和应用对象,故只有了解研究课题的特点、性质和研究对象,方能有针对性地选择适宜的研究方法。

(3) 应根据研究方法的特点和功能选用一定的研究方法:比如,黑箱方法就是在不打开黑箱的情况下,只是通过外部观测、试验,找出输入和输出的关系,并由此来研究黑箱的功能和特性,探索其构造和机理的一种科学方法,具有注重整体和功能,兼有抽象方法和模型方法的特征。

(4) 应根据研究方法和研究内容的一致性程度选用一定的研究方法:研究方法是人们在实践基础上形成的主观意识,而研究内容是客观存在的。在一种具体方法使用的过程中,研究者既要对研究方法的"性能"有充分的认识,也要对研究内容的特点有所把握,以避免研究方法与研究内容的"互斥"。

(5) 使用研究方法的一般注意事项

1) 多种研究方法互补:各种不同的方法既有优点,也有不足,只有使用多种研究方法,才能从多个角度对问题进行全面研究,才能得到科学的结论。如分析法是对把客观对象的整体分解为一定部分、单元、环节、要素并加以认识的思维方法。它的优点是可以深入事物的内部,从各个不同的侧面研究各个细节,为从整体上认识事物积累材料。但分析法有一定的局限性,由于它割裂事物的联系而局限于要素或部分的研究,其结果往往使人们形成一种孤立、静止、片面看问题的习惯,缺乏对事物整体的认识。正如黑格尔所说:"用分析方法来研究对象就好像剥葱一样,将葱一层层地剥掉,但原葱已不存在了。"综合法是在分析的基础上把对客观事物部分、单元、环节、要素的认识有机地联系起来,形成对客观事物统一整体认识的思维方法。它是从抽象的规定上升到思维的具体,从已知推广到未知的科学发现方法;它的不足是无法认识事物的各个细节。分析是综合的前提和基础,综合是分析的发展和提高,所以人们在研究时通常将两种方法共同使用,可以取得比单独使用一种方法更好的效果。

2) 不同阶段选择不同的研究方法:① 选题阶段可以借助观察法、文献调查法、历史研究法等来获取相关的数据,进而保持所选课题的学术价值、社会价值和经济价值等;② 调研文献阶段可以借助问卷调查法、文献调查法,从各种期刊、图书、档案等传统文献和现代的光盘、网络等新型资源当中,查找相关的学术信息和研究成果;③ 在提出假说和构建理论阶段,可以借助公理化方法、从抽象到具体方法、历史与逻辑统一法等,将自己的想法和观念通过符号化而成为显性信息;④ 在推出研究成果阶段,可以借助数学方法或统计方法把相关的数据或理论以文字、图表甚至是影像的方式实现成果的表现;⑤ 科学实验在酝酿科学思想和设计实验方案的准备阶段,往往需要非常规的直觉、想象或猜测;而付诸实施时，就要运用常规的实验方法；⑥ 在常规的实验过程中，需要运用非常规的方法进行捕捉，运用常规的方法进行深入的追踪研究。

# 第三节 假说和中医学说

## 一、假说

科研工作是围绕假说而展开的，因此，建立假说是科研选题的核心问题。正如恩格斯所指出的那样："只要自然科学在思维着，它的发展形式就是假说。"

**1. 假说的概念** 假说(hypothesis)亦称工作假说，是根据已知的科学事实和科学原理，对所研究的自然现象及其规律性提出的一种假定性的推测和说明。简言之，假说是对已确立的研究问题提出的一个预期性答案或解释。科研活动就是提出假说、检验假说、修正和发展假说的过程。因此，在撰写科研计划书、研究报告和研究论文时，必须提出假说，再用实验论据来论证此假说并得出结果，然后对于结果进行分析讨论进而完成研究报告或论文。

**2. 构成假说的基本要素** ① 事实基础；② 背景理论对现象、规律的猜测；③ 推导出的预言和预见。

**3. 假说的类型** 美国学者克林格指出，研究者所使用的假设有两种：

(1) 实质性假设：亦称研究假设，提示研究结果的方向。

(2) 统计假设：是关于总体测量研究中一个或多个参数的描述，用于资料的分析。

**4. 假说的性质** 假说包含着两种成分：① 已知的事实和理论；② 推测和假定。在提出假说时，只能从现有的知识、理论和逻辑建立的已知事实和理论来推测和假定未知的现象，因此，假说是一种需要证实的科学理论，具有既可被证实也可被证伪这两种对立的性质。

**5. 假说的作用**

(1) 为科研创新提供雏形：科学研究的真正目的是发现新事物与形成新理论。新事物与新理论的发现和形成实际上都是科研工作假说被验证后的具体体现形式。

(2) 为科研和实验提供方向：任何课题，都必须针对所研究的问题有的放矢地提出假说，这就为科研设计提供了目标与思路，使实验的主攻方向明确集中，技术路线具体、可行，从而避免了盲目性与被动性。因此，科研假说也是一种引导科研实验工作进行的思路，常称为工作假说。

(3) 为科学发展提供焦点：一个科学问题的解决需要多途径多方法的探索，每个途径和方法都可能提出一个假说。假说起到提供讨论与探索焦点的作用，它可以激发人们各抒己见，唤起众说，百家争鸣，从而促进不同学说与观点的争论，促进科学研究向更广更深的方向发展，从而推动科学技术的进步。

(4) 促进理论的建立和发展：在确定了科研方向和文献调研之后，对研究的问题进行思考，依据已掌握的理论和事实形成一个解决问题的设想或猜测，这就是建立假说。只有根据假说进行实验设计，展开研究，才能验证、修改或完善假说，甚至使假说上升为理论。

**6. 假说的地位**

(1) 观察和实验是科学发展的基础，假说是科学发展的形式。

(2) 假说是科学研究的主线。观察和实验是科学的躯体，假说和理论是科学的灵魂。

**7. 建立假说的方法** 临床现象和已知的医学理论是形成假说的条件，但还要经过较严密的逻辑思维过程才能建立假说。建立假说的形式是多样的，但主要是逻辑性假说，即运用类比、归纳和演绎推理等方法建立假说。

(1) 类比推理：生命科学中有很多现象和过程具有较好的相似性和对称性。如中医基础理论中的津液精血具有相似性；阴阳、虚实具有对称性，它们既有各自特点，又有彼此间的共同点。由于共同点的存在，可以用已知的事物去设想未知的事物。如人白细胞干扰素具有抗病毒、调节免疫作用，对病毒感染的心肌细胞有明显保护作用，中药黄芪也具有抗病毒、调节免疫的药理作用，是否也具有对病毒损伤心肌的保护作用呢？用类比推理法建立了"黄芪治疗病毒性心肌炎"的假说，开展了临床和实验研究。结果发现黄芪不论是从分子、细胞水平及整体实验性病毒性心肌炎还是对临床患者都有很好的心肌保护和治疗作用，包括抗病毒、调节免疫、改善临床症状及心脏功能。

(2) 归纳推理：从大量的临床现象中，经过综合和系统加工，找出它们共同的主要特征，归纳形成假说。把在特殊情况下已经证明无误的规律提高为一般情况下的假说，是建立假说的一种极其重要的方法。例如，什么是制约中药现代化的核心问题，从大量的中药临床和中药栽培、采收、炮制、制剂、药理、质控、工艺及生产实践中反复讨论分析，最后归纳出中药药效物质是中成药研制及生产每一环节质量控制的关键问题，是制约中草药工业标准化、规范化的瓶颈，因此，提出了中药药效物质基础研究的科学假说，而这个假说是一个总的假说，可以从建立高效、准确、快速中药化学分离方法和技术；建立新的药理模型和实验方法；在单体化合物、有效组分和总提取物各个层次上药效物质的结构和功用等多方面建立分假说。

(3) 演绎推理：是由一般到特殊的认识过程，也可以说是采用已知的一般规律和理论解释另一个特殊事物，这就是演绎推理所建立的假说。例如，通过大量的事实，人们已经得到某种化学物质可以致癌的一般认识，日本科学家由此演绎推理：大气质量下降，大量有机物繁殖形成赤潮破坏了海洋生态。残留的农药污染了河流、湖泊……这些因素最终也是化学物质在起作用，但又超出化学物质本身而影响了生态环境，由此提出"环境激素致癌"假说。

**8. 科学假说形成的原则**

(1) 条件具备原则：指假说形成的客观条件的成熟程度与假说形成时机的适时把握。当条件相对成熟时，就应当不失时机地去提出和建立科学假说。如果条件不成熟，应当积极主动地去创造条件，不能消极等待，或进行毫无事实基础和科学依据的臆想。

(2) 超越事实原则：指在科学假说形成过程中，要善于运用理论思维的能力去超越有限事实资料局限性的原则。必须以有限的事实资料为基础，充分发挥理论思维的能动作用，善于超越有限事实资料的局限，才能透过有限事实的表面现象猜测出整个研究领域的普遍本质，才能透过有限事实的个别联系而判断出整个研究领域的一般规律。

(3) 简单性原则：是在表述科学假说时应遵循的基本原则，即运用尽可能少的概念和公理概括尽可能多的事实和现象，使科学假说内容结构简单明确，逻辑结构严谨完美。

(4) 继承与突破原则：科学的发展具有历史继承性，每一时期创立的经过观察和实验检查的科学理论，既是相对真理，同时又包含着绝对真理的成分。新提出的科学假说不应与已经证实了的科学理论和已知的科学事实相矛盾，只能是限定原有科学理论的适用范围和成立条件。科学的发展是由相对走向绝对，每一时期所创立的科学理论既包括绝对真理的成分，同时又具有相对性，还要继续丰富和发展。

(5) 可验证性原则：指科学假说形成后，应当具有原则上的可验证性，这是保证假说的科学性的重要条件之一。

**9. 建立假说的步骤**　一般包括下述三个阶段。

(1) 整理分析事实材料：建立假说之前要掌握事实，进行细致严谨的观察和总结，全面查阅相关的文献资料，并加以整理、分析，凭借已知知识可能会产生直觉、灵感、猜想，去试图解释未知现象，初步形成研究意念。

(2) 提出假说：通过一系列的思维过程，对已有的事实、现象产生的原因及其发展规律进行假设，运用类比、归纳和演绎等推理方法形成假说。

(3) 完善假说：利用有关的理论和尽可能多的科学材料进行论证、补充和完善，使这个假说发展成为相对合理的科学假说。

**10. 假说的验证**　科学的假说包含着正确的内容和真实性尚未确定的成分。因此，假说必须经过实践(调查、观察和实验)去检验和发展，最后才能得到对内在规律真实的认识。而要检验和发展假说，必须通过严格的科学实验，只有实验结果证实了假说适用于各种情况，它才可能上升到理论范畴。假说检验分为下述三部分。

(1) 逻辑分析：主要检验假说在理论上是否成立，逻辑分析的方法主要是逻辑证明和反驳，即从少量的简单前提出发，通过严密的逻辑推理得出的结论，如果与已知的结论和事实不相矛盾，并能推出新颖的预测，则可进行下一步实验检验。

(2) 实验检验：在医学实践中假说的实验检验包括调查、观察和实验等不同方法的验证。方法虽然不同，但基本要求却相同，都要求进行周密的前瞻性科研设计，所得到的结果要具有可重复性。

(3) 检验结果的分析：检验结果大致有以下四种情况。

1) 符合假说预期结果：提示在该实验的特定条件下是正确的，对有普遍意义的假说一般不被绝对证实，也即真理的相对性。

2) 部分符合假说预期结果：提示要进一步分析实验的科学性和严密性，若无误，可对假说进行修改和补充，使之适应矛盾的事实，然后再进行实验，继续修改和补充，直至达到和实验结果相符。

3) 与假说不符，但也不能否定假说(证伪)：提示应从不同角度和侧面再进行检验，而不能随便放弃假说。

4) 与假说预期结果截然相反：说明使修改和补充假说也不能自圆其说时，一般考虑放弃原假说。

**11. 正确对待假说**　科研假说的建立除了要求有较高的学术水平和专业知识以外，还要有较强的科学精神和较高的思维能力，同时还要有敏锐的感觉，创造性的洞察能力和清晰思路，善于在医学实践中捕捉新的信息，建立假说，并能在实践中检验假说，这应该成为每一个科研工作者努力追求的目标。

(1) 科学假说既有科学的一面，又有推测的一面：提出假说既要有充分的科学根据，一切从实践出发，又要大胆创新，大胆思维，敢于突破旧观念，敢于标新立异，敢于提出有悖于常规认识的新观点，敢于坚持独立见解。建立科学假说要有突破传统思维的勇气和创新精神。

(2) 检验假说切忌主观片面性、固执己见：假说只是一种假设，一旦发现与事实不符，并无法补充和修订，就要果断放弃，只有与事实相符的假说，才可能发展成为规律和理论，才能发挥实际作用和得到效益。

(3) 正确对待不同假说：人类活动是不断变化着的，所以实践标准既是绝对的又是相对的。围绕一种现象有几种不同的假说是很正常的，它可以促使我们探寻与每一种假说有关的事实，并赋予那些看来微不足道的事实以重要意义。两种完全相反的假说，若否定了一个假说的实验检验，那恰好是另一个假说的良好佐证，即使是错误的假说也有积极意义。

**12. 证实与证伪(verification and falsification)** 证实指所有符合其假设的也符合其结论。证伪即举出反例证明一个科学定理是错误的。科学哲学的证伪主义认为一个科学定理或理论只有在可证伪的情况下才是科学的。科学就是在这样一个不断地提出猜想、发现错误而遭到否证，再提出新的猜想的循环往复的过程中向前发展的。科学也包含错误，要经受经验的检验，这不是科学的缺点，而恰恰是它的优点，故"可证伪性"是科学之所以为科学的标志。

## 二、中医假说/学说

中医药学的发展历史是一部运用假说方法的历史，假说是中医药理论体系的重要部分，并且成为中医药理论发展创新的重要途径，因此，不能因为中医理论多为假说而怀疑中医的科学性，更不能对中医假说固步自封，裹足不前，不求发展，而是应该逐步验证，不断修改和发展。

**1. 中医假说的特点** 中医学理论中，除有一部分经过了系统的、充分的实验观察和论证外，很大一部分属于假说。例如五行学说、五运六气学说、藏象学说、气血学说等。其特点表现如下。

(1) 以临床实践和科学知识为基础：尽管中医学的每一学说都是实践经验和科学知识的结合，但这种科学知识往往是古代的观察、实验或经验。例如，脏腑学说就是古代的解剖学知识与临床经验和推理相结合而产生。再如"肥人多痰多湿"、"瘦人多火"等，其立论不但具有丰富的实践基础，又有一定的科学知识。

(2) 推测性：例如，明代医学家吴有性根据中医理论和自身丰富的临床经验，针对当时一些疾病的流行情况，提出"疫气"学说。他在《瘟疫论・原序》中说："夫瘟疫之为病，非风非寒，非暑非湿，乃天地间别有一种疫气所感。""疫气"也称作"疠气"，这一假说的提出，为以后传染病学的研究和发展奠定了基础。

(3) 继承性：历代各家学说都是在古典医著的理论基础上发展起来的。医家们除对上述著作进行校订、注解、阐发，做专门研究之外，还通过临床实践，分别在病机理论、诊疗技术等方面不断加以总结、充实和发展。同时，对经典著作的部分材料进行归纳、演绎，使之成为一种有系统的理论，或以经典著作的学术思想为依据，结合临床实践，发挥成为一家之说。徐大椿在《难经经释・叙》中说："自古言医者，皆祖《内经》，而《内经》之学至汉而分。仓公氏以诊胜，仲景以方胜，华佗以针灸杂法胜。"金元四大家，都继承和发扬了《内经》的病机学说；明代各家的命门学说，则是在《难经》命门学术思想的指导下，结合临床形成的专题论述。

(4) 哲学观点及伦理观：中医学在形成过程中，受古代哲学及伦理中心观念的影响颇深，其内容中也有哲学或伦理观。例如，《内经》中的精、气、神学说，受先秦的精气学说影响较大；《内经》中的阴阳学说、天癸说、九宫八风、五运六气等理论，都和《周易》有密切关系。《内经》"人与天地相应"的观点，就是受"天人感应"的影响。如天有四时五行，人有五藏化五气；天有三百六十五日，人有三百六十五穴之类的学说，及地气服从于天气等。假说中的哲学和伦理学的成分，对中医学的发展一直起着重要的作用。

(5) 各学说之间既互相容纳、渗透，又存在对立不容：中医各学说之中，有明显的继承和互相容纳的渗透关系，并不是一种学说完全取代了以前的学说，而是将以前学说的某些内容加以吸收。然而，有时不同学说、学派之间又互不相容，激烈争论。如河间、易水学派之争，伤寒、温病学派之争等。鉴于对中医各学说的验证主要靠临床方法间接验证，而各学说都有一定范围内的临床实践基础，故中医学中各种假说被新假说淘汰者不多，因而出现新旧假说并存，多种学说争鸣的局面。

**2. 中医假说的意义**

(1) 假说决定了中医研究的具体目的和方向。

(2) 假说促进了医学理论的建立和发展：如从《内经》中热病论、《伤寒论》中的六经辨证到温病学派的卫气营血辨证，就是中医外感病从经验到假说，再到理论发生和发展的过程，假说起到了导向性的促进作用。

(3) 假说促进了中医药理论的建立和发展：中医药学在两千年发展中广泛运用假说思维形式，许多假说已经在实践中检验上升为理论，并构成了中医药学的理论基础，如中医药学中关于"肺朝百脉"假说，除从解剖上理解外，它还提示肺对心血管活动具有调节作用。为检验与发展这一假说,研究肺参与的前列腺素、胺及肽类物质代谢与心血管功能的关系,这不但使人们对"肺朝百脉"的认识推向一个新水平,还将丰富现代医学对心肺循环功能相互联系的认识。但是还有很多假说由于历史条件限制,至今尚未得到充分验证。

**3. 中医学说的检验与发展** ① 对假说形成的历史背景与当时条件下的事实进行考察分析;② 对原来的假说提出一种或若干种新的解释;③ 吸收现代科学技术的理论方法,对假说进行验证和发展。

**4. 正确认识中医学中的假说** 当前,对中医学的假说/学说有两种错误观点:① 否认中医学中有假说,认为中医学完全是科学真理;② 认为中医学中存在假说,因而说中医学不科学。前者把假说混同于真理,后者将假说混同于谬误,两种看法都不符合实际。中医在其漫长的发展过程中广泛地运用了假说这种思维形式,尽管一些假说已在实践中得到检验而上升为中医药学的理论基础,但还有很多假说由于历史条件限制,至今尚未得到充分验证,所以中医假说要力求逐步验证,不断修改和发展。明确承认中医学中尚存在着假说,并不否定其内涵可能存在科学性与真理性,但应同时强调它尚待充分检验与发展,并设法减少经验与假说的比例,逐渐增加其理论比例,是中医学发展的必由之路。

## 第四节 科研伦理与科研道德

当代科学技术的发展给人类带来了诸多伦理困惑。例如,环境污染、温室效应、臭氧空洞、生态危机等环境保护中的伦理问题;试管婴儿、器官移植、遗传工程中出现的伦理问题。伦理对于科研活动干预的目的就在于它通过道德引导,调节科研人员之间、科技共同体与社会之间的诸种关系,形成共同的伦理准则、道德规范。其重要性在于使科研活动得到明确的伦理准则的指导,从而最大限度地减少出于邪恶目的利用科研成果的可能性,并且作为道德理性的伦理又可以弥补单纯的科技理性的不足,增强科研人员对于科研活动后果的社会责任感。

### 一、科研伦理

按照世界医学协会关于人体临床试验的赫尔辛基宣言要求,凡是以人体为研究对象的临床研究,所使用的试验药品或措施,都必须具有充分的科学依据,要安全、有效,保证无损于患者的利益。对于接受试验的患者,要明确地解释接受治疗或试验措施的目的、意义、可能发生的副作用。坚持自愿的原则,要尊重患者的人格,不能欺骗研究对象。如果接受试验,要签署知情同意书(informed consent form,ICF),以防日后发生争议。即使在试验进程中,患者亦有退出的权利。因此,任何涉及以患者为对象的临床试验、研究课题,必须首先向有关伦理委员会申请,接受伦理委员会的审查,通过后方可进行研究。

#### (一) 科研伦理的定义

科研伦理(research ethics)可分为内部伦理和外部伦理两个方面。

**1. 内部伦理(internal ethics)** 指在科学知识的生产、交流、传播和评价过程中出现的科学共同体内部的伦理问题。

**2. 外部伦理(external ethics)** 涉及科学成果在社会应用过程中引起的诸多伦理学问题,如生态伦理、生命伦理、医学伦理等。

#### (二) 科学研究的道德规范

**1. 诚实(honesty)** 是科研伦理的核心。诚实原则具体到科研中就是科学家在研究过程中的所有阶段,如数据的采集、记录、分析、解释、共享和贮存,成果的公正和评价等,都应坚持客观、公正、诚实的原则。

**2. 严谨(preciseness)** 严谨是科研活动中的道德责任要求。科学家在科学研究中应当保持严谨的态度和作风,应当尽可能避免在研究中出差错,特别应避免在陈述研究结果时出现差错。

**3. 理性(nous)** 指人对于事物、现象、行为和思想的理解、判断、推理和解释的能力。科研活动中违背科研道德不理性行为主要表现为"偏见":① 偏见易造成科研中的系统错误,常常会引起高度的争议;② 偏见常常渗透着政治、宗教和文化的因素;③ 科研中的偏见往往导致研究中的自欺。

**4. 公开(open)** 科学是一项开放的事业,要求科研人员将数据、方法、思想、技巧和工具能够与其他科研人员共享,成果接受其他科研人员的评价。但是,科学数据存在公开与保密的矛盾,从而产生科研人员应该在什么情况下保密才是合理的、符合科学道德的一些伦理问题。

### (三) 科研成果在公布与传播过程中涉及若干伦理问题

(1) 由功利目的而片面追求数量而不重质量的问题。

(2) 虚假数量扭曲了科学回报系统。

(3) 科研评价机制缺陷。

(4) 传媒参与可能产生负面效应。

### (四) 科学界的马太效应

马太效应(Matthew effect)指强者愈强、弱者愈弱的现象,是十分重要的自然法则。

**1. 马太效应的基本特征**

(1) 优势积累效应(cumulative advantage):一个人只要获得一项荣誉,荣衔桂冠便会纷至沓来。哈格斯特洛梅在《科学共同体》中指出:那些在过去做出过优秀成果的科学家,好像在将来更容易因工作良好而得到报偿,即使别人已先于他而完成了该项工作,那些不见经传的科学家,今后大约仍然很难出名。

(2) 光环效应(halo effect):某些研究由于出自某个大科学家之手,人们便认为这个研究大概是重要的,就可能仔细地阅读它;人们越是注意它,也就越有可能从中得到更多东西。人们总是倾向于引证著名科学家的成果,而忽视不知名科学家的成果,即使他们的研究有很高价值。

**2. 马太效应的伦理问题**

(1) 最大弊端是不利于科学新人的成长:对于那些初涉科研的新手,人们总习惯用一种怀疑的、不信任的眼光看待他们;他们的成果往往遭到冷遇。

(2) 容易助长学术界的不良风气:有些知名科学家可能会利用名气攫取"小人物"的劳动成果,在没有做工作的情况下心安理得地在他人的论文上署名。而小人物只有忍气吞声,等待时来运转。

(3) 所强调的优势积累与名誉分配的公平原则相违背,扭曲了科学名誉的分配系统:它使一些人得到的名誉比应得的多,而使另一些人得到的名誉比应得的少。科学界应当努力以科学贡献来分配科学家名誉和科学回报,远离党同伐异、精英唯上、权威至尊的轨道,以保证科学奖励系统的运转良好。

## 二、科研道德

医学科研应遵循一定的道德原则和规范,坚持科学的发展观,以人为本,确保医学为人类健康服务的方向。

**1. 医学科研道德的定义** 医学科研道德(ethics of medical researches)指科研工作者在科研过程中正确处理个人之间、个人与集体、个人与社会间各种关系所应遵循的行为规范的总和。

**2. 医学科研的道德原则** ① 坚持造福人类的纯正目的的原则;② 坚持实事求是,严谨治学的科学态度的原则;③ 坚持团结合作、平等互助的协作精神的原则;④ 坚持正确对待保密和资源共享的原则;⑤ 坚持满足现代需要与防止危害未来相统一的原则。

**3. 科研过程中的道德要求** ① 科学合理地进行科研设计;② 严肃、认真地开展科研;③ 客观、准确地进行数据分析;④ 正确地对待成功与失败;⑤ 客观地估价他人和自己的劳动贡献,例如,正确地对待署名问题;正确地对待别人对自己成果的鉴定和评价,不采取不正当的手段来索取别人对自己成果的肯定和赞扬。

# 第三章 中医科研的基本思路

**导学**

(1) 掌握中医科研的目标及思路。

(2) 熟悉中医科研的内容。

(3) 了解中医科研中存在的主要问题。

中医是中国传统的医学体系。在现代科技和现代医学高度发达的今天,中医并未丧失其预防和诊治疾病的重要作用,并且在疾病谱发生重大变化和人类医学模式产生重要转变的过程中,中医防治疾病的思想、理论、方法、手段和药物越来越受到医学专业人士和患者及相关民众的高度重视。但是,毋庸讳言,中医目前发展缓慢,缺乏突破性进展,几十年未取得防治疾病的重要成就,在整个医学体系中的比重不断下降也是不争的事实。中医要发展,唯一的出路是在继承中不断创新。

## 第一节 中医科研的目标及中医科研方法学的开发

### 一、中医科研的目标

中医科研的基本目标是满足中医学科自身发展的需求,通过科学研究,实现中医自身的不断发展。同时,在目前环境下,中医科研还要满足现代社会对中医的要求,使古老的中医适应现代社会。

**1. 中医科研要满足中医自身发展的需求** 中医发展依赖科学研究,通过科学研究,全面、系统、准确地继承和发挥中医传统优势,使几千年积累的前人智慧为现代疾病的防治工作服务,同时为中医未来发展奠定基础;创新、发展和完善中医基本理论,发掘、开发新的研究领域,实现学科不断分化,建立完备的中医理论体系;拓宽中医预防、诊治疾病领域,对现代多发病、疑难病、新发病、医源药源性疾病、特殊病(如航空航天疾病、潜水病和各种职业病等)展开中医防治研究,提高中医对人民健康事业的贡献度,增加中医在整个医药卫生事业中的比重。“有为才能有位”,中医只有通过科学研究,才能实现自身的发展强大,才可以拓展生存空间。

**2. 中医科研要适应和满足现代社会对中医的需求** 中医学是以预防和诊治疾病、保障人类健康为目标的科学体系,其学科属性为自然学科,符合自然学科的一般特征。当代自然科学以基于还原论的实证学科为主导,人们认识和判别一门学科的科学性毫无疑问以之为导向,所以在当代,中医科研不得不向实证方向靠拢,接受其科学性检验。而中医起源于古代,其学科内容的表述均应用古汉语;其理论多具有形而上的哲学性质,缺乏目前条件下可以被认知的物质基础;其诊疗技术多受限于自然形成的人体可感觉的范围;其对于基于现代生活方式的慢性疾病与现代医学同样认识不足。所以,中医科研要在准确理解基础上用现代汉语表达其学科内容;深入探讨中医理论的物质基础及其发展变化规律;充分利用现代科技,发展中医诊疗技术;加强对现代疾病谱的防治研究,使中医能在现在和未来社会环境下仍能生存并发展壮大。

“适者生存”是大自然的演变规律,同样适用于中医的发展规律。恩格斯说:“科学的发展就是用那些新的不那么荒谬的谬误代替旧的谬误的过程。”因此,对中医业已存在的理论认识,应在准确掌握、深刻理解、充分利用的基础上,大胆怀疑、勤于探讨、反复验证、勇于创新、不断提高,则可能产生更新更高级的理论,更能有效地指导临床实践。“知识就是力量,怀疑才能创新”,一个中医科研工作者应该具有大胆怀疑和不断创新的精神,才能真正发展中医。

### 二、中医科研方法学的开发及要求

**1. 开发中医科研方法学的意义** 中国古代人采用观察、实践、思辨等科学研究方法建立了中医系统科学,目前这些方法仍然应用于中医科研过程中,但这些方法已被使用几千年,在中医体系中,所能取得的研究成果已接近极限,固守这些方法已不能完全适应现代中医发展的需求。而目前科研工作者借助现代科学(包括现代医学)基于还原论的实证方法来研究中医，取得了较多成果，但由于中医学科属性与现代科学的差异，这些方法仍不能解决中医的核心问题。因此，建立和完善适应中医特点的科学研究方法学，是亟待解决的重要课题。

**2. 中医科研方法学的开发思路**

（1）中医具有自然科学和社会科学双重属性，所以自然科学和社会科学的研究方法均可以应用于中医科研，不必有所顾虑。中医科研方法学的开发，要全面继承各相关学科的研究方法，针对中医需要解决的各种问题，逐步引进、改造和创新。

（2）要系统整理、总结中医传统科研方法，明确这些方法的适用范围，保留和应用这些方法解决适用性问题。同时应考察和评价现代科技各种科研方法，研究其适用性，引进并反复验证、改良，创造适用于中医科研的新方法。

（3）中医理论研究可以借鉴现代信息技术、模糊数学理论、统计学理论、系统论、控制论等所包含的方法。中医实践和实验研究可结合现代生物、医学等已有的方法等。

（4）中医科研方法的开发要注意避免胶柱鼓瑟、裹足不前，不敢对中医传统科研方法进行创新的倾向；同时又要注意避免“邯郸学步、削足适履”，不考虑中医特点，盲目引用其他学科方法，最终对中医科学性产生置疑的不良倾向。

# 第二节　中医科研内容及其思路

## 一、中医科研的基本思路

**1. 适应中医学科自身发展的需求**　“适者生存”，“有为才能有位”。继承中医传统优势，发展和完善中医理论体系；运用现代语言规律，丰富和发展中医名语术语。在正确理解基础上，用现代科学的语言表达中医思想、理论。明确界定中医名词术语的内涵、外延。拓宽中医临床实践领域，增加中医对人民健康事业的贡献度。

**2. 满足现代社会的需求**　“知识就是力量；怀疑才能创新”。用现代、科学语言表达中医思想；发展适应现代社会的中医诊疗技术；运用中医药理论技术治疗现代疾病；丰富现代生命理论；研究中医理论物质基础。

## 二、中医科研内容与思路

**1. 中医科研方法学研究**

（1）存在的主要问题：现代中医科研方法进展缓慢，传统的观察、实践、思辨的方法已经很难对现代中医学科发展产生推动作用，即便借助现代科学（包括现代医学）方法研究中医问题，也难以解决中医学科的根本问题，故必须重视关于中医科研方法学的研究。

（2）研究思路：系统整理、总结中医传统科研方法，结合现代科技方法，根据中医学科发展要求创造新的、适合中医科学研究发展要求的方法。例如，理论研究可以结合模糊数学、系统论、控制论及计算机技术等。实践及实验研究可结合现代生物、医学等方法。但是，一定要避免两个极端：胶柱鼓瑟，裹足不前，不敢对中医传统科研方法进行创新；邯郸学步，削足适履，不结合中医特点，盲目引用其他学科方法。

**2. 中医基础理论研究**

（1）存在的主要问题：中医理论古朴、模糊，表达不规范，不适应现代语言环境，影响人们对中医理论的理解。如心主血脉、脉（经脉、血脉）、筋（肌腱、静脉）等。

（2）研究思路：在正确理解的基础上，用现代科学的语言表达中医思想、理论；明确界定中医名词术语的内涵、外延；运用现代语言规律，丰富和发展中医名语术语。

**3. 中医名词术语研究**　中医源于古代中国，由于当时语言文字尚不发达，所以中医基本名词术语在现在看来还较古朴，表达不规范，初学者和一般人群不能正确理解，不适应现代语言环境，影响了中医的交流和传播。

（1）存在的主要问题：内涵和外延不确定，主要表现为：① 一词多义，如“脉”，一指脉管，《灵枢・决气》：“壅遏营气，令无所避，是为脉。”《素问・脉要精微论》：“夫脉者，血之府也。”二指脉搏，《灵枢・邪气藏府病形》：“按其脉，知其病。”三指脉法；四指一类妇科疾患（月经病），《广嗣辑要・择配篇》：“……五曰脉，或经脉未及十四而先来，或十五六岁而始至，或不调，或全无”。“筋”，一指肌腱，《灵枢・经脉》：“筋为刚”。二指肌肉，《灵枢・刺节真邪》：“……搏于筋，则为筋挛。”三指血管（静脉），《症因脉治》：“腹大青筋，此虫积腹痛之症也”。② 多词一义，如“血”、“营”、“营气”、“营血”均指“血”。

（2）研究思路：在正确理解基础上，明确界定中医名词术语的内涵、外延，用现代汉语的语言规律，精确表达，丰富和发展中医名语术语。如“脉”，指“脉管”的词义可用“血管”、“动脉血管”、“静脉血管”、“毛细血管”等表达；指脉搏的词义可用“脉象”等表达；指脉法的词义可用“按脉诊法”等表达；指妇科疾病的词义按统一疾病命名法表达。对如“血”、“营”、“营气”、“营血”等多词一义者，选择最符合现代汉语的一个词语以表达。中医名词术语研究的成果，宜以国家标准的形式发布，形成规范术语，业内业外统一使用。

〔范例〕张允岭等基于专家问卷，对“毒”一词进行研究，发现“毒”的主要特征是酷烈性、暴戾性、正损性，“邪气亢盛、败坏形体”，从而明确了“毒”一词的内涵、外延，规范了“毒”的词义。

**4. 中医医史文献学研究**　中医医史文献学主要研究中医学源流，介绍历代中医学发展的成就，整理古代中医文献，提供文献利用的方法，另外还要通过以上研究，探讨中医学发展一般规律，对未来中医学发展予以展望。

(1) 存在的主要问题：中医医史文献学研究多注重中医发展各阶段的成就和标志性成果，而对成果产生的原因和过程关注不足，未能较好提炼出推动中医学发展的基本方法和思路，对中医学发展的规律尚不能较好把握。

(2) 研究思路：进一步理清中医学源流，全面发掘历代中医学发展的成就，创新研究方法，重点研究中医学术成果形成背景、原因、过程、解决的问题，以探索中医发展的基本方法和规律，以史为鉴，指导中医学快速发展，取得重大成果。

**5. 中医对生命现象与规律的研究**　中医对生命现象与规律的研究涉及环境对生命的影响，生命体的形态与结构及各构件之间的相互关系，生命体功能的划分与其间的关系，生命的时间规律等。

(1) 存在的主要问题：中医对生命、生理的认识肤浅、粗糙。对生命规律的把握尚较弱，存在自相矛盾的认识。如中医以中国中原地区为中心将气候因素、地理因素对生命体的影响总结为“五运六气”、“五方之域的体质特征”等学说，但因“五运六气”学说对临床指导意义有限，已几近失传；“五方之域的体质特征”学说因目前人员流动性增加、物质运输快捷，已难以适应现代情况，有待进一步深入研究。在极端、特殊天象、天气和地域等条件下(如太阳耀斑或黑子活动异常期、厄尔尼诺天气条件、赤道或极地地理条件)生命规律的研究尚较少涉及。对生命体的形态学研究尚有待提高。生命体各种功能，如生长、发育、衰老、饮食、睡眠、繁殖、心理活动等都因为社会、经济和人类生活方式的快速变化而亟须跟进式研究。

(2) 研究思路：在详细整理中医对生命、生理规律的认识的基础上，建立先进、可信、可行的科研方法，逐次验证中医对生命现象的解释，通过观察、实验和临床实践，发现规律性，以发展中医生命观。其成果可能形成中医基础理论领域的学科分化，如形成中医环境科学、中医形态学、中医生理学等。

〔范例〕温武兵、张珍玉研究了《内经》以来历代文献，对“宗气”的生理功能进行总结，形成了对临床较有指导意义的学说。

**6. 中医病因与发病理论研究**　病因与发病理论是研究生命体由健康状态向疾病状态转化规律的一门学问。中医病因与发病理论独具特色，将病因分为外因、内因和不内外因。外因主要是六淫(风、寒、暑、湿、燥、火)和疠气；内因包括先天因素、七情(喜、怒、忧、思、悲、恐、惊)、劳逸、饮食；不内外因有外伤、药伤、医过等。中医发病理论注重体质因素，认为体质与病因相互作用、相互影响，病证是病因与体质因素相互影响的结果。以上理论、学说、认识无疑是正确的，富于指导意义。

(1) 存在的主要问题：认识层次仍较浅，内容不够丰富，也未能达到精确量化的水平，尤其是在中医临床过程中一般为辨证审因，对病因的确认具有相对滞后性，由此给疾病的预防，特别是外感性疾病(包括传染病)的预防带来困难。

(2) 研究思路：这类要结合临床实践，开展各种疾病的中医病因学调查，筛选可能病因，研究可能的致病因素与机体相互作用的机制，探索各种变化的条件，明确从病因暴露到疾病状态、从疾病状态又回复到健康状态的完整的过程，形成详细的、可量化的、预后性较强的病因与发病学说，以指导临床，来进一步丰富和提高中医病因与发病理论。

〔范例〕仝小林、李洪皎等基于《素问·奇病论》：“……此必数食甘美而多肥也，肥者令人内热，甘者令人中满，故其气上溢，转为消渴。”通过临床实践，研究肥胖型2型糖尿病的病因、发病机制，发现病因为过食糖类、脂肪，形成“食郁”，后导致“气、血、痰、热、湿郁”，所谓“六郁”，提出“肥胖树”的概念，将这类疾病的各种表现应用中医病因、发病理论予以总结，并拟定相应治法和方药，取得显著疗效。

**7. 中医诊察技术研究**　诊察技术通过察看、检查患者，取得病情资料，是了解患者身体状况和判断疾病本质的重要一环，是治疗疾病的重要基础。诊察技术的进步是医学发展的重要标志之一。

(1) 存在的主要问题：中医诊察技术主要是望、闻、问、切四诊，目前尚局限在人体(患者和医者)感觉所能及的范围，由于仅凭人体感觉查知的信息有限，同时又受主观成分影响较大，所以对疾病诊断能力尚不能满足临床所需，尤其是对所谓“无证可辨”患者，治疗盲目性较大。中医诊察客观化、标准化程度尚较低。

(2) 研究思路：引进、发展适合中医需求的人体生理、病理信号采集系统和分析、整合、判断体系，作为中医诊断的辅助诊察技术。对已研制成功的中医舌诊客观化(舌色测定、舌津液测定、舌苔测定分析系统，舌红外热象诊断体系)和脉诊客观化(脉象信号采集与分析系统)等研究成果进一步深化，作为临床中医诊断有机组成推广应用。研究面色(色质、色调)检测分析技术、体表信息(如手诊、皮肤诊学)诊断系统、排泄物分析诊断系统;化学气味分析系统和声音信号采集分析系统(闻诊)。开发其他相应技术,研究建立中医诊查多技术整合分析智能诊断体系等。为中医诊断实现客观化、可量化、标准化提供基础。

**8. 中医辨证理论研究** "辨证论治"是中医特色之一,目前中医辨证有7个体系,分别是八纲、病因与气血津液、脏腑、六经、卫气营血、三焦和经络辨证,127个基本证候。

(1) 存在的主要问题:分类分型较少,不能涵盖临床实践所见情况,也不能全面指导临床实践。按目前辨证方法能够准确辨证且规范治疗的疾病,仍有部分疗效欠佳。例如,能正确辨证为肾阴虚证,用六味地黄丸(或汤)进行治疗而缺乏疗效者,临床并不少见。可见,辨证体系仍需要进一步细化,层次宜进一步增加,证型和亚型也宜进一步丰富。

(2) 研究思路:在全面继承、准确理解现有辨证体系基础上,进一步进行中医辨证理论的创新,对现有辨证体系进行进一步深化、细化、标准化和客观化研究;对辨证规律尚不明确的疾病,可应用聚类分析等多元统计学方法将患者症状、体征进行归类,以提供辨证线索;研究各种疾病状态和亚健康状态下中医证候分布、演化规律和对中药方剂的反应规律,尤其应开展缺乏疾病因素干扰的亚健康状态下中医证候的演化规律的研究;进行生理状态下中医辨证研究,建立辨证生理学或辨证体质学;探索中医辨证与基因变化、蛋白质表达等相关性研究及与细胞活动和信息传递相关性研究,明确中医辨证的物质基础和变化机制。

〔范例〕卢依平研究认为证的基础是体质,辨体质是对传统中医辨证的发展与简化,辨体质常比辨证更为简捷而易于把握。

**9. 方剂理论研究** 方剂是中医治疗疾病的重要手段。方剂由若干药味按照方剂配伍原则组成,其作用能体现中医治法,达到简单药味相加所不能及的效果。方剂理论指导临床组方。方剂理论主要包括治法与方剂的关系、方剂配伍理论。

(1) 存在的主要问题:目前方剂的临床应用广泛而灵活,方剂理论研究则相对滞后,表现在:① 方剂理论很难全面体现治法与方剂的关系;② 配伍理论单一,不符合临床实际。方剂理论的僵化,与飞速发展的临床实践已极不适应。

(2) 研究思路:要在全面系统继承中医传统方剂理论基础上,紧密结合临床实践,尤其是近年来针对慢性多因素现代生活方式病所产生新的治疗思想与方法所进行的组方探索,发展中医方剂理论。对方剂组配伍理论研究更应加强,在"君臣佐使"理论基础上,创新针对多因素的多中心组方理论,针对特殊病情的组药、对药理论或单元药群理论,针对中西医结合的功能药组理论等,为临床合理组方提供理论指导。

〔范例〕蒋永光等采用数据挖掘技术,运用频繁模式、关联规则、贝叶斯网络等方法对历史数据在不同配伍层次分析,以线性和非线性方式对1 000余首脾胃病方进行处理,发现了一些特殊的配伍现象和模式。

**10. 中医治疗方法研究** 历史上中医治疗方法较丰富,如口服药物、药浴、敷贴、手术、针刺(包括火针等)、推拿、导引,等等。

(1) 存在的主要问题:目前中医治疗方法相对贫乏,主要为药物口服、针刺、推拿等有限几种方法,已很难满足患者需求;尤其缺乏对急症的治疗方法;对多因素疾病缺乏系统、连贯、丰富的治疗体系。

(2) 研究思路:进一步发掘中医古代医疗方法,借鉴现代医学成功经验,结合中医特色,创造新疗法;结合疗效机制研究,开展多种疗法的配合应用,形成中医完整的治疗方法体系。

〔范例〕李跃红等利用石学敏院士创立的"醒脑开窍针法"的迅速恢复神志及肢体功能的作用,配合埋线持续平稳刺激穴位的作用,用于中风康复期治疗,取得良好疗效。

**11. 中医临床研究** 临床是中医工作的重点,临床研究是保持中医优势、推动中医发展的必然手段。中医临床研究的课题包括扩大中医临床诊疗疾病的谱系,加强中医对慢性现代生活方式病的研究,总结和推广名老中医经验,对业已存在的中医临床治疗方案进行临床评价,探索中西医结合治疗疾病的规律,等等。

中医临床研究的思路可归纳如下:

(1) 在开展中医古、现代文献基础上,明确中医治疗已有的治疗疾病的谱系,对中医缺乏治疗经验的疾病,积极进行中医治疗的探索,形成初步经验和治疗方案后,再进行规范的临床评价。

〔范例〕吴咸中院士用中医通里攻下法治疗急腹症的案例可为这类课题提供参考。

(2) 针对复杂因素的慢性现代生活方式疾病,采用多"标的"的复方组方思路,探索中医治疗方法。

(3) 利用中医理论,结合现代医学知识,全面、系统、准确总结名老中医经验,并对其加以推广,提高特定疾病疗效。

〔范例〕对关幼波老中医治疗肝病经验进行总结推广以后,中医治疗肝病疗效有显著提高。

(4) 利用现代临床评价(包括循证医学)方法,对已有的中医治疗方案进行全面科学评价,以利于中医治疗方法的推广。

〔范例〕芪参益气滴丸对心肌梗死二级预防的临床试验研究，为此类课题提供了示范。

(5) 对难治性疾病，各取中西医之长，明确治疗目标，探索结合治疗。

〔范例〕王今达教授对由细菌感染引起的多器官功能障碍综合征(multiple organ dysfunction syndrome，MODS)分析认为炎性介质(内毒素)瀑布式释放，损害生命器官是其致病机制，采用西药杀菌，中药解毒通络以清除炎性介质、保护生命器官治疗取得显著疗效。

**12. 针灸推拿临床研究**　针灸推拿是中医传统治疗疾病的手段，具有成本低、毒副作用少的优良特点，是值得发展推广的治疗方法。

(1) 存在的主要问题：针灸推拿治疗方法临床应用范围尚较狭窄，基于临床的探索性研究有待加强，与其他疗法的交互作用研究不够，未建立适当的临床评价体系，现行的评价结论失真。

(2) 研究思路：进一步扩大针灸推拿的临床应用范围(包括急症)；通过临床研究，探索腧穴作用的基本规律和腧穴配伍的基本规律、针刺手法(量学)及针刺时间的基本规律，针灸推拿与其他疗法的交互作用；建立适当的临床评价体系，客观评价针灸推拿疗法的疗效，明确正、负效应。

〔范例〕王飞等采用随机对照的临床研究方法，研究“醒脑开窍法”对高血压脑出血术后昏迷患者促苏醒作用，发现该法能促进此类患者苏醒。

**13. 针灸推拿作用机理研究**

(1) 存在的主要问题：针灸推拿方法治疗疾病具有显著疗效，但疗效机制尚不完全明确。研究针灸推拿疗效机制，不仅能更好地说明疗效，而且对扩大治疗范围、提示新的治法、更深刻地认识疾病与生命现象具有重要意义。

(2) 研究思路：借鉴现代科学理论、方法、技术，建立适当动物模型，研究针灸推拿干预的生理功能和病理形态的变化，来揭示针灸推拿的作用机制。

〔范例〕穆艳云等复制大鼠脑缺血再灌注损伤模型，用电针进行干预，发现电针可激发海马神经元细胞线粒体离子泵腺苷三磷酸(ATP)酶的活性。

**14. 经络的研究**　经络学说是中医理论体系中独特的内容之一，这一学说指导中医对生命体形态结构、生理、病理及治疗机理的认识。

(1) 存在的主要问题：目前经络的物质基础尚不明确，其功能活动的基本规律尚有待进一步认识。

(2) 研究思路：进一步分析、总结有关经络现象的类型、性质，推测可能的物质基础，形成科学假说，应用各种科技方法，不断研究，逐次揭示经络的物质基础及其功能活动规律。

〔范例〕王军等通过标记人体上肢筋膜结缔组织的聚集处并与传统中医记载的经络走向进行对比分析，发现两者有相似性，认为中医经络的解剖学基础是分布于全身的筋膜结缔组织，可以认为这是经络外周说的代表；王永红在现代脑功能成像研究的基础上，提出经络实质为自我认知功能，可以认为这是经络中枢说的代表。张柳青等通过总结分析认为经络是人体已知的形态结构组织、未知的大脑信息控制系统，可以认为这是经络中枢加外周说的代表。

**15. 腧穴的规范化研究**　腧穴是针、灸的施术部位，同时也是疾病的反应点，对中医诊察和治疗疾病具有重要意义。

(1) 存在的主要问题：目前有相当数量的腧穴定位、功效、主治还有不同认识，给临床诊疗带来一定困难，需要进行腧穴规范化研究。

(2) 研究思路：检索古代、现代文献，归纳总结前人对腧穴位置、功效主治的认识，在此基础上，辨明真伪；对无法辨明者，进行临床和实验研究逐个验证，首先确定部位，同时明确功能、主治。

〔范例〕睢明河等研究足太阴脾经腹部腧穴定位，认为这部分腧穴最好用腹部解剖标志定取；陈少宗等从临床经验统计研究肾经腧穴的主治规律，发现其主治作用与神经节段性支配规律相吻合。

**16. 中医药疗效机制研究**　目前对中医药的临床疗效机制的探索是研究热点之一，中医药治疗疾病的机制尚不完全明确，影响了中医的推广应用，尤其对中医走向全球、为世界人民服务形成了障碍。

中医药疗效机制研究的思路：借鉴现代科学理论、方法、技术，建立适当动物模型，研究中医药干预的生理功能和病理形态的变化，以揭示中医药的作用机制，丰富对生命规律的认识，为推动学科发展、推广中医药提供基础。

〔范例〕临床和动物实验均证实姜黄素具有调整血脂、抗动脉粥样硬化效果，卢德赵等经研究发现其具有增强细胞抗炎、抗氧化能力及抑制胆固醇转运、降低细胞内胆固醇积累的作用，初步揭示其疗效机制。

## 三、中医科研的若干问题

**1. 自由的研究，研究的自由**　著名学者陈寅恪先生提出“自由之思想，独立之精神”，中医科研尤其应遵循这一原则。中医是一门古老的学问，在现代社会，其科学性不断遭受到部分人的怀疑，这种情况下中医尤其不能自我封闭、设置禁区，而应欢迎、鼓励对中医的各种问题展开研究。“实践是检验真理的唯一标准”，只有通过规范的、令人信服的科学研究，中医的科学性才会被现代社会所充分接受。自然，通过科学研究，中医才会发展、壮大。

中医是一门应用型学问，其理论来自实践，而其体系内的学科的划分是相对的。所以中医领域中各学科自由选题、交叉研究更有必要。基础学科的学者研究临床问题能在实践中升华理论，临床学科的学者研究理论问题能加强理论对实践的指导。基于兴趣和好奇心的交叉研究更能实现中医科研的突破。

**2. 开阔的胸怀，开放的思维** 古代中医的成就是多学科融合的结果，现代科技高度发达，多学科融合趋势越来越显著，所以中医科研更应该顺应和利用这种趋势，积极联合中医行业外学者，共同探索，以便借助其他学科的思路、理论、方法解决中医难题。同时，就像中国阴阳八卦理论启迪了计算机技术的开发一样，中医的思路、理论和方法也可能帮助其他学科解决难题。多学科融合、共同发展，中医就可以在现代社会生存、壮大。

**3. 紧要的任务，科学的评价** 中医的中心工作在于临床，所以建立对中医临床干预的科学的评价体系是目前最紧要的任务。只有建立起令业内外信服的规范的临床评价体系，才能对中医临床疗效作出科学评价，中医的科学性、有效性才会被认可，中医才能生存和壮大。

**4. 理论的突破，根本的目标** 中医几十年来缺乏理论突破，但积累了大量实践经验，具备了实现突破的条件。今后不太长的时间内，中医理论有可能实现突破，产生新的辨证理论体系，用于指导临床实践，以大幅度提高临床疗效。中医只有实现理论的创新，才能从根本上得到发展，所以，理论的突破是中医根本的目标。

**5. 基金的支持，科研的保障** 几十年来，国家和各级政府及各种基金一直都在积极支持中医科研。国家级别的项目主要有国家重点基础研究规划(973)项目、国家攀登计划、科技支撑计划、国家自然科学基金等，部级(行业)资助主要有卫生部、教育部和国家中医药管理局科研项目，各省市均有科研计划和自然基金支持中医研究，各地行业厅局、各学校和医院也都设有专门科研基金，另外有企业的横向研究课题。这些计划和基金的招标指南都是相关部门组织高级中医专家提出的中医需要解决的各种重要问题，是中医发展的主要方向，解决这些问题对实现中医理论与实践的突破有重要意义，中医科研工作者宜主动在这些项目的招标指南中选题，积极申报资助，充分利用这些计划和基金的支持。

# 第四章 医学科研过程

**导学**

(1) 掌握科研选题原则和科研选题必须回答的问题。

(2) 熟悉科研选题的基本过程;课题实施的原则。

(3) 预实验的目的和类型;了解正式实验的基本要求;实验室安全的相关知识与要求。

医学研究过程可归纳为五个阶段(图 4－1)、十个步骤。五个阶段是:① 科研选题;② 科研设计;③ 组织实施;④ 资料处理;⑤ 分析总结。十个步骤为:① 初始意念或提出问题(original idea or problem);② 文献查阅(critical review of literatures);③ 假说形成(formulation of hypothesis);④ 陈述问题(statement of the problem);⑤ 研究方案设计(study design);⑥ 实验观察(experimental investigation);⑦ 数据资料积累(accumulation of raw data);⑧ 数据资料处理(treatment of raw data);⑨ 统计分析(statistical analysis);⑩ 提出结论(conclusions)。

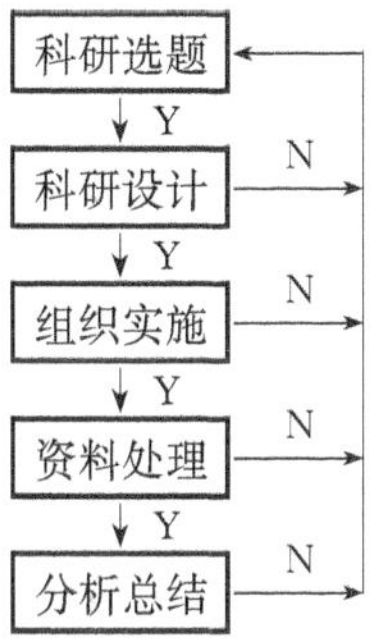


图 4－1 医学研究过程

## 第一节 科 研 选 题

著名科学家维纳(1894～1964)说过,知道应该干什么,比知道干什么更重要。人们在研究过程中会发现各种各样的问题。但是,对于一个具体的研究者来说,不是任何问题都可以作为研究课题的。科研选题就是从中筛选出适合自己研究或准备解决的问题,即选择(select)、确立(decide)所要研究的题目(project)。因此,能否准确选题,既是对选题者科学敏锐性、科学天赋、智慧、经验和技巧的考验,也是科研工作的灵魂、科研申报和实施成败的关键。

### 一、科研选题原则

**1. 需要性原则(desirability principles)** 它体现了科学研究的目的性,它包括社会实践的需要。研究课题必须针对目前社会医学研究领域亟须解决的理论问题和应用问题。如新医改背景下促进医疗卫生事业的发展研究;公立医院的改革模式研究等。

**2. 科学性原则(scientific principles)** 课题必须以客观事实和理论作为依据。科学性原则是保证科研方向正确无误的前提,体现科学研究的根据。

**3. 创造性原则(creative principle)** 它体现了科学研究的价值,也就是说,题目应是新颖的、首创的、国内外尚无人研究的。对于别人已经研究过并有结论的问题,也是可以研究的,但必须重新确定研究角度,规定研究任务,在已有成果的基础上要有所创新。

**4. 可行性原则(feasibility principle)** 即论证一个课题是否具备进行研究的主客观条件:① 客观条件,主要指科学发展的程度、各方面资料的积累、调查能否执行等。在一定的时间及一定条件下,客观条件可起决定性的作用。② 主观条件,如研究经费、人力、物质条件是否有保证;是否能够取得社会有关部门及调查单位和个人的支持;研究人员数量是否充足,是否具备了必要的专业知识和实践经验等。

### 二、科研选题必须回答的问题

回答四个主要问题:

(1) 想要做什么? 主要阐述研究内容和目标、研究成果的价值。例如,你发现了什么问题、准备解决什么问题。所有的思路、基础背景、应用价值等都由此展开。

(2) 为什么要做? 立项依据,目的和意义。

(3) 如何去做? 研究路线,实施方案与方法。技术路线简单有效,方法经得起推敲。不要为了方法而方法,应该采用最合理的方法,而不是最先进的方法。

(4) 为什么能做? 由谁/团队来完成(主要论著、学术奖励、承担科研项目),已具备的科研工作基础和能力及工作条件,即可行性如何。

## 三、科研选题的基本过程

科研选题是一个极其复杂的工作,其主要问题在于提出问题、建立假说和选择验证手段,并对两者进行全面系统的说明,使选题者和审题者更清楚地判定选题的可行性、科学性和创新性,即假说验证的合理性。

**1. 初始意念或提出问题(original idea or problem)** 李政道指出,做学问,要会问,只会答,非学问。在医学实践过程中,往往会遇到一些无法解释的现象和无法解决的问题或矛盾,有敏锐观察力或有科学意识的人就会在这些时候进行思考,从多种认识中去比较分析,去粗存精,弃伪存真,以选出最重要、最能影响全局的问题去研究。例如,可以采用PICO模式提出一个临床需要解决的具体问题:P(patient/population)指临床情况及患者人群;I(intervention/expose)为干预措施或暴露措施;C(comparison/control)为对比措施;O(outcome)为结局。

**2. 文献查阅(critical review of literatures)** 在阅读文献的过程中,特别注意四个问题:①论文所研究的科学问题是什么?是否重要?为什么重要?②论文中用到哪些研究手段?这些研究手段足以解决所提出的科学问题吗?③论文中是否有创新的思想?是否使用了新的研究手段?④论文产生了新的结论或概念吗?论文的数据是否能够支持这些结论或概念?并在最终的文献综述中体现对这四个问题的看法。

**3. 假说形成(formulation of hypothesis)** 就是对科学上某一领域提出新问题,并对这个问题提出未证实或未完全证实的答案和解释。假说的必备条件是:① 要符合自然科学的基本原理;② 基于以往的科学资料;③ 具有个人的初步实践经验体会;④ 可被重复验证。因此,假设确定了研究内容与理论观点。

研究假设的陈述形式为:① 条件陈述:如果A,则B;只有A,才会有B。例如,如果长期吸烟,就有可能得肺癌。② 差异陈述:A与B在变量上有无显著差异。例如,山区正常成年男子与普通成年男子的心率无明显差别。

**4. 陈述问题(statement of the problem)** 一般而言,课题就是尚未解决的问题。就科学活动而言,就是要探索自然界未被认识的问题。研究课题既不完全属于未知的领域,又不完全属于已知的领域,而是已知与未知的辩证统一体。未知,才要研究;已知,才明白研究什么和怎样研究。这些问题既是人类认识和实践的成果,又是人类进一步认识和实践的起点。

## 四、中医科研选题思路

中医科研选题首先应考虑中医学科的特点,这既为选题带来一定的难度,也为选题扩展了空间。其次应该考虑求新求异、力所能及的原则;科学无禁区,选题有限制。最后应具体考虑我想做什么(选题目的、意义)?我应该做什么(目标可评估的标准)?我能做什么(可实现性条件)?下述选题思路供参考。

**1. 从学术争论中选题** 如高血压,西医归类为心血管病,在中医属"眩晕"、"头痛"等,其病机为肝阳上亢,肝肾阴虚,那么,高血压的病理机制是否与现代实质性脏器的肝脏有关?是否可以从突破现代医学理论的限制并以此为切入点建立假说,确立研究选题。

**2. 以研究中出现的反常现象作为选题** 在研究工作中,有时可能会出现一些意想不到的反常现象,这种反常现象可能就成为一个新的课题。弗莱明发现青霉素的过程即为经典的实例。

**3. 从学科交叉边缘区和空白区选题** 如血液流变学与血瘀证关系的研究、舌诊的研究。

**4. 在临床实际中选题** 从临床观察中发现问题是医学研究选题的重要来源。如流行病学调查显示,高血压是部分脂肪肝的基础病变,其发病机制尚不清楚,由此也可联想到高血压与中医的肝有关,从高血压与脂肪肝发病的关系研究中是否能发现高血压与实质性肝脏之间的关系?

**5. 运用借鉴移植的方法选题** 如由于缺乏可靠的参照系统,中医证候模型的建立难以得到认可。西医的大多数疾病是以病理组织学为诊断基础的,便可以建立与临床疾病病理组织学相似的动物模型,但同一疾病可有多种不同病理机制的动物模型,从这些同一疾病不同发病机制的动物模型中是否可研究中医同病异证?是否可以结合专业知识,从中医以方测证的思维方法进行探索?

**6. 从项目指南中选题** 各级科研课题招标均有招标指南,可以从中选择。

**7. 选择与国际学术研究合拍的课题** 如果中医要想走向世界,就必须了解国际研究动态,选择与国际学术研究合拍的课题,在国际核心期刊发表文献。在高校或研究机构,尽管一些教师或学者治学严谨、基础扎实,但科研成果不突出,重要原因就是不重视有关领域学术动态,其选题与国际先进水平有一定距离。

**8. 借助工具选题** ① 查阅有关领域的检索工具;② 了解SCI收录期刊所反映的科技动态,ISI期刊信息可从http://www.isinet.com查获,也可从SCI印刷版每期A、D分册的来源出版物目录(Lists of Source Publications)查找,还可从ISI引用期刊报告(Journal Citation Reports,JCR)了解期刊信息,该文献有印刷版、网络版(JCR on the Web)和光盘版（JCR on CD-ROM）；③ 利用ISI提供的选题工具帮助，例如，能对正在开展的工作进行量化分析以保证用户科学研究同科学发展趋向一致的（Essential Science Indicators），介绍有关最杰出人物研究状况、有关领域研究热点和发展趋向的（ISI Highly Cited.com）；④ 利用网上数据库了解国际学术研究动态及有关资料。

**9. “主动选题”与“被动选题”相结合**　前面归纳的选题的思路、来源是开展“主动选题”的来源或方法。所谓“被动选题”，主要是在各级主管部门编制的“规划”或“指南”中，在国家有关部门或国际上有关合作或协调组织所提出的选题中，以及相关领导的相关讲话中，它是青年科技人员最重要的选题来源和参考依据。对这些资料进行搜索和收集并认真研读，对于拓展选题思路和提高选题的准确性非常重要！

# 第二节　课　题　设　计

课题设计（project design）指课题研究构思、技术路线、具体内容指标、方法步骤、人员分工和经费预算等一整套研究方案。课题设计的每一步都需要坚实的专业知识和统计学知识作基础，更需要科学方法论作指导。

## 一、课题设计的目的意义

**1. 课题设计的目的**　制订一个客观全面、周密合理、科学性强和切实可行的设计方案，以提高工作效率，缩短研究周期，快出成果，早出效益。

**2. 课题设计的意义**　“凡事预则立，不预则废。”课题设计的意义可归纳如下。

(1) 增强科研过程的科学性，使误差控制到最低限度，保证科研结果准确可靠。

(2) 保证科研结果能准确回答科研题目所提出的问题，避免“文不对题”或“跑题”情况的发生。

(3) 良好的科研设计可提高工作效率，用比较少的人力、物力和时间获得较多的研究结果资料。

(4) 保证较准确应用统计学处理实验数据。

## 二、课题设计的主要内容

课题设计包括研究方案设计和课题实施方案设计。前者主要是解决“做什么”、“怎么做”，而后者则主要解决“何时做”、“由谁来做”。

**1. 研究方案设计（protocol）**　指科研的整体规划，是参加研究的所有人员统一思想、统一行动的基本依据，把研究工作落实到实处的计划保证。研究方案的设计应体现创新性、科学性、先进性和应用性的特点。研究方案设计主要分为专业设计和统计学设计两类（图4-2），两者的区别参见表4-1。

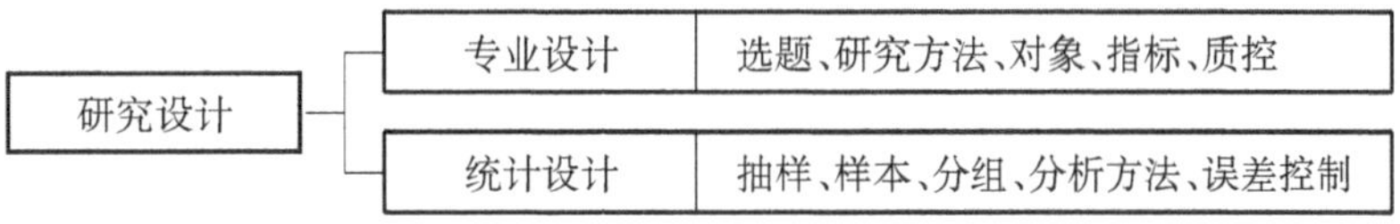
研究设计
专业设计
选题、研究方法、对象、指标、质控
统计设计
抽样、样本、分组、分析方法、误差控制

图4-2　研究设计的内容

**表4-1　专业设计和统计设计的区别**

| | 专业设计 | 统计设计 |
|---|---|---|
| 特点 | 运用专业知识进行设计 | 运用统计学知识进行设计 |
| 内容 | 选题、实验/试验、方法、材料设备、环境和指标选择、技术路线、评价标准 | 选定设计方案；确定样本量，抽样与分组方法；确定统计分析方法、误差控制方法等 |
| 方向 | 探索实验观察结果的适用性和独创性 | 探讨实验结果的可重复性和高效率性 |
| 目的 | 保证科研成果的可行性与先进性；回答和解决科研课题，验证假说 | 减少和排除误差，保证研究结果的真实性和可靠性；保证样本的代表性和可靠性，提高效率 |

**2. 实施计划（implementation plan）**　是为了实施研究方案形成的清晰认识与具体安排，主要内容包括：① 课题组的组成，任务分工；② 研究工作总体安排和年度进展计划；③ 研究工作的基础，已具备的研究条件包括实验条件、实验场所、仪器设备、病例来源、研究力量协作条件，尚缺少的条件以及解决的途径；④ 经费预算包括科研业务费、仪器设备费、药品试剂材料费、动物及饲养费、协作费、课题组织实施费及管理费等。

(1) 课题实施方案设计的基本要素：尽管课题实施方案形式多样，但都要回答一些基本问题。对这些基本问题的回答构成了方案的基本要素。

① 研究什么：课题名称、变量界定；② 研究目的（目标）：研究假设、研究内容；③ 为何研究：课题的现实背景和意义；④ 国内外相关研究综述（文献综述）：研究依据；⑤ 怎么研究：研究对象与范围、研究方法、研究步骤、抽样方法及样本大小、资料收集方法、质量控制措施等；⑥ 资源配置：如人员分工、经费预算等；⑦ 条件怎样：完成条件、参考文献；⑧ 预计收获：预期成果、效益。

（2）课题实施方案设计的思路：上述要素并不是孤立的，它们彼此联系而成为一个具有内在逻辑关系的整体。一般地说，课题方案需要体现的思路是：说明课题的来源，清晰梳理相关领域的研究背景，阐述为什么要研究（背景清）→在背景分析的基础上选择缺乏研究或者尚未完善的领域，提炼出新颖而富有实际意义的主题，清楚地表达本课题要研究的核心问题（主题新）→把主题分解为具体明确的、可操作的研究任务（任务明）→必须依据一定的客观条件，选择切实可行的途径，制订符合实际条件的操作方法、步骤和手段（道可行）。

**3. 技术路线（outline）** 是对研究方案作出的统筹安排，使研究按计划、分步骤、有条不紊地进行，以保证课题科学、经济、可行。

**4. 资料整理与分析计划（data processing and analysis）** 包括设计分组、设计整理表、归组方法、统计分析数据集、数据库、统计描述方法、统计推断方法等。

# 第三节 课 题 实 施

## 一、课题实施原则

**1. 充分的准备工作** 包括实验设计、实验材料、仪器设备、实验方法及观察指标。

**2. 制订操作规程** 包括实验方案、操作程序、质量控制及标准操作规程等。

**3. 规范原始记录** 包括数据记录的准确性、完整性及更改数据的规范性，尤其是数据记录的原始性，保存书面记录及行为发生的凭证。

**4. 审核监督** 指课题负责人对课题监督管理、定期检查和结果分析等。

## 二、课题实施的准备工作

**1. 书面准备工作**

（1）实验方案及技术路线的设计。

（2）确定可靠稳定的实验操作方法；确定实验体系；设立实验对照；选择质量控制标准（如系统误差允许范围、随机误差降低到最低等）；选择实验器材；实验流程的可控性；判断标准的客观性。

（3）实验材料的明细准备：书面汇集实验所需材料的名称、生产厂家、批号、规格及有效期等信息，同时查询各类试剂的配方、配制方法和保存条件等。

（4）实验分组的确定。

**2. 实验准备工作**

（1）实验材料与器材准备齐全。

（2）基本操作训练：包括：① 试剂的配制和保存；② 试剂的标记和分类；③ 样品的处理、标记、分装和储存；④ pH 的测定与调节；⑤ 蛋白定量；⑥ 核酸定量；⑦ 加样器的正确使用；⑧ 实验室常规仪器的正确使用。

（3）基本方法学训练：如细胞培养（cell culture）、分子生物学方法（molecular biology method）、蛋白质印迹（western blot）、流式细胞仪（fluorescence activated cell sorter，FACS）、免疫荧光与组光、酶联免疫吸附试验（enzyme-linked immunosorbent assay，ELISA）等。

## 三、预实验

预实验（pre-experiment）指在正式实验前所进行的小规模实验。

**1. 预实验的目的** ① 检查各项准备工作是否完善；② 确定实验操作方法是否正确可行；③ 获得某些基础数据，确定合适的样本数和必要的统计学数据；④ 摸索最佳实验条件；⑤ 初步检验假说。

**2. 预实验的类型**

（1）摸索方法的实验：查阅相关文献或实验方法书，选择正确的实验技术，仔细阅读或参观他人如何做实验，记笔记。写出实验步骤，然后配试剂和准备实验器具，其后开始做实验。

(2) 摸索条件的实验：如药物剂量的摸索、作用时间的摸索等都属于该类型实验。

(3) 导向性实验：其属于小规模实验，可验证假说。

(4) 筛选实验：如药物筛选，用以决定哪种药物可进一步做实验。

(5) 观测性实验：是为收集正式实验所需数据(如均数、标准差及变异系数等)而进行的小规模预实验，目的是对正式实验的部署进行指导。

## 四、正式实验

**1. 正式实验的基本要求**　① 根据预实验结果，选定实验条件，整个实验过程要严格控制实验条件，一般不能随便改变，以免实验结果的不可比；② 实验方法的标准化，如步骤、试剂配制、浓度稀释、仪器型号和参数等；③ 设计各种必要的对照；④ 做好标签工作，如老鼠、组织、切片与试管；⑤ 必须满足统计学分析的足够样本数。

**2. 实验操作规程的规范化**　控制实验质量的关键是规范意识。首先应明确实验方法标准化的策略，规定标准化方法的流程，尤其对某些新的观察指标，制订标准实验操作规程，对各个环节进行细化处理，保证实验人员可以不用询问即可遵照流程进行操作。主要强调以下几方面的规范化。

(1) 实验流程：每个具体步骤均应详细注明实验中实际应用的试剂名称或剂量等实验材料及仪器设备。

(2) 标准物的选择：为建立标准实验体系，应选择标准品，并在预实验中利用标准品确定各种条件，包括最佳剂量、最佳时间和判断标准等。然后以此数据作为测试样品的标准定量或定性参数。

(3) 操作程序的控制：建立标准操作流程，实验操作人员仅进行机械性操作即可，故需制订严密的操作流程和设计方案，同时应考虑随机性因素的干扰。

(4) 试剂和仪器的选择：应采用同一厂商相同批号或相同规格的试剂，以基本保证不同批次实验的差异并非由试剂所致。仪器规格、型号也可能影响实验。

**3. 实验记录的正确书写**　实验记录是实验过程及结果的唯一原始记录，也是科研档案的一部分。它的好坏反映了科研人员的工作作风，也直接影响到科研工作质量和科技档案质量。规范实验记录，是加强科研作风培养、保证科研工作质量、提高科技档案质量的重要手段。实验记录的基本内容如下。

(1) 实验名称：每项实验开始前应首先注明课题名称和实验名称，需保密的课题可用代号。

(2) 实验设计或方案：实验设计或方案是实验研究的实施依据。各项实验记录的首页应有一份详细的实验设计或方案，并由设计者和(或)审批者签名。

(3) 实验时间：每次实验须按年月日顺序记录实验日期和时间(可精确到小时、分钟)。

(4) 实验材料：受试样品和对照品的来源、批号及有效期；临床标本(姓名、性别、年龄、诊断及其他临床资料)；实验动物的种属、品系、微生物控制级别、来源及合格证编号；实验用菌种(含工程菌)、瘤株、传代细胞系及其来源；其他实验材料的来源和编号或批号；实验仪器设备名称、型号；主要试剂的名称、生产厂家、规格、批号及有效期；自制试剂的配制方法、配制时间和保存条件等。实验材料如有变化，应在相应的实验记录中加以说明。

(5) 实验环境：根据实验的具体要求，对环境条件敏感的实验，应记录当天的天气情况和实验的微小气候(如光照、通风、洁净度、温度及湿度等)。

(6) 实验方法：常规实验方法应在首次实验记录时注明方法来源，并简述主要步骤。改进、创新的实验方法应详细记录实验步骤和操作细节。

(7) 实验过程：应详细记录研究过程中的操作，观察到的现象，异常现象的处理及其产生原因，影响因素的分析等。

(8) 实验结果：准确记录计量观察指标的实验数据和定性观察指标的实验变化。

(9) 结果分析：每次(项)实验结果应作必要的数据处理和分析，并有明确的文字小结。

(10) 实验人员：应记录所有参加实验研究的人员。

# 第四节　课题总结

## 一、资料收集

### (一) 研究资料来源与内容

**1. 来源**　医学科研资料的来源有病历、临床检查与化验记录等日常医疗工作记录；疾病监测报表；调查表或问卷；专题研究；年鉴等。

**2. 内容** 主要包括研究对象特征指标、干预或暴露测量指标、结局测量指标，具体分为以下四类指标：

（1）单纯生物学指标：如血压、血脂、血糖、血胆固醇、身高、体量、脉搏等一系列有关人体的生化、生理学指标及病死率、痊愈率、复发率等临床传统观察指标。

（2）健康相关生存质量及其相关的指标：如健康相关生存质量（HRQL）、质量调整寿命年（QALYs）、伤残调整寿命年（DALY）等，在临床研究中已得到广泛应用。

（3）临床经济学指标：如直接医疗成本、间接医疗成本等费用指标，可进行成本-效果分析（cost-effectiveness analysis，CEA）、成本-效益分析（cost-benefit analysis，CBA）、成本-效用分析（cost-utility analysis，CUA）。

（4）人口特征指标：如性别、年龄、职业、种族、教育程度及其他一些社会经济学指标等。

### （二）基本要求

**1. 真实** 真实、客观是原始科研记录的首要准则，在根除弄虚作假的同时，还要防止不自觉加入主观成分。

**2. 及时** 临床数据来自对患者情况的观察，数据能及时地被记录于医疗档案是首要的要求。及时记录的数据能反映患者即时的病情，可避免补记时由于回忆所造成的误差，同时，患者的病情变化能得到及时的处理。

**3. 完整** 即搜集所有研究对象的全部数据。一方面，是要按临床观察表格的要求全部填写数据，另一方面是搜集全部研究对象的资料。对于一项临床研究，评价试验措施效应的真实性的其中一个原则为是否报告了全部的临床结果。

**4. 准确** 临床研究数据记录的准确性，除了与临床研究者的科学态度、经验和判断水平以及实验室条件等紧密相关之外，也与临床观察表格的可操作性有关。为了准确可靠地搜集数据，应该做到以下几点。

（1）设计的观察表格应有较好的可操作性，应尽量采用计量化的指标，对软指标也应尽可能地做适当的量化。

（2）保持实验室条件诸如仪器、检测环境、检测方法和操作人员的相对恒定，这需要通过实验室的质量控制等措施来实现，此处不作赘述。

（3）临床医师或资料搜集者在搜集资料或填写观察表格时需经过一定的培训，或者至少需要在填写前熟悉填写要求和注意事项，并通过检查来确认所有的资料搜集者都能较为一致地掌握资料的搜集方法。例如，有某项研究，对患者血压数据的获取要求在听到声音消失时读取数值作为舒张压，并取三次测量值的均值作为最后的取值，度量单位为mmHg，那么，医生在获取数据时必须按照此项说明的要求去做。

（4）不能夸张或遗漏，而且符合科研设计规定。不但研究者自己能看懂，就是未参加研究的本专业人员也能看懂，便于分析、讨论。

**5. 规范** 注意书写规范，用词准确，含义清晰、简明。为达到上述要求，通常用文字说明各填写项目的明确含义及填写要求，培训填写人，使他们明确填写要求及其重要意义；建立及时检查核对原始记录制度，以及在整理资料前对全部原始资料进行检查的制度；对原始资料的质量采取宁缺毋滥的原则，在保证优质的前提下，增加必要的数量，注意防止不顾质量一味追求量多的错误认识。

### （三）资料收集的原则

（1）逆时性原则：在时间上使用倒查法，越是近期的、现时的材料，适用性就越好。

（2）选择性原则：在收集掌握资料时加以限制，把材料选择工作限在课题所必需的范围内。

（3）直接性原则：亲自收集第一手资料，不能收集转手资料，以求去伪存真。

（4）比较性原则：重点收集那些为自己课题所需要的观点与事实的材料，但同时也要拓宽自己的思路，特别要了解和掌握那些观点不一致的或与自己构思相对立的资料。

### （四）资料收集的基本方法

**1. 设计专门的资料收集工具** 指根据研究内容所设置的基本条目和备查条目。

（1）基本条目：指与研究目的密切相关、必不可少的内容。

（2）备查条目：指用于质量控制的一些条目。

**2. 确定收集方式** 主要有直接观测和访问等。

（1）直接观测：指直接到现场对观察对象进行观察或测量，得到相关数据信息，如临床研究中有关体检及实验室资料的收集方式就属于该种方式，直接观测得到的数据较为客观真实。

(2) 访问：需要研究对象的配合，通过研究对象自己回答问题来完成资料的收集。常见的访问方式有：① 面对面访问法：研究人员在现场，通过研究对象自己填写或口头回答完成数据的收集。② 电话访问法：研究人员通过电话回答的方式收集信息，但该法有时会因电话变更、调查内容过多，依从性较差，可能出现较高的失访率。③ 信访法：以普通邮件或电子邮件的方式，将表格直接寄给研究对象，填好后寄回。本法虽然节省人力、物力和财力，但收集质量和依从性难以保证，应答率最低。

### (五) 搜集资料应注意的问题

**1. 实事求是**　科研资料搜集过程应按照科研设计及计划方案要求，本着实事求是的科学态度和科研道德，将调查、观察和实验的结果，客观、认真地记录下来，作为原始科研资料。

**2. 加强培训**　医学研究资料常因基于研究目的的一些项目或者某些观察项目资料的搜集可能有特殊的要求，同时由于专业背景的不同，各人对观测或访谈资料的搜集方法也不尽相同。因此，必须进行资料搜集前的培训，统一认识、熟悉搜集方法和程序、了解研究项目的特殊要求。目的是提高资料搜集者的内部观察一致性和观察者间一致性，以保证临床研究结论的可靠性，并以此为指标来评价培训的效果。

**3. 科学设计**　在临床试验研究与资料搜集过程中，由于患者失访或治疗的非依从性，会造成资料不全而影响原始资料的可靠性与完整性，或者由于误诊等原因不可避免地造成患者中途退出。国外对待因误诊等原因中途退出的患者一般采用三种处理方法：① 在患者完全确诊后再分组。但这种方法往往会丢失一部分患者(尤其是在急性期的临床试验，如急性心肌梗死等)。② 入选已确诊或临床可疑的患者，入选后如发现诊断有误，再将患者剔除。这种方法较符合临床思维，易被临床医生接受，但在某种特殊情况下，如采用不同的治疗方法会影响疾病诊断的准确性时，也会产生一定的偏差。③ 入选所有确诊或临床可疑的患者，入选后即使发现诊断有误，可以停止治疗，但不从研究队列中剔除。这是较理想的，也是目前常用的方法。

**4. 检查监督**　资料的记录或填写过程中难免出现个别的填写错误、遗漏。但是，只要资料搜集者搜集资料前接受培训、在记录前认真了解填表说明，完成记录或填写之后，进行自我复查，可以很大程度上减少错漏的机会。对资料搜集者的工作应进行监督和检查。按各自的分工和责任，核对资料搜集数量和质量，定期和不定期地抽查已完成或正在填写的观察/记录表，发现问题应及时反馈给搜集者，以便能及时按实际情况进行更正和补漏，并将错漏情况通知所有搜集者和检查监督人员，避免同类错漏情况的再次出现。

**5. 科学思维**　统计方法大大提高了医学研究结果的精确性。但是，统计不能代替科学思维，只能帮助进行正确的、深刻的理论思维。例如，研究者通常对数据资料进行统计处理，常常不考虑资料来源如何，分组是否合理，数据的取舍有无偏向性，总是要按照一套程序进行。这类数据材料的科学性问题或设计上的错误，是不可能通过统计处理得出正确的结论的；一个在设计上有错误的研究结果，不可能用统计方法弥补其缺陷。

## 二、资料整理

统计资料的整理指利用科学的方法，将调查所得的原始资料按照调查目的进行审核、筛选、补充、评价、分类与汇总，从而使原始资料系统化、条理化，能完整地、科学地、有效地显示和提供所包含的统计信息。资料整理的目的是把原始资料系统化、条理化，便于进一步计算统计指标和分析。随着计算机的普及与信息技术的发展，资料的整理大多采用建立数据库进行管理。

**1. 资料审核**　广义的资料审核不仅包括原始资料的审核，还应包括资料整理、运算、描述、分析各个阶段的核对，以防计算有误，导致科研结论不可靠，临床科研经验不足的青年科研工作者尤应引起重视。狭义的资料审核指对原始记录资料的核查，并贯穿于资料搜集的全过程。目的是保证资料的及时性、准确性和完整性。

(1) 及时性：是保证资料完整性的先决条件，应着重检查未能在规定期限内完成资料搜集任务的原因，提出改进和解决的办法。

(2) 完整性：主要是检查原始资料有无遗漏或重复、内容是否齐全。剔除不符合要求、不完整的调查表。如检查调查表中是否有缺项，即对某些问题未作回答。例如，查对是否在问卷上写了患病的时间，或观察者是否填写了观察日期，填写的资料形式是否合乎规定等。这个步骤有时在调查现场就可进行。如使用问卷法调查患者的某方面情况，患者填好问卷交给调查者时，调查者即可当时检查问卷中有无缺项、漏项、填写不符合要求处，如有这些情况存在可及时返回给患者，请患者修改、补全，以保证问卷的有效性。

如果缺的项目是十分重要的，甚至是必不可少的，那么这部分调查表就成了废表，如研究有关糖尿病患者自理行为与患病时间长短的关系时，未填写患病时间的问卷就不能使用了。有时，虽然所缺项目的内容也十分重要，但为了避免因此而剔除问卷过多，就作为单项漏失处理。例如，调查 1 000 名正常 10 岁儿童的身高、体重情况，其中有 4 人体重未填入，那么在统计身高平均值时，可以 1 000 人计算，而统计体重的平均值时则以 996 人计算。为了避免缺项的出现，应对填写人做好填写前的解释工作。

**2. 资料的预处理** 科研资料的预处理，包括可疑值的判定与舍取、缺失项目数据的近似估计、样本与总体间的拟合检验、资料预分组、资料预试分析(粗线条地统计描述与推断)、组间均衡性判定等，目的是进一步"去伪存真"，提高数据质量，并提出合适的数据修正措施及资料整理、分析的合理方法。

**3. 资料检查** 除了对资料的完整性进行审核之外，及时发现原始资料中的错误并作适当的处理也是十分重要的。因此，应该对已经获得的原始资料作必要的检查，以保证资料的准确性。

(1) 专业检查：从专业的角度来发现和纠正错误。如在某些调查表中出现女性患者患了前列腺癌，妇女产后10 天月经恢复来潮，7 岁的孩子有大学文化程度等明显错误的情况。因为这些情况可以肯定是不可能的，所以这些数据应该作废。

(2) 统计检查：即按统计学要求，发现和纠正错误。许多数据都有统计学规律，如某些指标的数值必须大于或小于某一指标，某几个指标之和应小于或等于总和等。例如，一种疾病各证型的构成之和必须等于 100%，如果大于或小于 100%，则说明所搜集的原始数据存在一定的错误，需要重新核实。又如显效率必须小于有效率，符合正态分布的指标数值在均数加减 1.96 倍范围内的应占 95%。再比如数据的结尾，如果要求身高数据精确到毫米单位，那么从 0～9 都有同等的机会出现在身高数值的毫米位置上，不应该都是 0 和 5 结尾的。如进行有关 1 000 名 10 岁儿童的身高的测量时，有多数数值均以 0 和 5 结尾，那么至少可以说是测量及记录都比较粗糙。

(3) 人工检查：优点是可以运用人的专业知识和各方面的知识对资料作全面的检查。

(4) 计算机检查：将原始数据录入计算机后，可通过计算机对全部资料进行检错。可依一个变量的数值分布特点来检错，即可找出超出规定变量上、下界的数据。例如，"性别"这个变量，只能有 1(代表男性)、2(代表女性)、0(代表未填)三个数字来表示，如果出现了数字 4，必然有错。另外也可通过两变量间的关系来进行检错，即检查数据内违背一致性的记录和变量值。例如，性别为男，却有分娩记录，说明有错误出现。有时，为了避免数据在录入过程中产生差错，常常采用双机输入法，然后用计算机对两个相同数据集的各条记录或每个变量值逐条进行对比，以减少录入误差。

**4. 资料类型的转化** 根据分析问题和分析目的的需要，各种类型的资料可以互相转化。例如，每个人的血红蛋白属计量资料，若按血红蛋白正常与异常分为两组，资料便转换为计数资料；又如患者某证候的记分为分类资料，若将记分分成轻、中、重三型，资料便转换为等级资料，在多因素分析中有时需要将定性指标数量化，如将分多项的治疗结果转化为评分，分别用 0、1、2、3……表示，则可按计量资料处理。

(1) 定量资料的转化：定量资料转换成定性资料较为容易，只要根据专业知识，规定适宜的划分变量值的区间即可。如作为定量资料的血红蛋白(Hb)数：若规定女性 Hb<110 g/L 为贫血，可清点贫血和不贫血的个数而转化成为定性资料；也可按正常(110～140 g/L)、轻度贫血(90～109 g/L)、中度贫血(60～89 g/L)、重度贫血(<60 g/L)转成有序分类资料。

(2) 定性资料的转化：定性资料转换为定量资料时称为指标的数量化，具体实施较为困难，迄今尚未得到很好的解决。一般的转换方法如下：

1) 无序资料的转化：二分变量可转换成取值(0，1)的变量 $x$。如性别用 $x$ 表示，男为 $x=1$、女为 $x=0$；若为多分资料，分类标志(指标)有 $m$ 类，可转换为 $m-1$ 个取值为 0，1 的二分变量 $x_1$，$x_2$……，$x_{m-1}$。如血型用 $x_1$、$x_2$ 和 $x_3$ 表示，则 $O$ 型为 $x_1=1$、$x_2=0$ 和 $x_3=0$；$A$ 型为 $x_1=0$、$x_2=1$ 和 $x_3=0$；$B$ 型为 $x_1=0$、$x_2=0$ 和 $x_3=1$；$AB$ 型为 $x_1=0$、$x_2=0$ 和 $x_3=0$。

2) 有序资料的转化：有序资料则可按其等级自低到高转换成一个取值 0、1、2……(或 1、2、3……等)的非连续性变量 $x$，如将疗效分为治愈、显效、好转和无效 4 个等级，用 $x$ 表示，则无效为 $x=0$，好转为 $x=1$，显效为 $x=2$，治愈为 $x=3$，转化后可按定量资料进行分析。

统计学中称上述转换变量为指示变量(indicative variable)或伪变量(dummy variable)。但这里的 0、1、2……(或 1、2、3……等)并无数值意义，例如，用"0"指示男，用"1"指示女，不表示女大于男。有人认为等级指标的如此转换太主观，故国内外许多学者正在从事等级指标的数量化(或等级指标的数量化模式)研究。

**5. 资料的录入和清理** 资料录入前的清理是核实，其次是发现异常值。资料的整理还需要赋值和定量化。对于数值变量资料，像血压、血脂水平本身就已被准确测量，不存在赋值和定量化问题，只是当有缺失值时，才需作相应处理。对于分类变量资料，需要重新赋值。如对有序分类变量资料，可根据实际测量尺度采用等间距或非等间接赋值，例如，临床疗效分类，无效为 0，好转为 1，显效为 2，痊愈为 3；而对无序多分类变量资料，需采用哑变量方法赋值。哑变量的设置个数为分类个数减 1。如舌色分淡红、淡白、红、绛、紫五种颜色，需设置 4 个哑变量。

**6. 资料的分组**　主要方法有按变量的性质分组和按变量的数量大小分组两种。两种分组往往结合使用，一般是在性质分组基础上进行数量分组。如先按性别分组，再按身高数值分组。

（1）按性质分组：即将观察单位按其属性或类别（如性别、职业、疾病分类、婚姻状况等）归类分组。

（2）按数量分组：即将观察单位数值大小（如年龄大小、血压高低等）分组。一般以分 10～15 组为宜。

## 三、统计分析

统计分析方法是一把双刃剑，用对了起到事半功倍的作用，用错了则会影响研究结果的真实性，甚至得到错误的结论。因此，在医学研究中，要正确运用统计分析方法，应充分考虑研究目的、设计方案、资料类型及统计方法的应用条件等因素，避免统计分析方法的误用。

## 四、课题总结报告的一般体例

**1. 研究背景**　是在什么情况下进行研究的。

**2. 研究过程与方法**　是怎样进行研究的。

**3. 研究结论**　研究出了什么结果。

**4. 事实论证、事理论证**　研究结论何以成立。

**5. 研究结论**　① 历史意义：回溯考察；② 现实意义：实践检验；③ 理论意义：比较鉴别。

**6. 经验或教训**　研究之后的经验体会有哪些。① 优点或不足；② 启示或建议。

## 五、课题总结报告的质量依托和总体要求

**1. 课题总结报告的质量依托**　① 研究问题的深广度；② 研究结论的创新性；③ 研究资料的论证力。

**2. 课题总结报告的总体要求**　① 不论长短，但一定要有理论亮点；② 不拘形式，但一定要反映研究结论的科学依据；③ 不是虚构，但一定要展示研究以后的深刻变化。

# 第五章 医学文献检索

**导学**

(1) 掌握文献的检索类型;文献检索的策略。

(2) 熟悉文献相关名词;文献级别;常用的医学文献检索方法;常用的数据库。

(3) 了解文献的类型。

医学文献检索(medical literature retrieval)是以医学文献(包括全文、文摘和题录)为检索对象的一种情报检索方式。其特点是数量大、增长快;内容重复交叉,边缘学科多,文种繁多,类型复杂;代谢频繁,老化加剧;交流、传播速度加快。因此,需要发展将有效的数据和可靠的信息内化为有用的知识的能力,培养在不同的情景中应用、完善和传输知识的能力,达到提高信息素养——文献检索技能和计算机技能集合成为一种综合的能力、素质的目的。

## 第一节 文献的类型

科学交流的过程,就是不断生成各种类型文献的过程,在一个包含从最初的概念到最后成为公认的科学知识的时间、范围内,科学研究是各个阶段的详细资料的交流和提供的过程。在这整个过程中,不同的文献类型代表了科学研究的不同阶段的研究成果,不同文献类型所记载的知识反映了某一研究主题所代表的知识在不同阶段的发展和演化情况。

### 一、文献相关名词及文献级别

#### (一) 文献相关名词

**1. 文献(literature)** 记录有知识的一切载体,记载着研究成果,从事研究的人和时间,使后人了解某一研究的起源与发展,在借鉴的基础上发展、创新,加速科研工作的进程,是知识的宝库,汇集和保存了人类创造的精神财富。文献在实践上的传递,实现了时代与人之间的文化集成和发展;文献在实践上的传播,促进了当代人的信息、技术交流与共享,加速了社会的进步。

**2. 知识(knowledge)** 是人们在认识和改造客观世界的实践中所得出的认识和经验的总和。是人们通过对信息的感知、获取、选择、处理、加工等一系列思维过程,形成的对客观事物的本质和规律的认识。

**3. 信息(information)** 是物质存在的一种方式,形态和运动状态,是事物的一种普遍属性,一般指数据,消息中包含的意义,可以使消息中描述事件的不定性减少。信息的一般特性为:① 不完全性,② 真伪性,③ 普遍性,④ 客观性,⑤ 动态性,⑥ 时效性,⑦ 识别性,⑧ 传递性,⑨ 共享性,⑩ 载体依附性、价值性、增值性。

**4. 信息素养(information literacy)** 指人们在解决问题时,利用信息的技术和技能,是影响科学素养的主要因素。在科学技术信息发达的现代社会,公众获得信息的能力、对信息的判断能力以及对各种信息的感兴趣程度对科学素养水平变化具有重要影响。

**5. 信息伦理(information ethics)** 指人们从事信息生产、加工、分析研究、传播、管理、开发利用等信息活动的伦理要求、伦理准则和伦理规范,以及在此基础上形成的新型的伦理关系。

**6. 讯息(message)** 指由一组相互关联的有意义符号组成,能够表达某种完整意义的信息。

(1) 核心讯息:指为倡导所需的最基本、最重要的讯息,其作用在于先入为主,引起人们的关注。

(2) 配套讯息:指依所倡导事物和对象的特性而制订的讯息,即在了解核心讯息之后欲进一步关心的讯息。

**7. 文献检索(information retrieval)** 指为了达到某一特定目的,将信息源与用户需求连接起来,查询、鉴别、选择并确定相关信息的过程。文献检索的作用是:① "桥梁"作用:文献检索是连接文献生产者与文献需求之间的桥梁,也是当代人继承前人的知识进行创新的桥梁;② "钥匙"作用:文献信息是知识的宝库,检索工具就是启动科学研究工作的钥匙;③ 节约作用;④ 导向作用。

**8. 资料(data)** 广义资料是人类的科学文化知识、各种思想和各种实践活动赖以记录、保存、交流和传播的一切印刷品和视听材料的统称，包括基本理论资料（supportive theoretical literature）和实证性资料（empirical data）。它的载体通常有三种：文字资料、图表资料和音像资料。

狭义的资料指工作中形成和积累，经过整理后保存的对今后工作、学习有查考使用价值的各种数据。

**9. 统计资料（statistical data）** 指由研究目的决定的需要搜集、整理和分析处理的各种数据。

**10. 特种文献（special literature）** 是专利文献、科技报告、标准文献、学位论文和会议文献的总称。专利文献含有极为丰富的技术研究用的资料；科技报告和政府出版物涉及尖端科技的最新课题；标准文献内容翔实、完整，能直接应用，富有指导性；学位论文有一定的独创性见解。

**11. 专利（patent）** 包含专利权、专利技术、专利文献三重含义。

**12. 检索策略（search strategy）** 是为实现检索目标制订的全盘计划和方案。

### （二）文献级别

根据文献的内容性质和加工程度的不同，常将医学科技文献划分为下述四个级别。

按内容的不同加工等级划分：

**1. 一次文献（primary literature）** 以作者本人的研究成果为依据创作的，未经情报加工的原始文献，期刊论文、研究报告、专利说明书、会议文献的原始创作，手稿、预印本、译本、复制件、实验记录、技术档案、内部报告等，记录的信息一般具体、详细和系统。

**2. 二次文献（secondary literature）** 指对一次文献进行加工、整理，使之简化（著录文献特征、摘录文献内容要点等）或分类编辑后所得的产物，或为了便于检索和利用一次文献而编辑出版的各种索引型、目录型、题录型和文摘型检索工具。二次文献是查找一次文献的有效工具。

**3. 三次文献（tertiary literature）** 在合理使用二次文献的情况下，选用一次文献内容，加以分析、综合而编写出来的文献，如专题评述、学科年度报告、动态综述、进展报告、数据手册等，是查看一次文献的重要途径。

**4. 零次文献（zero literature）** 信息内容未经过情报部门的加工整理，直接作用于人的感觉的非文献性信息、口头表述或实物展示信息、口头交流、对话、通信、手稿、建议、未发表的讲稿、样品、样机、实物等，存在于大自然和人类社会中。是非常重要的信息源。

一次文献—二次文献—三次文献构成文献链（literature chain）。

## 二、文献载体类型

文献是记录知识的载体。记录的方法可以是文字、符号、图形和声像等多媒体信号。了解文献的载体类型以及出版类型及其特点，有助于选择合适的检索对象、方法和检索工具。现代文献依照载体形式、加工程度和出版类型可以分为以下类型：

**1. 印刷型（printed form）** 通过铅印、油印和胶印等手段，将知识固化在纸张上的一类文献。例如图书、期刊以及各种印刷资料。优点是便于阅读和流传，缺点是体积大，信息密度低。

**2. 缩微型（microform）** 以印刷型文献为母本，采用光学摄影技术，把文献的影像固化在感光材料上的一类文献。常见的缩微型文献有缩微平片和缩微胶卷两种。优点是体积小，信息密度高，缺点是必须借助专门的阅读机或利用缩微复印机进行阅读。

**3. 声像型（audio-visual form）** 是一种非文字形式的文献。常见的有各种视听资料，如录音带、电影胶片、激光声视盘、幻灯片等。这类文献记录声音和图像，通过各种播放设备等予以重现，具有很强的直观性。

**4. 机读型（machine-readable form）** 随着计算机的广泛应用和互联网的普及而产生的一种新文献，一般指有各种已录内容的磁带、光盘和磁盘阵列，近些年发展特别迅速。

## 三、文献出版类型

**1. 图书（books）** 论述或介绍某一领域知识的专门出版物，特点是内容相对全面、系统，结论相对成熟、可靠，但图书的撰写和出版周期较长，其时效性较差。科技图书可分为两类：一类是专著、教科书、科普读物和一般生产技术图书，属阅读类；一类是辞典、手册和百科全书等，属参考类。

**2. 期刊（periodicals）** 期刊一般是指名称固定，按照一定的编号顺序，定期或不定期刊行的连续出版物，特点是有作者、篇名、刊名、出版年、卷号、期号和页码。据统计，期刊情报占整个情报源的60%～70%，世界上所有主要检索工具都以期刊为主要收录对象（约占90%以上）。医学文献检索其主要的对象也是以各种科技期刊为主。

**3. 会议文献(meeting documents)** 指在国际或国内重要的学术或专业性会议上发表的论文或报告,特点是有表示会议特征的专门用词和主办会议的机构特征,此外还包括会议召开的地点、届次、时间,以及会议记录的出版社、出版地、出版时间等。会议文献一般学术性较强,而且往往代表着某一领域内的最新成就,一般为未正式发表的结果,反映了国内外科技发展水平和趋势,是获得最新情报的一个重要来源。

**4. 科技报告(sci-tech report)** 指国家政府部门或科研生产单位关于某项研究成果的正式报告,特点是有编写科技报告的机构的代号和报告号。科技报告基本上都是一次文献,报道的是科技人员创造的成果和原始资料,数据详尽可靠,有较大的情报价值。

**5. 专利文献(patent literature)** 广义的专利文献包括专利申请书、专利说明书、专利公报和专利检索工具,以及与专利有关的一切资料,特点是通常有专利申请授权号。狭义的专利仅指各国专利局出版的专利说明书。专利说明书是指专利申请人为取得技术垄断权向专利局递交的有关发明目的、构成和效果的技术文件。它经专利局审核后,即获得法律保障。

**6. 标准文献(standard document)** 指按规定程序制订、经公认的权威机构批准的一整套在特定范围内须执行的规格、规则、技术要求等规范性文献。特点是通常有标准号,由标准颁布机构代码、顺序号和颁布年份三部分构成。

**7. 学位论文(dissertation)** 是高等院校或研究机构的学生为取得各级学位、在导师指导下完成科学研究后撰写的学术论文,特点是一般有学位名称、授予论文的学校名称和授予时间等。学位论文是通过大量的思维劳动而提出的学术性见解或结论,首先对现有的知识进行综述,然后在此基础上确定实验方法或研究方法,通过实验或研究阐述自己的见解,内容相对系统完整,具有创新性和科学性的特色,具有一定的参考价值。

学位论文著录的特点是:一般有学位名称、授予论文的学校名称和授予时间等。

**8. 产品技术资料(product technical data)** 指产品目录、产品样本、产品说明书和产品手册等商品宣传和使用资料。通常有表示产品样本一类资料的词和公司名称。

**9. 科技档案(science and technology archives)** 指科研生产活动中形成的,有一定的工程对象的技术文件、图纸、图表、照片和原始记录等。一般为内部使用,不公开出版发行,部分有密级限制,在参考文献和检索工具中极少引用。

**10. 政府出版物(government publications)** 指各国政府部门及其设立的专门机构发表的文献。内容十分广泛,既有科学技术方面的,也有社会经济方面的。

**11. 电子文献(electronic literature)** 主要包括各种类型的数据库以及散布在互联网上的各种文献信息,如各种文本、图像、声音、视频等。其特点是信息更新快,每时每刻大量的信息都在实时更新,覆盖范围广。

# 第二节 常用的医学文献检索方法

文献检索(information retrieval)指将信息按一定的方式组织和存储起来,并根据信息用户的需要找出有关的信息过程,全称是信息的存储与检索(information storage and retrieval),即是广义的信息检索。狭义的信息检索仅指该过程的后半部分,即从信息集合中找出所需要的信息的过程,相当于信息查寻(information search)。在检索过程中如何检索出正确的结果,关键取决于正确完善的检索策略,而检索策略的制订涉及建立正确的系统检索的观念,学会正确的医学文献检索技巧(searching skill in medical literature)。

## 一、文献检索步骤

**1. 分析** 对要检索的内容进行分析,如果有待检索文献的外部特征如作者、题目、发表期刊等信息则可以直接利用上述文献外部特征通过检索工具进行检索。如果是通过文献内容特征进行检索,要首先形成检索的主题概念,并对主题概念按照文献标准化检索语言进行标引。

**2. 比对** 将上述标引的主题概念或外部特征形成的检索提问标识通过具体的检索工具,在文献数据库中进行比对,当检索提问标识和文献特征标识相一致时,该文献即被检出。

**3. 核实** 文献检索的最终结果还要进一步进行核实,只有那些真正与待查课题相关的文献才是真正需要检出的文献,因此,有效的检索方法是尽可能多地检出相关文献,而过滤掉不相关的文献。

## 二、文献检索策略

医学文献检索具有很强的实践性与经验性。但是文献检索作为一门科学的方法,检索策略具有共性。根据文献检索原理,文献检索策略分为下述六个过程。

**1. 分析研究课题，形成检索要求**　文献检索成功的关键在于：首先要对要检索的课题有明确的认识，明确是要进行全面的了解，还是查最新的进展；是查相关的文献还是要查具体的数据，这些将直接决定文献检索的方法和方式。其次要对待查的课题进行仔细的分析，分析出已知的事实和已有的信息以及待查的内容。分析已知信息，包括确定所掌握的线索，如文献的类型、所属的学科范畴、涉及的专业、文献的文种、出版的时间范围、这一领域的专家、相关的主要研究机构对于生物文献可能还涉及该生物的分类位置，等等，这些线索有助于检索策略的制订和检索效率的提高。最后要对形成的检索标识，如作者、题目、关键词等用检索语言进行标引。检索语言是文献储存中所用的标准标识语言，只有用相同的语言对检索提问进行标识，才能保证检索出正确的结果。例如，关键词的表示方法，是否存在多种表达形式等。

**2. 选择合适的检索工具**　文献检索工具分为多种类型：从检索手段看，检索工具可分为手工检索和计算机检索。从收录文献的著录方式上来说，可以分为题录性检索工具和文摘性检索工具。检索工具的选择直接影响检索的结果和检索效率。检索工具的选择首先要看所要检索的对象和所拥有的检索工具，要具体情况具体分析。对检索工具的选择上还要注意该检索工具的检索功能是否完善，如是否有多种的检索途径可供检索。

**3. 确定检索途径**　一般来说常用的检索途径主要可以依据文献的内容特征和外部特征分为主题途径、著者途径、分类途径、题名途径和序号途径等。这些检索途径往往综合使用，例如，通过主题途径了解待查课题的全貌，再根据检出文献的分析课题相关的主要专家或分类位置，然后通过著者或分类途径进一步地检索，从而提高检索的效率。

(1) 主题途径：主题词是规范化的检索语言，是对某一概念的同义词、近义词进行规范化处理后确定的检索词，具有直观、专指、方便等特点，一般用于全面了解某一主题的文献或在没有更多的其他信息时使用。

(2) 著者途径：指以著者姓名为检索点查找文献的途径。

(3) 分类途径：指以科学分类的观点，运用概念划分与归纳的方法，在有学科逻辑的、有内在联系的知识体系中搜寻所需文献的途径。利用该途径的前提是明确课题的学科属性、分类等级，获得相应的分类号，然后逐类查找。

(4) 题名和序号途径：指根据已知的书名、刊名、篇名按字顺排列规则在工具书中查找所需文献，或根据文献的号码顺序如报告号、专利号、标准号、入藏号查找文献的途径，检索目的单一，检索效率最高。

**4. 选定检索方法**　文献的检索方法多种多样，常见的文献检索方法如下。

(1) 引文法：亦称跟踪法，是利用文献后所附的参考文献、相关书目、推荐文章和引文注释查找相关文献的方法。其优点是：方法简单，而且不需要专门的检索工具，利用了前人的基础，通过此法可较快地获得一批相关文献。缺点是不可能列出有关专题的全部文献，漏检和误检的可能性较高。

(2) 常规法：亦称工具法，是利用常规检索工具查找有关文献的方法。

1) 顺查法：是以课题研究的起始年代为出发点，利用选定的检索工具如书目、索引、文摘由远及近地逐年查找。该方法要求查找前要确定该课题研究的历史背景，从研究开始的年代查起。这种方法具有很高的查全率，适用于开始新课题前的文献准备。

2) 倒查法：是从最近发表的文献开始，直到设定终止的年代或查到所需资料为止。倒查法比较省时省力，但有可能漏查一些有用的文献。

3) 抽查法：是根据课题研究的特点，抓住该课题研究发展迅速，出版文献较多的年代，抽取一段时间(几年或十几年)或一段时间内的几个点，再进行顺时查找的检索方法。这是一种效率较高的查法，但这种方法有漏检文献的可能，并要求检索者对课题研究的背景情况有较多的了解和掌握。

(3) 循环法：亦称交替法，是引文法和常规法结合的方法。查找文献时既要利用一般检索工具找出一批相关文献，又要利用文献后附的参考文献进行追溯，分期分段地交替使用，直到获得满意的相关文献为止。这种方法弥补了引文法的起始文件的不足，同时又利用了引文的特点，同时兼顾了检索的成本和检索效率。

**5. 查找文献线索**　查找文献线索的过程就是利用选定的检索工具，通过各种检索途径和方法进行检索，将检索标识和文献标识进行比对，从而得到相关文献。其中检索式的逻辑运算符常用的有以下三种。

(1) 逻辑“与”(and/＊)：检索式“A and B”表示文献中同时包含检索词 A 和检索词 B 的文献才是命中文献。如查找“胰岛素治疗糖尿病”的检索式为 insulin(胰岛素)and diabetes(糖尿病)。

(2) 逻辑“或”(OR/＋)：检索式“A or B”表示包含检索词 A 的文献或者包含检索词 B 的文献或者同时包含检索词 A 和 B 的文献为命中文献。如查找“肿瘤”的检索式为 cancer(癌) or tumor(瘤) or carcinoma(癌) or neoplasm(新生物)。

(3) 逻辑“非”(NOT/－)：检索式“A not B”表示包含检索词 A 同时不包含检索词 B 的文献为命中文献。如查“动物的乙肝病毒(不要人的)"的文献的检索式为 hepatitis B virus(乙肝病毒) not human(人类)。

**6. 原始文献的获取**

(1) 原始文献信息的获得：要正确地找出获取原文所必需的著者姓名、题名、出版时间及详尽的出处。原始文献的信息还包括要通过文献著录特征识别文献的类型以及文献的作者和所在机构信息。

(2) 获取原文的途径：订阅本专业重要的相关期刊；通过国内的主要图书情报机构进行定点复印或者通过馆际协作获取原文；从著者获取原文；通过互联网进行下载；从检索刊物出版机构获取原文或者利用国际联机检索终端向国外订购原文。

## 三、文献检索效率及注意事项

**1. 文献检索效率** 表示检索系统在进行情报检索时的有效程度，即指检索系统所具备的查全能力和查准能力。衡量检索效率有两个主要指标，即查全率(recall ratio, *R*)和查准率(precision ratio, *P*)，两者成反比关系：若要达到高查全率，查准率则下降；提高查准率会导致漏检，导致查全率的下降，较好的检索结果是查全率控制在 60%～70%，查准率控制在 40%～50%。

*R*＝检出相关文献量/文献内相关文献总量%

*P*＝检出相关文献量/检出文献总量%

**2. 文献检索的注意事项**

(1) 寻求良好的医学专业知识、良好文献专业知识相助，则更容易找到所需的信息。

(2) 不同的检索工具、不同的数据库、不同的搜索引擎有不同的特点，要善于根据检索需求选择合适的工具。

(3) 善于从检索结果中分析检索策略的有效性，从而及时调整，以期达到用时少，检出率高的目的。

(4) 必须通过不断的实践、总结，才能真正掌握医学文献检索的方法。

# 第三节 常用医学文献数据库简介

## 一、中文医学文献数据库

**1. 中国生物医学文献服务系统(SinoMed; http://www.sinomed.ac.cn)** 由中国医学科学院医学信息研究所/图书馆开发研制。该系统整合了中国生物医学文献数据库(CBM)、西文生物医学文献数据库(WBM)、北京协和医学院博硕学位论文库等多种资源，全面、快速反映国内外生物医学领域研究的新进展，功能强大，是集检索、免费获取、个性化定题服务、全文传递服务于一体的生物医学中外文整合文献服务系统。

**2. 中国知网 (China National Knowledge Infrastructure, CNKI; http: //www.cnki.net)** 是清华同方光盘股份有限公司组织实施的中国知识基础设施工程，始建于 1999 年 6 月。该数据库是世界上最大的连续动态更新的中国学术期刊全文数据库。文献类型包括学术期刊、博士学位论文、优秀硕士学位论文、工具书、重要会议论文、年鉴、专著、报纸、专利、标准、科技成果、知识元、哈佛商业评论数据库、古籍等；还可与德国 Springer 公司期刊库等外文资源统一检索。出版内容覆盖自然科学、工程技术、农业、哲学、医学、人文社会科学等各个领域，约占我国学术期刊总量的 30%。

**3. 中文科技期刊全文数据库(重庆维普, VIP Database for Chinese Technical Periodicals; http: //www.cqvip.com)** 是科学技术部西南信息中心下属的重庆维普资讯有限公司开发建设的数字期刊数据库，收录 1989～1999 年出版期刊 7 000 种，2000 年后出版期刊 12 000 种，全文 3 000 余万篇，引文 4 000 余万条，分三个版本(全文版、文摘版、引文版)和 8 个专辑(社会科学、自然科学、工程技术、农业科学、医药卫生、经济管理、教育科学、图书情报)定期出版发行。学科范围覆盖理、工、农、医以及社会科学各专业。2006 年开放了与 GOOGLE SCHOLAR 学术搜索合作的服务。全文采用国际通用的高清晰 PDF 全文数据格式。阅读全文前必须下载和安装载维普浏览器。

**4. 万方数据资源系统(ChinaInfo; http: //www.wanfangdata.com.cn; http: //wanfang.calis.edu.cn/wf/index.html)** 是以中国科技信息研究所(万方数据集团公司)全部信息资源为依托建立起来的一个以科技信息为主，集经济、金融、社会、人文信息为一体的网络化信息服务系统。

**5. 超星数字图书馆(Super Star Digital Library; http: //ebook.lib.sie.edu.cn)** 全国最大的中文数字图书馆，涵盖中国图书馆图书分类法 22 大类、5.5 万种图书，提供文学、历史、法律、军事、经济、科学、医药、工程、建筑、交通、计算机、环保等电子书免费在线阅读学习，全文总量 10 亿余页，数据总量 1 000 000 GB，大量免费电子图书，并且每天仍在不断地增加与更新。阅读图书需安装超星阅读器，阅读器版本为 4.0。

## 二、外文医学文献数据库

**1. 外文生物医学文献检索系统(PubMed; http: // www. ncbi. nlm. nih. gov/PubMed/)** MEDLINE(Medical Literature Analysis and Retrieval System Online)是生物医学领域相关文献的主要检索数据库,内容涉及临床医学、基础医学、卫生保健系统等。Internet 上有许多网站提供免费的 MEDLINE 检索服务,最常用的是美国国立医学图书馆(National Library of Medicine,NLM)的国家生物技术信息中心(National Center for Biotechnology Information)建立的生物医学文献检索系统——医学文献分析与检索系统(Medical Literature Analysis and Retrieval System,MEDLARS),内容包括美国《医学索引》(Index Medicus,IM)的全部内容和《牙科文献索引》(Index to Dental Literature, IDL)、《国际护理索引》(International Nursing Index, INI)的部分内容。除了以 MEDLINE 数据库为主要引文来源,PubMed 还收录其他非 MEDLINE 数据库,如 Out-of-Scope 引文数据库和 PubMed Central 引文数据,涉及临床医学、基础医学、营养卫生、药理和药剂学等领域,月更新,其中 75%是英文文献,70%~80%文献有英文文摘。除此之外,PubMed 还连接了分子生物学方面的数据库,如 GenBank、Biomolecular 3D Structures 等。NLM 利用 Internet 为生物医学领域提供了多种形式的信息服务,其中免费的 MEDLINE(Free Med)检索,为世界各国的医疗科研人员获取 MEDLINE 数据库中的生物医学文献带来了极大的方便,用户可在网上通过 PubMed 免费检索 MEDLINE 数据库。

**2. Springer-Link 电子期刊数据库(http: //www. springerlink. com)** 是德国施普林格(Springer-Verlag)及其合作公司推出的科学、技术和医学(Science,Technology and Medicine,STM)方面的在线学术期刊及电子图书信息资源,通过 SpringerLINK 系统提供学术期刊及电子图书的在线服务。目前所提供的全文电子期刊共包含 1 321 种学术期刊(近 400 种为英文期刊),其中医学(249 种)、生物医学与生命科学(228 种)、数学(143 种)、化学与材料科学(109 种)、计算机科学(140 种)、地球与环境科学(135 种)、行为科学(70 种)、人文、社会与法学(160 种),其中约 80%被著名的二次文献服务收录,并在 ISI 的 SCI 里有很高的影响因子。目前 Springer 电子期刊已通过国家科技图书文献中心向全国开通的回溯数据,可以访问 1832 年至今的期刊全文。

**3. 电子期刊全文数据库(Elsevier Science Direct On Line,SDOL;http: //www. sciencedirect. com)** 由全球最大的科技与医学文献出版发行商之一的荷兰爱思唯尔(Elsevier)公司出版,ScienceDirect 是该公司核心产品,是全学科的全文数据库,收录的期刊为国际公认的高水平的学术期刊,大多数都被 SCI、EI 所收录,属国际核心期刊。该公司近几年已经与 Pergamon、North Holland、Excerpt Medica 等著名出版社合并,将其出版的 1 700 多种期刊全部数字化,通过网络向用户提供服务。该数据库涉及数学、物理、化学、天文学、医学、生命科学、商业及经济管理、计算机科学、工程技术、能源科学、环境科学、材料科学等。在网页上可查阅 1998 年至今的全文。另外,在该公司的 ScienceDirect OnSite 网页上能提供 E-mail Alert 服务。SD 数据库中的图书有电子图书(eBooks)、参考工具书(Major Reference Works)、手册(Handbooks)和丛书(Book Series)。在 SD 首页面左侧的 Browse 浏览框中,可以按名称首字母或学科分类快速浏览图书。特别注意,仅带绿框的文章可全文浏览。并非全部免费获取,Elsevier 仅仅向用户免费开放 2004~2010 年诺贝尔奖获得者在 Elsevier 期刊发表的数百篇作品。

**4. Ovid Lippincott Williams & Wilkins (OVID LWW; http: //www. ovid. com/site/index. jsp)** Lippincott, Williams & Wilkins(LWW)是世界上第二大医学出版社,其临床医学及护理学尤为特出,LWW 电子期刊全文数据库收录 235 种医学期刊,其中 154 种为核心刊(90%为英、美核心刊),约 150 种刊被 SCI 收录,影响因子较高。目前 LWW 电子期刊通过 OVID 公司的数据库完成检索。

OVID Technologies 公司是世界著名的数据库提供商,OVID 电子期刊全文数据库(Journals@Ovid)提供包涵生物医学的数据库,临床各科专著及教科书、循证医学、MEDLINE、EMBASE、医学期刊全文数据库等 60 多个出版商出版的科学、技术及医学期刊 1 000 多种,包括 LWW 出版社出版的期刊,共计收录 240 种医学相关核心期刊,OVID 全文数据最早回溯至 1993 年;BMA & OUP 系列全文数据库共 76 种,BMA 即英国医学会系列电子全文资料(BMA Journals full text),OUP 即牛津大学出版社医学电子全文数据库(OUP Journals full text)。

**5. Blackwell Synergy 全文电子期刊 (http: //onlinelibrary. wiley. com/)** 英国出版商 Blackwell Publishing 综合出版社会科学、科学与医学方面的期刊,目前有 800 多种电子期刊通过网络提供服务,共出版有 594 种期刊,学科涉及农、医、工、商、数、理、计算机、人文、艺术、社会及行为科学。Blackwell 以出版国际性期刊为主,即包含很多非英美地区出版的英文期刊。其中有 300 多种期刊被 SCI 收录,有近 200 种被 SSCI 收录。所有期刊都列入 List of All Journals,大多数期刊的电子版对于订购机构的成员单位都是可以访问的。可以在线访问的期刊以绿色符号在期刊名的开头处标记。不可在线访问的期刊以红色符号标记。Blackwell 通过 Blackwell Synergy(Blackwell 自己的在线期刊服务)获取网络版期刊,同时提供对引文和参考文献的链接。Blackwell Synergy 的主要特点是:① 所有文献均为 PDF 格式,易于打印，很多也是全文本的 HTML 格式，其中嵌入了对图表和参考文献的链接；② 参考文献、关键词和作者，以及对其他数据库的链接，如 PubMed(Medline)、ISI、ADS 等，均可以直接链接到内容本身。

**6. 学位论文文摘数据库(ProQuest Dissertations & Theses，PQDT；http：//proquest. calis. edu. cn/)** PQDT 学位论文全文库是目前国内唯一提供国外高质量学位论文全文的数据库，主要收录了来自欧美国家 2 000 余所知名大学的优秀博硕士论文，美国超过 90%的硕士和博士都在 ProQuest 发表著作。所有卡耐基基金会认定的一流高校均有收录，其中 40%博士论文来自全球顶级高校，每年新增 8 万多篇。周更新。ProQuest 的主要特点是：① 提供全文资料库，ProQuest 提供收录全文的比率相当高；② 使用多种语言界面，ProQuest 设计了 14 种语言界面可供选择，也可在检索过程中随时更换，方便使用者。

**7. Web of Science (Scientific Business of Thomson Reuters；http：//www. scientific. thomsonreuters. com)** Web of Science 是汤森路透集团开发的大型综合性、多学科、核心期刊引文索引数据库，包括三大引文数据库——科学引文索引(Science Citation Index，SCI)、社会科学引文索引(Social Sciences Citation Index，SSCI)和艺术与人文科学引文索引(Arts & Humanities Citation Index，A&HCI)和两个化学信息事实型数据库，以及科学引文检索扩展版、科技会议文献引文索引和社会科学以及人文科学会议文献引文索引三个引文数据库。提供用户理、工、医、农、人文及社会科学等各学科领域之文献书目、作者摘要及引用文献等资料。该系统收录期刊超过 11 000 种，每周更新其内容，每年提供超过 110 万笔书目及 2300 万笔引用文献资料，本数据库具有文献间相互引用关系检索功能，可提供研究人员更完整的研究参考信息。

Web of Science 的特点是提供了独有的检索机制——被引文献检索(Cited Reference Search)。通过这一独特而强大的检索机制，可以轻松地回溯或追踪学术文献，既可以"越查越旧"，也可以"越查越新"，超越学科与时间的局限，迅速地发现在不同学科、不同年代所有与自己研究课题相关的重要文献。

通过 Web of Science®，可以找到高影响力的文献和会议录；揭示有关领域的相关结果；洞察最新课题发展趋势，帮助您开展成功的研究并获得科研基金；寻找并确定国际范围内的潜在合作者；将检索、分析、管理、写作、投稿整合在一起，创建简单工作流。

Web of Science 文献库是一个经订购后才能使用的数据库服务，不对人人开放。

**8. 世界著名四大医学期刊**

(1) 柳叶刀 (*The Lancet*，*Lancet*)：http：// www. thelancet. com。

(2) 英国医学杂志 (*British Medical Journal*，*BMJ*)：http：//www. bmjjournals. com。

(3) 新英格兰医学杂志 (*New England Journal of Medicine*，*N Engl J Med*)：http：// www. nejm. org。

(4) 美国医学会杂志 (*Journal of the American Medical Association*，*JAMA*)：http：// www. jamia. org。

**9. 科技文献检索系统** SCI(科学引文索引)、EI(工程索引)、ISTP(科技会议录索引)是世界著名的三大科技文献检索系统，是国际公认的进行科学统计与科学评价的主要检索工具，其中以 Science Citation Index(SCI)最为重要。SCI 是由美国科学信息研究所(ISI)1961 年创办出版的引文数据库。

**10. 影响因子(Impact Factor，IF)** 是美国 ISI 的 JCR(期刊引证报告)中的一项数据，指某一期刊的文章在特定年份或时期被引用的频率，即某期刊前两年发表的论文在统计当年被引用总次数除以该期刊在前两年内发表的论文总数。这是国际上通行的衡量学术期刊影响力的一个重要评价指标。

## 三、若干免费的英文文献网站

**1. 学术英文资料**

(1) 美国国家生物技术中心(National Center for Biotechnology Information，NCBI)：是美国国家医学图书馆(NLM)的一部分(该图书馆是美国国家卫生研究所的一部分)。NCBI 位于马里兰州的贝塞斯达，建立于 1988 年。NCBI 保管 GenBank 的基因测序数据和 Medline 的生物医学研究论文索引。所有的这些数据库(生物、医学、药学等)都可以通过 Entrez 搜索引擎在线访问。PMC 搜索入口(在 Search 下拉列表中找到)可以找到全文的免费文献。其他入口也有部分文献可查看全文，如 PubMed，右上角会有"Full-Text Article"。

网址：http：//www. ncbi. nlm. nih. gov/

(2) HighWire Press：斯坦福大学的 HighWire Press 是世界上最大的可免费提供生命科学、医学文献全文文献的网站之一，收录的期刊覆盖生命科学、医学、物理学、社会科学等学科。目前已收录电子期刊 710 多种，文章总数已达 230 多万篇，其中超过 77 万篇文章可免费获得全文(并非全部免费获取，仅仅部分全文可免费获取)，这些数据仍在不断增加。通过该界面还可以检索 Medline 收录的 4 500 种期刊中的 1 200 多万篇文章，可看到文摘题录。其主页界面友好，部分期刊(free ISSUES)在一定时限内(过刊)可免费提供全文，另外部分期刊(free TRIAL)在一个特定时间前可免费提供全文，少数期刊(free SITE)全部论文均可免费提供全文。

网址：http：//highwire. stanford. edu

(3) literature：综合类。类似于一个文献搜索的搜索引擎。“Free Full Text”一栏值得关注，提供了一些全文免费文献的搜索入口。

网址：http：//www. literature-free. com/

(4) Google 学术搜索：提供广泛搜索学术文献的简便方法，可以从一个位置搜索众多学科和资料来源：学术著作出版商、专业性社团、预印本、各大学及其他学术组织的经同行评论的文章、论文、图书、摘要和文章，可帮助确定在整个学术领域中相关性最强的研究，此外，在搜索结果中还提供网页快照、被引用次数、相关文章、导入 EndNote 等功能。

网址：http：//scholar. google. com

**2. 普通英文资料**

(1) Wikipedia(维基百科)：英文大百科全书。

网址：http：//www. wikipedia. org/

(2) Archive：资源丰富，被称为网络的“黑洞”。

网址：http：//www. archive. org/

(3) Encyclopedia：英文大百科全书，类似于 Wikipedia。

网址：http：//www. encyclopedia. com/

(4) Answers：搜索引擎 Answers 做的百科。

网址：http：//wiki. answers. com/

(5) 类似一个门户网站，可以找找分类文章。

网址：http：//www. about. com/

# 第六章 科学事实及实证性研究方法

**导学**

(1) 掌握事实的相关概念；客观事实、经验事实与科学事实的区别与联系。

(2) 熟悉观察、调查、实验等实证性研究方法的概念。

(3) 了解常用的观察方法；调查的类型和实验方法的类型。

科学事实是一种解释，是事实性与解释性的辩证统一。“事实性”表征着科学事实的价值和地位，“解释性”则蕴含着科学事实的可能性条件。科学事实是检验和评价科学假说和科学理论的基本标准和主要手段。

## 第一节 科学事实

### 一、事实的相关概念

巴甫洛夫指出：“事实就是科学家的空气，如果你们不凭借事实，就永远不能飞腾起来。”

**1. 事实的概念** 事实指事情的真相和事情的确实存在。根据事实与人的关系，通常分为三种类型。

(1) 客观事实(objective fact)：客观事实是时间和空间存在的独立于人的意识之外的事件、现象和过程。它是人们认识的对象，不包含人的主观认识因素，本身不存在什么正确与错误之分，是纯客观的。

(2) 经验事实(empirical fact)：指人们所观察到的客观事件、现象和过程以及所作的陈述或判断。由于认识条件的限制，认识水平的差异以及所运用的概念系统不同，不同的人对同一客体可能得到不同的经验事实。人们认识过程的复杂性，导致观察陈述不可避免地要受到各种主观因素的“污染”，使得经验事实有可能掺杂着虚假的描述。

(3) 科学事实(scientific fact)：是科学研究中由观察和实验获得的并经过鉴定的经验事实。科学事实既是科学抽象的基础，又是提出科学假说和进行理论概括的前提，同时又是检验假说和理论客观真理性的依据。

科学事实特点为：① 描述的是个体而不是个体所在的类，强调的就是认识特殊事物的感性活动而不是由特殊到一般的理性抽象活动；② 应可复核、可重现，在相同的条件下，对同一现象再次认识并且对认识结果的陈述是相同的；③ 应该精确、系统。因此，获取有价值的、真实可靠的科学事实是形成正确诊断的基础。

(4) 客观事实、经验事实与科学事实的区别与联系：客观事实是经验事实、科学事实存在的基础，经验事实、科学事实是由客观事实转化而来。客观事实转化为科学事实要受到认识能力和社会实践条件的制约。客观事实先转化为经验事实，再转化为科学事实。经验事实只有纳入科学研究的领域得到验证并发现其内在的本质和机制后，才可以转化为科学事实。但是，只有被经验或实验检验过的，正确反映客观事实的观察陈述和判断，即人们对所观察到的客观事件、现象和过程的真实陈述和判断，其内容具有客观性，才称得上是科学事实。

例如，对于巩膜黄染的三种陈述如下。

1) 事实陈述：眼睛发黄，白眼发黄，白眼球发黄，巩膜发黄。

2) 经验陈述：黄疸，又名黄病，指由于感受湿热疫毒等外邪，导致湿浊阻滞，脾胃肝胆功能失调，胆液不循常道引起的以目黄、身黄、尿黄为主要临床表现的一种肝胆病证。

3) 科学陈述：黄疸(jaundice)是由于胆红素代谢障碍而引起血清内胆红素浓度升高所致的常见症状与体征，表现为巩膜、黏膜、皮肤及其他组织被染成黄色。因巩膜含有较多的弹性硬蛋白(elastin)，与胆红素有较强的亲和力，故黄疸患者巩膜黄染常先于黏膜、皮肤而首先被察觉。当血清总胆红素在 17.1～34.2 μmol/L，而肉眼看不出黄疸时，称为隐性黄疸或亚临床黄疸；当血清总胆红素浓度超过 34.2 μmol/L 时，临床上即可发现黄疸，称为显性黄疸。

**2. 科学事实的功能** ① 形成科学概念、科学定理、科学原理、科学理论的实践基础；② 确证或反驳科学假说和科学理论的基本手段和主要依据；③ 修正、补充、完善科学假说和科学理论的重要途径。

**3. 科学事实、科学假说、科学理论之间的关系** 科学事实、科学假说、科学理论并非孤立存在和一成不变的，它们互相作用形成科学知识构成的体系。

(1) 科学事实是科学知识体系的出发点和归宿：科学事实是科学认识的经验形式，是建立科学假说和理论的前提和基础，没有科学事实，科学假说将停留于假说、理论从而也不能产生。

(2) 科学假说是科学理论的过渡形式：科学假说在科学事实的基础上提出，科学理论既是科学假说提出、纯化、修正和证明的依据，又是假说经过证明之后转化而成的结果。

(3) 科学理论是科学成果的系统体现：从基本的科学事实、概念、定律开始，借助于推理规则和辅助假设，可以推演出由一系列定律构成的严密的逻辑体系——科学理论。在这个过程中，科学事实、假说、理论相互作用，一般由低层次向高层次转化，随着实践和认识的发展，整个科学知识体系在客观真理性、逻辑严密性、系统全面性和逻辑完备性方面会不断暴露出新的矛盾，通过不断解决这些矛盾又使得科学理论不断发展。

## 二、保证科学事实客观性的方法

保证科学事实的客观性，必须要理解科学事实的概念，并理解科学事实与客观事实的差别，再通过客观的观察、科学的实验以及客观的验证手段来保证科学事实客观性。

**1. 承认科学事实与客观实际之间存在误差**　引起科学事实与客观实际之间存在误差的原因主要是实验的方法、思维的方式和环境的制约。在哲学原理中，真理是对客观规律的正确认识，它在一定条件下是正确的，是对客观规律的近似。

**2. 通过科学的观察方法与实验获取科学事实**　遵循客观性原则、全面性原则、典型性原则和辩证性原则。

(1) 客观性原则：如实地反映研究对象，既不能夸大，也不能缩小，更不能臆造一些不存在的事实。观察时要避免先入为主的成见，并注意排除错觉的干扰。

(2) 全面性原则：在时空两个角度全面地把握对象的各种属性、规定以及它们之间的联系，以获得广泛而有联系的、完整而又系统的可靠材料，如实地反映客观事物的全貌。

(3) 典型性原则：在全面性的基础上坚持典型性，即选择典型的、有代表的观察对象和条件，避免次要因素的干扰，从而使获得的观察资料更可靠。

(4) 辩证性原则：指在观察时和对观察结果进行分析解释时辩证思考，注意观察的条件性。

**3. 用客观的手段来验证科学事实**　应用实践是检验真理的标准这一哲学基本原理，用客观手段验证科学事实的客观性。

**4. 挑战权威、勇于创新**　现在的知识是在前人不断探索、不断努力的基础上产生的，在一定程度上认为这就是科学事实。但不可墨守成规，要敢于挑战权威、勇于创新，用实际行动保证科学事实的客观性。

# 第二节　实证性研究方法

研究方法分为思辨性方法(conceptual approach)和实证性方法(empirical approach)两种类型。思辨性方法是研究者在自己已有知识积累和实践经验的基础上对问题采用概念、判断和推理等形式进行理性思考而形成思想观点的过程中所运用的一种方法。实证性研究作为一种研究范式，产生于经验哲学和自然科学研究。实证主义推崇的基本原则是科学结论的客观性和普遍性，强调知识必须建立在观察和实验的经验事实上，通过经验观察的数据和实验研究的手段来揭示一般结论，并且要求这种结论在同一条件下具有可证性。实证性研究方法可以概括为通过对研究对象大量的观察、实验和调查，获取客观材料，从个别到一般，归纳出事物的本质属性和发展规律的一种研究方法。中医学界的思辨性研究促成了中医学理论知识的丰富，推动了中医体系的建立，具有不可磨灭的历史贡献。在新的时代背景下，随着中医实践日益清晰的信息反馈，传统思辨性研究偏离中医实践的弊端日趋显露，加剧了中医理论与实践之间的冲突。实证研究立足于发现现实的合理性，思辨研究侧重于理性建构式的批判。实证研究具有弥补思辨性研究缺陷、传承中医学知识的功能。但是，开展实证研究应当对研究成本、信息获取、研究人员与研究效果等问题给予足够重视。

## 一、观察

**1. 观察的概念**　“观”是通过感觉器官获得有关事物的信息；“察”是对这些信息的分析研究。观察(observe)是按照预定的研究目的，有计划地通过感官和辅助仪器，对处于自然状态下的医学现象进行系统的考察，从而获取研究资料，然后进行资料分析，得出某种结论的一种研究方法。分为自然观察和实验观察两种。为了使观察获得的材料比较可靠和准确，必须注意观察的目的性、客观性、全面性、典型性、技术性——记录及时准确，描述记录法、取样记录法、行为核对表，尽可能地借助于有关的仪器设备来进行，以克服感觉器官认识的局限性。

**2. 观察的特点**

(1) 目的性：有明确的目的性，同解决一定的科学问题相联系。

(2) 计划性：有严密的组织性和计划性，严格按照科研设计进行。

(3) 客观性：借助感官/仪器，不施加任何因素，不改变客体的内外环境的自然条件。

(4) 科学性：用科学理论理解和判断观察结果。

**3. 观察的作用**　观察是一切科学研究的基础。在观察中所获得的经验事实一般称为原始资料，这些原始资料具有极其重要的科学价值，它是一切科学的起点。从这个意义上说，科学既始于问题，又始于观察。观察的作用可概括为：① 获取科学事实；② 导致科学发现；③ 检验假说和评价理论。

**4. 观察的基本原则**　① 客观性原则：真实反映对象，避免先入为主；② 全面性原则；③ 典型性原则：包括典型对象和典型环境；④ 辩证性原则；⑤ 深入性原则；⑥ 持久性原则；⑦ 法律和道德原则。

**5. 观察的类型**　参见表6-1。

**表6-1　常用的观察方法**

| 分类依据 | 类　型 | 概念或方法 |
|---|---|---|
| 观察条件 | 自然观察 | 对观察的对象不加以人工干预，或无论采用何种仪器，观察者都不能改变观察对象的自然状态，只是对自然状态下所呈现的情况进行观察。这是自然观察区别于科学实验的基本特点 |
| | 实验观察 | 采用一些能够人工地变革和控制观察对象的仪器和工具，或利用专门的仪器对被研究对象进行积极的干预，以便在最有利的条件下对它们进行观察 |
| 观察状况 | 直接观察 | 不借助任何仪器，凭人的感觉器官直接感知 |
| | 间接观察 | 借助仪器设备对研究对象进行观察。如MRI与CT在各系统、各部位疾病的诊断具有较高的影像学诊断价值 |
| 观察内容 | 全面观察 | 如疾病诊断中采用的望、闻、问、切或视、触、叩、听方法 |
| | 重点观察 | 选择事物的部分或局部观察的方法。重点观察有利于抓住事物的特征 |
| 观察目的 | 定量观察 | 如测量温度、体质量、血压等。重在数据论证 |
| | 定性观察 | 如观察植物叶的特点，观察蜗牛、蚂蚁的特征等。重在找规律 |
| 是否参与 | 参与观察 | 研究者深入到所研究对象的研究背景中，在实际参与研究对象的活动和表现过程中进行的观察 |
| | 非参与观察 | 观察者置身于被观察活动或团体之外，以局外人的身份对研究对象的活动和表现进行的观察 |
| 实施方法 | 结构观察 | 也称有控制观察或系统观察，它要求观察者事先设计好观察项目和要求，统一制订观察表格 |
| | 无结构观察 | 也称无控制观察或简单观察，它只要求观察者有一个总的观察目的和要求，或一个大致的观察内容和范围，然后到观察现场去根据当时的具体情况有选择地进行观察 |
| 观察内容 | 叙述观察 | 指详细观察和记录被观察对象连续、完整的心理活动和行为表现 |
| | 取样观察 | 依据一定的标准，选取被试的某些心理、行为表现进行观察，或选择在特定的时间内进行观察 |
| | 评价观察 | 按照事先制订好的评价量表对被观察对象的心理活动和行为表现进行观察并做出评价 |

**6. 观察的优缺点**

(1) 优点：① 可以在现象或行为发生的当时进行现场观察；② 能够得到不能直接报告或者报告可能失实的材料；③ 研究对象不配合的情况下，可以用观察法。

(2) 局限性：观察性研究的致命缺陷是易受混杂和偏倚的影响，致使结果偏离真实，得出错误的结论，致使同一问题的不同研究往往得出不同的甚至是相反的结论。其他局限主要表现为：① 受观察者本人的能力水平、素质的影响；② 有些观察活动会影响被观察者的正常生活；③ 花费人力、物力、财力；④ 信度、效度难保证。

## 二、调查

**1. 调查的概念**　调查(investigate)指在没有任何干预措施的条件下，客观地观察和记录研究对象的现况及相关特征。其特点是所要研究的问题及因素是客观存在的，只能被动观察，不能用随机分组的方法平衡混杂因素对调查结果的影响。

**2. 调查的类型**　调查可以在不同层次、按不同标准作多种多样的分类，比较常见的类型如下。

(1) 按调查对象的范围分类：① 全面调查(complete survey)是对调查对象的全部单位所进行的调查。普遍调查(普查)就是一种全面调查。② 非全面调查(incomplete survey)是对调查对象总体中一部分单位所进行的调查，如抽样调查、典型调查、重点调查、个别调查等。

(2) 按调查的方式分类：① 直接调查(direct survey)是调查者直接接触调查对象所进行的调查，如实地观察、口头访问、实验调查等；② 间接调查(indirect survey)是通过某种中介间接向调查对象所进行的调查，如通讯调查、问卷调查、文献调查等。

(3) 按调查目的分类：现况调查(prevalence survey)、预后研究(prognosis study)等。

(4) 按调查时间分类：回顾性调查(retrospective survey)、前瞻性调查(prospective survey)等。

(5) 按调查的组织形式分类：常规调查(routine survey)、专题调查(special survey)。

(6) 按调查资料的性质分类：定量调查(quantitative research)、定性调查(qualitative research)，参见表6-2。

**表6-2 定量调查与定性调查的比较**

| 比较项目 | 定 量 研 究 | 定 性 研 究 |
| --- | --- | --- |
| 理论假设 | 在研究之前产生 | 在研究之后产生 |
| 研究目的 | 证实普遍情况，预测，寻求共识 | 解释性理解、寻求复杂性，提出新问题 |
| 研究内容 | 事实，原因，影响，凝固的事物，变量 | 故事，事件，过程，意义，整体探究 |
| 研究者 | 客观、权威 | 反思的自我，互动的个体 |
| 研究关系 | 相对分离，研究者独立于研究对象 | 变化，共情，信任 |
| 研究层面 | 宏观 | 微观 |
| 研究的问题 | 事先确定 | 在过程中产生 |
| 研究设计 | 结构性的，事先确定的，比较具体 | 随研究的进行不断发展、调整和修改 |
| 研究手段 | 数字，计算，统计分析 | 语言，图像，描述分析 |
| 抽样方法 | 随机抽样，样本较大 | 目的性抽样，样本较小 |
| 研究的情境 | 控制性，暂时性，抽象 | 自然性，整体性，具体 |
| 资料收集方法 | 封闭式问卷，统计表，实验，结构性观察 | 开放式访谈，参与观察，实物分析 |
| 资料特点 | 量化的资料，可操作的变量，统计数据 | 描述性资料，实地笔记，当事人引言等 |
| 分析框架 | 事先设定，加以验证 | 逐步形成 |
| 分析方式 | 演绎法，量化分析，收集资料之后 | 归纳法，寻找概念和主题，贯穿全过程 |
| 研究结论 | 演绎性、概括性、普适性，可推论到总体 | 归纳性、独特性、地域性，不能推论总体 |
| 价值与事实 | 分离 | 密不可分 |
| 成文方式 | 抽象，概括，客观 | 描述为主 |
| 效度 | 固定的检测方法，证实 | 相关关系，证伪，可信性，严谨 |
| 信度 | 可以重复 | 不能重复 |
| 伦理问题 | 不受重视 | 非常重视 |

**3. 调查的特点**

(1) 真实性(authenticity)：是要以事实为根据，不仅报告中涉及的人物、事件要真实，就是事件发生的时间、地点、背景、过程、原因和结果也必须真实。

(2) 客观性(objectivity)：指客观地反映事实，忠于事实，不带有调查者的主观随意性。不能对客观事实随意引申，或不切实际地渲染。

(3) 针对性(targeted)：有针对性地调查研究一些实践中的具体问题。

(4) 实效性(effectiveness)：实施的可行性和实施效果的目的性。

(5) 评价性(evaluability)：调查报告应该包含调查的目的、调查的方法、调查的时间、样本的情况、调查的内容、调查表的分析、分析结果、自己的看法，等等。

## 三、实验

科学实验是观察的一种形式。当人们不满足在自然条件下去观察对象，要求对被研究对象进行积极的干预时，这就导致科学实验的产生。

**1. 实验的概念** 实验(experiment)是按照研究目的和有关理论假设,合理地控制或创设一定条件,人为地变革研究对象,从而验证假设探讨教育现象的因果关系的一种研究方法。它与观察的区别是:观察是指出事实;实验认识事实并提供事实与其他事实关系的经验。

**2. 实验的要素**

(1) 实验者——主体:即组织、设计和进行科学实验的人。提出实验目的、实验方案、实验步骤、实验操作过程、实验结果处理等。

(2) 实验对象——客体:既是实验者进行变革和控制的对象,又是实验者的认识对象。

(3) 实验手段——中介:由实验的仪器、工具、设备等客观物质条件组成。实验手段决定着科学实验所能达到的认识水平。实验手段的每一步改进,都意味着科学实验水平的提高。

**3. 实验的作用** ① 创造新条件;② 简化自然过程,突出主要因素;③ 纯化自然过程,接近纯净,理想状态;④ 强化自然过程,创造极端环境条件;⑤ 加速研究对象的运动变化过程;⑥ 减速研究多项的运动变化过程;⑦ 再现研究对象的运动变化过程;⑧ 验证和发展科学理论。

**4. 实验方法的类型** 参见表 6-3。

**表 6-3 实验方法的类型**

| 分类依据 | 类型 | 目的 |
|---|---|---|
| 实验特征 | 探索性实验 | 探索自然规律与创造发明或发现新东西 |
| | 重复性实验 | 学习、掌握或教授他人已有科学技术知识 |
| 实验设计基本特征 | 真实验 | 四个特征:前瞻性、干预措施、随机抽样、平行对照 |
| | 类实验(缺少真实验一个或几个实验特征) | 不设对照组 |
| | | 设对照组 |
| 实验结果的性质 | 定性实验 | 是不是、有没有 |
| | 定量实验 | 是多少、有多少 |
| 实验的功能 | 析因实验 | 寻找原因 |
| | 比较实验 | 比较异同 |
| | 验证性实验 | 检验假说理论 |
| | 结构分析实验 | 研究事物内部空间结构 |
| 研究手段和研究对象的关系 | 直接实验 | 直接对研究对象进行的实验 |
| | 模拟/模型实验 | 借助模型研究原型;疾病及中医证候模型 |
| 实验目的 | 导向性实验 | 预先对少数研究对象进行小规模实验,初步掌握结果走向 |
| | 观测性实验 | 在少数实验单位中搜集若干数据,以作正式实验设计的参考 |
| | 筛选性实验 | 用简单的方法从众多的研究对象中选出值得深入研究的对象 |
| | 练习实验 | 确证实验操作方法或获得某些基础数据 |
| | 决定性实验 | 总括性、检验性实验 |
| | 正式实验 | 验证和发展科学理论 |

## 四、调查、观察、实验的区别

调查是通过问卷、列表、访谈、个案分析和测验等方式,搜集有关研究目的的资料,从而对研究对象的特征和规律得出结论的一种研究方法。它是一种间接的研究方法——与观察相区别,对调查对象不加控制——与实验相区别。

观察更倾向于考察在不干预的情况下被研究事物的一些性质,这些性质和其所处的环境有很大的关系,带有较强的综合性。观察的基本特征是不改变研究对象,在自然发生的条件下进行的对自然现象及其变化过程不加任何干预,有些变化过程可以直接观察到,有些则不能观察到。实验是在科学观察基础上发展起来的,是为了突现某些局部的或者更接近本质的性质,往往会人为控制被研究事物的状态或外部环境条件,比较常见的做法是改变被研究事物某一条件,保持其他条件不变,测试被研究事物随这个条件变化的反应规律。故实验的基本特征是变革和控制研究对象,可以突破自然条件的限制，使自然过程以纯粹的、典型的形式表现出来，暴露出它们在天然条件下无法暴露的特性，获取更广泛、更深刻、更准确的科学事实，故比观察具有更大的主观能动性。正如巴甫洛夫所说："观察是搜集自然现象所提供的东西，而实验则是从自然现象中提取它所愿望的东西。"因此，单凭观察所得到的资料，难以充分证明客观的必然性，实验却可以做到。即实验方法具有简化和纯化的作用，可以强化对实验对象的作用，使它处于某种极限状态中，这样有利于揭示新的自然规律，故运用实验方法寻求自然规律和变革自然的手段是较经济、可靠的。科学史表明，近代自然科学或医学科学的重大突破，一般不是直接来自生产实践或临床实践，往往要通过实验这个环节。如放射性化学元素的发现、基因学说的形成、人类基因组的完成都是实验研究的结果。

必须注意，从观察、实验中获得科学新发现的基本条件是：观察、实验的结果必须可以重复出现。即任何一项发现至少要被另外一位研究者所重复证实，否则不能算一项发现。

调查、观察、实验的区别见表 6-4。

**表 6-4　调查、观察、实验在时间、条件上的区别**

| 类型 | 时　　间 | 条　　件 |
|---|---|---|
| 调查 | 针对**已经发生**过的过程 | 调查的过程是过去存在的，调查本身对具体过程并不产生影响 |
| 观察 | 对现场、**正在发生**的事实情况进行记录、观察 | 在自然条件下进行的，而且不予以刺激 |
| 实验 | 用各种手段诱发过程的发生，是**将要发生**的过程 | 通过控制刺激条件，并诱发过程的发生 |

# 第七章 流行病学方法及循证医学理念

**导学**

(1) 掌握流行病学研究的基本类型；循证医学理念。

(2) 熟悉临床流行病学方法；临床流行病学提出的临床研究问题。

(3) 了解循证临床实践的步骤。

## 第一节　流行病学方法

流行病学(epidemiology)是人类在预防疾病和促进健康的实践中发展起来的预防医学骨干学科。随着对疾病的人群现象认识的不断深入，流行病学的原理与方法不断完善、精确和系统，从而在医学科研与实践中发挥着越来越大的作用，已成为医学学科中一门十分重要的基础学科和方法学。

### 一、流行病学概述

**1. 流行病学的定义**　流行病学是研究特定人群中疾病、健康状况和卫生事件(health event)的分布及其决定因素，并研究评价防制疾病及促进健康的策略和措施的科学。

**2. 流行病学研究内容的三个层次**

(1) 疾病：包括传染病、寄生虫病、地方病和非传染性疾病等一切疾病。

(2) 伤害：包括意外、残疾、智障和身心损害等。

(3) 健康状态：包括身体生理生化的各种功能状态、疾病前状态和长寿等。

**3. 流行病学任务的三个阶段**

(1) 揭示现象：即揭示流行(主要是传染病)或分布(其他疾病、伤害与健康)的现象。

(2) 找出原因：即从分析现象入手找出流行与分布的规律与原因。

(3) 提供措施：即合理利用前两阶段的结果，导出预防或处置的策略与措施。

**4. 流行病学工作的三个范畴**

(1) 描述性工作：当任务是"揭示现象"时，基本上是通过描述性流行病学方法来实现。这个工作深度通常不能直接找出原因，更不能检验措施的效果，仅能提供深入探讨原因的基础，对现象作初步分析。

(2) 分析性工作：若任务是"找出原因"时，需要借助分析性流行病学方法来检验或验证所提出的病因假说。

(3) 实验性工作：当任务是以找到的原因为基础来"提供措施"，并进一步确证措施的有效性时，可以采用实验流行病学方法来完成。

**5. 流行病学的基本观点**

(1) 群体的观点：群体疾病与健康分布描述→群体诊断→群防群治→群体效果评价，及不断深入研究与方法的完善，都始终以群体作为出发点和重点，目标指向群体健康。同时，研究对象包括明确群体和个体。

(2) 预防为主的观点：作为预防医学的一门分支学科，流行病学坚持预防为主和健康促进。

(3) 概率论的观点：概率论可以帮助和引导人们克服主观意识干扰、个人经验偏颇及偶然性掩饰，从而客观认识疾病与健康现象、正确把握病因、有效评价效果，以及拓宽视野、逼近真理和遵循规律。

(4) 比较的观点：比较是辨别差异的途径和方法，辨别差异是为了寻求病因或其线索。

(5) 社会心理的观点：疾病与健康不仅同人的遗传和体内环境因素有关，还受到自然环境和社会心理因素影响；且健康决定因素中的社会心理因素将发挥着愈来愈突出和重要的作用。

(6) 发展的观点：纵观流行病学的历史，针对不同时期的主要卫生问题，流行病学的定义、任务是不断发展的，研究方法也在不断完善，这些都标志着流行病学发展的特征。

**6. 流行病学的应用范围**　① 描述病症或健康相关问题的分布；② 探讨病症病因与危险因素；③ 评价症病诊断、治疗与预防措施；④ 病症控制与健康促进；⑤ 卫生保健服务决策与评价。

## 二、流行病学研究方法

流行病学的研究方法参见表 7－1。

**表 7－1　流行病学研究的基本类型**

| 类　型 | 任　务 | 目　的 | 研究方法 | |
|---|---|---|---|---|
| 描述性研究（调查性研究） | 描述疾病与健康的频率，三间分布特点 | 建立假说 | 横断面研究（现况研究）、比例死亡研究、生态学研究（聚集或相关研究）、随访研究（纵向研究）、筛检、历史资料回顾（常规资料的分析） | |
| 分析性研究（观察性研究） | 分析不同分布的原因，探索病因；针对病因提出预防策略和措施 | 检验假说 | 队列研究 | 前瞻性队列研究；回顾性队列研究；双向性队列研究 |
| | | | 病例对照研究 | 探索性病例对照研究，验证病例对照研究，非匹配设计的病例对照研究，匹配设计的病例对照研究，集式病例对照研究，病例-队列研究，病例交叉研究，单纯病例研究，病例-时间-对照研究，病例-病例研究，随访患病率研究，两阶段病例对照研究 |
| 实验性研究 | | 验证假说 | 临床试验 | 随机对照试验，非随机同期对照试验，回顾性对照试验，前后对照试验，交叉对照试验，序贯试验 |
| | | | 现场试验 | 个体分组试验，社区分组试验 |
| | | | 类实验 | 不设对照组，设立对照组 |
| 理论性研究 | 疾病监测，收集暴露与疾病的关系，预测 | 形成理论或方法；建立数学模型 | 流行病学模型研究<br>流行病学方法研究 | |

# 第二节　临床流行病学方法

临床流行病学（clinical epidemiology）是以临床医生为主体，以患者及其群体为研究对象，采用设计、测量和评价方法（design measurement evaluation，DME）研究临床问题（表 7－2），培养医生的科学思维、改进临床工作的质量、提高临床医学学术水平的方法。

**表 7－2　临床流行病学提出的临床研究问题**

| 项　目 | 研究的问题 |
|---|---|
| 病因 | 什么条件患病？机制如何？ |
| 诊断 | 所用的诊断试验或策略其真实性和可靠性如何？ |
| 治疗 | 治疗如何改变疾病的进程？ |
| 预后 | 疾病的结局如何？ |

## 一、设计

设计（design）指在明确的研究目的的基础上，对实践的可行性进行计划与安排。其主要内容为：

**1. 确立科研目的和理论假说**　来源可以是临床观察所遇到的问题，也可以是文献资料启发获得的思路。

**2. 抉择研究设计方案**　各种设计方案论证强度各异，都有一定的局限性和优缺点，因此，必需根据不同的临床研究性质、研究目的和假设以及各种科研设计方法的科学性和可行性，选择相应的设计类型。

**3. 选择研究对象**　① 明确目标人群和样本人群；② 明确选择研究对象的标准，包括诊断标准、纳入标准和排除标准；③ 考虑随机抽样与随机分组方法、抽样误差大小和研究对象的代表性等。

**4. 估算合适的样本量**　详见第十二章。

**5. 安全和正确的措施**　指试验措施的创新性、有效性和科学性。

**6. 确定观察指标和观察期限**　采用临床反应的客观评价标准，并根据设计的试验终点指标确定临床试验观察的期限。观察过短易致假阴性结论，过长也可致资源的浪费。

**7. 选择适宜的统计分析方法**　详见第十四章。

**8. 研究质量控制**　在研究前估计并设计防止和排除偏倚因素干扰的具体措施，确保研究结果真实可靠。

## 二、测量

测量(measurement)指应用可量度的、敏感的和特异的指标测试干预效应,为评价干预效果提供科学依据。

**1. 测量的主要内容**

(1) 测量内容:各种临床现象,试验的措施反应性和可度量性。

(2) 测量方法:无论定量或定性指标,均要求有良好的敏感度和特异度。

(3) 测量指标:硬指标(hard endpoint)和软指标(soft endpoint)。

(4) 测量质量:强调真实性和可靠性。

**2. 测量指标的种类** 包括临床指标、生物学指标、生活质量指标和卫生经济学指标等。

## 三、评价

评价(evaluation)是运用科学方法制订出某些规则评价各种临床数据、实验室数据、各种临床研究的结论,以检验其真实性和实用性。评价疗效并非易事。沃尔夫在《十六、十七世纪科学、技术和哲学史》一书中感叹:"很少有人区别某种治疗之后的康复、由于治疗而康复和无关于治疗而康复这三种情形。"因此,评价中医药,不仅不是对中医药和传统不敬,反而是对中医药和传统的真正尊重。

**1. 评价的主要内容**

(1) 统计学意义(statistical criteria):应用正确的统计学方法评价临床差异的真实程度。

(2) 临床意义(clinical criteria):按照临床流行病学及循证医学严格评价的标准和有关判断临床意义的指标,结合专业及临床实践对临床价值予以评价,从而确定对提高临床医疗水平的重要意义。

(3) 经济学意义(health economic criteria):计算成本-效果分析(cost-effectiveness analysis,CEA)、成本-效益分析(cost-benefit analysis,CBA)、成本-效用分析(cost-utility analysis,CUA),并进行比较和评价。

**2. 评价临床意义常用的指标**

(1) 事件发生率(event rate):例如痊愈率、有效率、残废率、生存率、药物不良反应率等。

(2) 绝对危险降低率(absolute risk reduction,*ARR*):即试验组的事件发生率与对照组事件发生率的绝对差值。

$$ARR = |CER - EER| \qquad \text{(公式 7-1)}$$

(3) 相对危险降低率(relative risk reduction,*RRR*):即为 *ARR* 被 *CER* 去除所得的商数值的%。

$$RRR = (CER - EER)/CER \qquad \text{(公式 7-2)}$$

(4) 预防一例不良事件的发生需要治疗的总例数(number needed to treat,*NNT*):即挽救一个患者免于发生严重的临床事件(如卒中或急性心肌梗死或者死亡),需要治疗具有发生这些事件危险性的患者人数(需要治疗的人数)。

$$NNT = 1/ARR \qquad \text{(公式 7-3)}$$

(5) 绝对危险增高率(absolute risk increase,*ARI*):常用于表示试验组与对照组发生药物不良反应或严重事件发生率的绝对差值。

$$ARI = EER - CER(\%) \qquad \text{(公式 7-4)}$$

(6) 相对危险增高率(relative risk increase,*RRI*):即为 *ARI* 被 *EER* 去除所获商值的百分率。

$$RRI = (EER - CER)/EER \qquad \text{(公式 7-5)}$$

(7) 治疗多少例患者才发生一例副效应(number needed to harm,*NNH*):用 *ARI* 的倒数表示。

$$NNH = 1/ARI \qquad \text{(公式 7-6)}$$

(8) 相对危险度(relative risk,*RR*):用于观测某种危险因素暴露组的事件发生率(如发病率或死亡率)和对照组相同事件发生率的比值比,通常 $RR \geqslant 2$ 方有临床意义。

(9) 比值比(odds ratio,*OR*):用于回顾性病例-对照研究或 SR 中表示暴露组与非暴露事件发生比值的相对比,其意义与 *RR* 相近。

(10) 符合率(agreement rate for observation,*ARO*):即两名观察者对同一事物的观察或同一观察对象对同一事物两次观察一致的百分率,是评价定性资料可靠性的指标。

$$ARO = [(a+d)/n] \times 100\% \quad \text{（公式 7-7）}$$

**3. 诊断性试验的评价**　常用的衡量诊断试验真实性的指标如下。

(1) 误诊率(mistake diagnostic rate)：亦称假阳性率($\alpha$)。

$$\alpha = b/(b+d) \times 100\% = 100\% - Sp \quad \text{（公式 7-8）}$$

(2) 漏诊率(omission diagnostic rate)：亦称假阴性率($\beta$)。

$$\beta = c/(a+c) \times 100\% = 100\% - Se \quad \text{（公式 7-9）}$$

(3) 灵敏度(sensitivity，$Se$)：亦称真阳性率，指诊断试验正确检出患者的能力。

$$Se = a/(a+c) \times 100\% \quad \text{（公式 7-10）}$$

(4) 特异度(specificity，$Sp$)：即真阴性率，反映诊断试验鉴别非患者的能力。

$$Sp = d/(b+d) \times 100\% \quad \text{（公式 7-11）}$$

理想的 $\alpha$ 和 $\beta$ 均为 0；理想的 $Se$ 和 $Sp$ 则为 100%。

(5) 准确度(accuracy，$Ac$)：反映诊断试验结果与金标准试验结果(标准值或真值)一致的程度，亦称符合率或粗一致性(crude agreement rate)。该值越大，其 $Se$ 和 $Sp$ 之和越高，假阳性与假阴性之和越小，其真实性越好。

$$Ac = (a+d)/n \times 100\% \quad \text{（公式 7-12）}$$

(6) 约登指数(Youden index，$YI$)：亦称正确指数，$YI$ 值介于 0～1 之间，该值越大，诊断试验的真实性越好，理想的 $YI$ 为 100%。

$$YI = Se + Sp - 1 = 1 - \alpha - \beta \quad \text{（公式 7-13）}$$

(7) 预测值(predictive value，PV)：亦称预告值或验后概率(post-test probability)。$PV$ 分为阳性预测值[positive predictive value，$PV_{(+)}$]和阴性预测值[negative predictive value，$PV_{(-)}$]两种。$PV_{(+)}$ 即阳性试验结果中真病例的概率；$PV_{(-)}$ 是阴性试验结果中真阴性的概率。

$$PV_{(+)} = a/(a+b) \times 100\% \quad \text{（公式 7-14）}$$

$$PV_{(-)} = d/(c+d) \times 100\% \quad \text{（公式 7-15）}$$

(8) 患病率(prevalence，$P$)：亦称为验前概率(pretest probability)，是受检人群中由金标准证实患某病的百分率。

$$P = (a+c)/n \times 100\% \quad \text{（公式 7-16）}$$

(9) 似然比(likelihood ratio，$LR$)：似然比即患者人群中试验结果的概率与无患者群中试验结果概率之比。分为阳性似然比[positive likelihood ratio，$LR_{(+)}$]和阴性似然比[negative likelihood ratio，$LR_{(-)}$]两类。$LR_{(+)}$ 是患某病组真阳性率和未患某病组假阳性率的比值。其值越大，试验结果阳性者为真阳性的概率越大；$LR_{(-)}$ 为患某病组假阴性率与未患某病组真阴性率的比值，其值越小，试验结果阴性者为真阴性的可能性越大。

$$LR_{(+)} = [a/(a+c)]/[b/(b+d)] = Se/(1-Sp) \quad \text{（公式 7-17）}$$

$$LR_{(-)} = [c/(a+c)]/[d/(b+d)] = (1-Se)/Sp \quad \text{（公式 7-18）}$$

**4. 疾病预后的评价**　疾病自然史(natural history of disease)指在没有任何干预的情况下，疾病自然发生和演变的过程。包括生物学发病期、亚临床期、临床期和结局四个时期。疾病的预后(prognosis)指疾病发生后的结局。疾病在治疗后的转归包括存活和死亡两个结局。存活者还可分为治愈、缓解、迁延、慢性化、恶化、复发、残疾及发生合并症等结局。

(1) 判断预后的常用指标：预后研究使用的指标包括：反映疾病致死程度的指标，反映疾病恢复情况的指标，反映疾病结局构成的指标，反映生存情况的指标。在实际应用中，常用的指标有病死率、治愈率、缓解率、复发率、并发症出现率、功能丧失率、生存率等。

(2) 影响预后的因素

1) 患者的机体状况：包括患者的机体状况，如年龄、性别、营养、体质、免疫功能、心理状态等，均可对疾病的预后产生一定影响。

2）疾病本身的特点：不同的疾病具有不同的特点，也有着不同的预后。某些自限性疾病如上呼吸道感染，无需治疗也可自愈，预后良好。某些疾病通过有效的防治措施，干扰致病因素对机体的作用或改变其量，可改善预后。

3）患者的病情：同种疾病病情有轻重之分，病情不同预后也各异。

4）医疗干预效果：医疗干预是指医生为改善患者疾病预后所从事的一切活动，包括各种疗法、临床护理及能够改善患者不良行为的一切忠告。医疗条件的优劣，直接影响医疗干预的质量。医疗设施先进，服务质量高，防治效果好，则疾病的预后也较好。

5）医院内感染：是指患者在住院期间获得的感染。大部分医院内感染患者在住院期间发病，但也有部分患者是在出院后发病的。医院内感染是直接影响患者预后的因素之一。

6）社会、家庭因素：社会经济发展水平、医疗卫生条件、社会保障体系、家庭关系等都会影响疾病的预后。社会因素对疾病的影响，尤其是对传染病的影响最明显。

（3）预后研究的评价原则：① 被研究对象是否都处于疾病的早期或处于疾病的同一阶段；② 研究对象的来源是否作了详细叙述；③ 是否随访了全部纳入的病例；④ 观察预后的终点是否明确及判断结局的指标和标准是否准确；⑤ 判断结局是否采用了盲法；⑥ 是否对影响预后的其他因素进行校正；⑦ 是否报告了整个病程的预后结局；⑧ 研究结果的实用性和重要性。

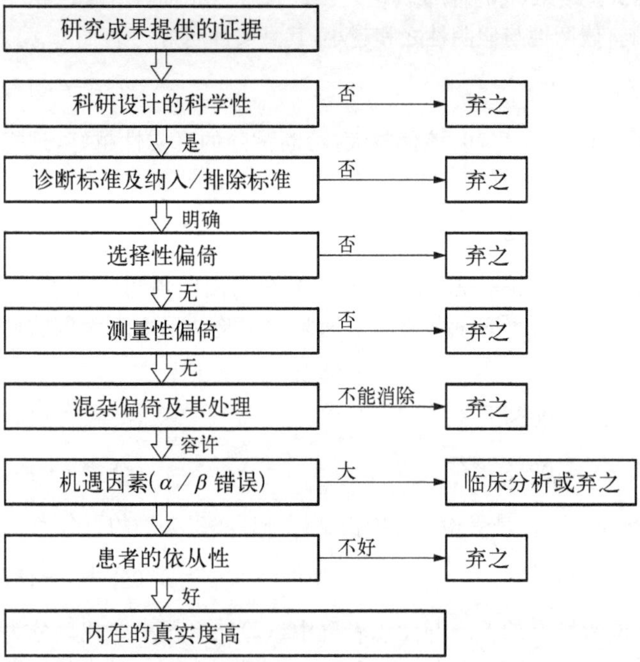


图 7-1　内部真实性的严格评价示意图

**5. 研究结果真实性评价（authentic assessment）**

（1）真实性的分类：真实性（validity）亦称有效性、效度，表示研究所提供的自变量与因变量之间因果关系明确程度的一种指标，反映一项测量或研究能够获得正确结论的程度，分为下述两类。① 内部真实性（internal validity）：是一项研究结果正确反映研究人群（study population）真实状况的外延性，即科研结论可以推论到目标人群（target population）的范围。它表明该证据的真实的程度，真实度越高就越有价值（图 7-1）。提高内部真实性的主要方法是限定研究对象的类型和研究的环境条件，以减少外部因素的影响。② 外部真实性（external validity）：即一项研究结果能够应用到其他人群的外延性。外部真实性提出诸如"这些结果能够适用于其他患者吗？例如老年者、病情严重者，或是比研究对象经济状况差的患者"的问题。确定一项研究结论是否具有外部真实性，需要判断调查中所包括的研究对象类型、临床医生所诊治的患者类型，以及研究人群与其他人群临床特点的差异。此外，在临床实践中证明了对有关疾病的特效疗法或药物，无论在何时何地都能显现良好者，亦称为外在真实度良好。

总之，真实性是衡量研究成败优劣的核心指标，在研究结论的概括性评价中占有重要地位。内部真实性与所得结果的唯一解释性有关，外部真实性与结果的可推广性有关。研究的内部真实性与外部真实性之间存在既统一又排斥的关系。内部真实性是由研究设计、实施、资料收集、结果分析等确定的，受机遇和偏倚的影响。如果该项具有内部真实性的研究结果推广至靶人群以外的其他人群仍然有效，则表明该项研究还具有外部真实性（external validity）。无内部真实性的研究，不可能具有外部真实性，但内部真实性很好的研究，也不一定就有外部真实性。因此，一项理想的研究应同时具有内部真实性和外部真实性。

测量结果的真实性和可靠性示意见图 7-2；影响临床真实性的因素见图 7-3。

（2）影响证据真实性的主要因素：影响证据真实性的主要因素归纳如下。

1）研究设计：设计方案的科学性越高，其研究证据的真实性越强。

2）研究对象：凡纳入研究的对象务必要有明确的诊断标准（diagnostic criteria）。为了使研究结果的证据可靠和具有一定的代表性，应设置适当的纳入标准（including criteria）及排除标准（excluding criteria）。样本量大小直接影响研究证据的假阳性或假阴性的程度。

3）观测结果：临床试验终点指标除了死亡、痊愈及残废等硬指标外，还可采用观测干预效应的实验室和影像学有关方法与指标。为判断其是否存在或发生的概率能否被接受，往往要作观测间的一致率和 Kappa 检验。此外，盲法判

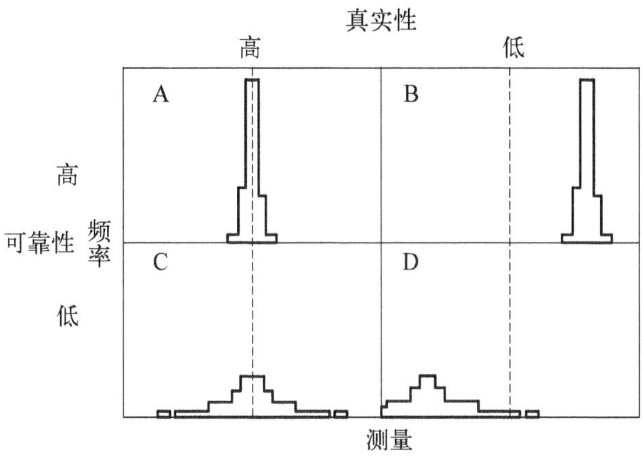


A. 真实性好，可靠性好 B. 真实性差，可靠性好
C. 真实性好，可靠性差 D. 真实性差，可靠性差

图 7-2 测量结果的真实性和可靠性示意图

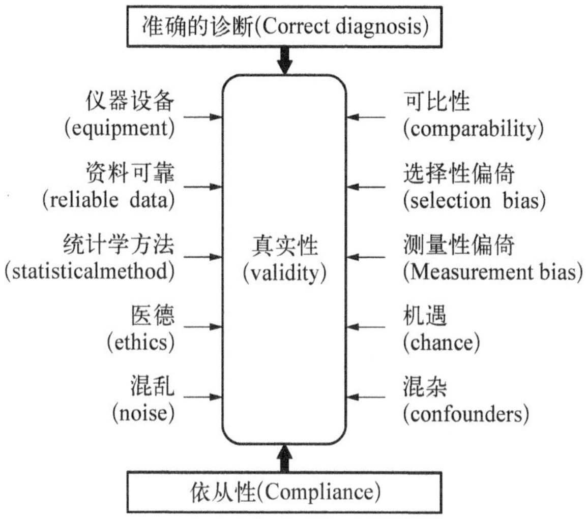


图 7-3 影响临床真实性的因素

断实验结果也是一种避免测量偏倚的重要措施。

4）资料的收集与整理：注意组间基线状况（baseline state）的可比性（comparability）及研究对象对研究措施的依从性（compliance）。此外，应注意将试验观测指标在中间期和终末期的数据与基线状况相比较，以了解其间数量和数据的差异、判断真实性。

5）统计分析的因素：要明确所采用的统计学方法是否合理。应依据不同的研究目的、变量的性质与分布类型采用不同的方法对研究数据作统计分析，并进行参数估计（95%*CI*）。

**6. 研究结果临床意义与统计学意义的评价** 进行统计学检验的前提是临床治疗性试验的结果具有临床意义；目的是帮助判断临床意义差异的真实程度。研究结果的临床意义与统计学意义之间的关系见表 7-3。

**表 7-3 研究结果的临床意义与统计学意义**

| 类型 | 临床意义（生物学价值） | 统计学意义（机会大小） | 应用价值 | 结论 |
|---|---|---|---|---|
| ① | + | + | 样本量足够时真实；小样本时可能为机遇的影响 | +++ |
| ② | + | − | 计算 $\beta$ 错误水平，若 $\beta$ 过大，应扩大样本再试 | +/−? |
| ③ | − | + | 无论样本量大小均无应用价值 | − |
| ④ | − | − | 样本量足够时，可否定其应用价值 | − |

类型①：如果研究结果有临床意义，且样本量较合适，组间统计学显著性检验 $P<0.05$，则意味着假阳性错误水平$<0.05$，同时，如 $\beta\leqslant 0.1$，$1-\beta\geqslant 90\%$，结果自然有临床及统计学意义。但是，如果样本量过小（$n<30$ 例），即使 $P<0.05$，由于抽样误差的影响，结论应谨慎。

类型②：当样本量不够大，组间有显著临床差异，而统计学差异不显著，应计算 $\beta$ 值，若 $\beta>0.2$，应扩大样本再试，防止对有临床价值的成果做出假阴性的结论。

类型③：如样本量特大，组间却无显著的临床意义，即使统计学差异极显著，该研究结果也无临床价值。

类型④：无论样本量如何，当研究的结果既无临床意义，又无统计学意义，结论是否定的。

# 第三节 循证医学理念

1989 年，伊恩·查默斯等的一项研究震惊整个医学界：临床试验或 SR 证明，在产科使用的 226 种措施中，一半的措施无随机对照试验证据，在有随机对照试验证据的措施中，40%有效，60%无效甚至有害。该项研究警示：① 临床经验和不严格的评估方法不能肯定地回答某项医学技术是否有效这一医学至关重要的问题，即经验是不可靠的，医学干预方法（不管新旧）都应接受严格的科学评估；② 医学界应该系统地总结来自随机对照试验的科学证据，停止或淘汰使用无效的干预措施，预防新的无效措施引入医学实践；③ 所有新的医学技术投入医学实践以前都必须经过严格的科学评估，即所有医学干预都应基于严格的研究证据之上，防止无效的干预措施进入医疗卫生服务实践。因此，产生了21世纪医学界的流行语——证据在哪里(where is the evidence)?

## 一、循证医学概述

循证医学(evidence-based medicine，EBM)的概念是由加拿大临床流行病学家Sackett提出的。1992年，循证医学工作组在美国医学会杂志（The Journal of the American Medical Association，JAMA)第17期首先提出"循证医学是一种临床实践新范例（new paradigm)"的新观点。

**1. 循证医学的定义** EBM是应用最多的有关信息(最佳的证据)，通过谨慎、明确和明智的确认和评估，作出医学方面决策的实践活动(Evidence-based medicine is the practice of making medical decisions through the judicious identification，evaluation，and application of the most relevant information)。或者说，医生慎重、准确而明智地应用目前所能获得的最佳证据，为自己所面临的具体患者作出处理决策。因此，EBM的中心理念强调医生在处理临床问题时应该将当前最佳的研究证据与自己的临床经验结合起来，根据患者的需求，在诊断、预后和治疗等方面作出最佳决策。既往评价医学研究证据主要采用一些简单的统计学方法，将专家的意见放在与科研结论同等重要的位置。EBM认为，虽然专家经验也是医学实践的一种总结，但它具有一定的专断性与主观性。EBM期望患者的医疗基于证据而不仅仅是专家的看法，使医学在大量可运用的证据基础上由个人专断走向民主，形成"有权威性的医学(authoritative medicine)"。EBM与临床实践的关系参见图7-4。

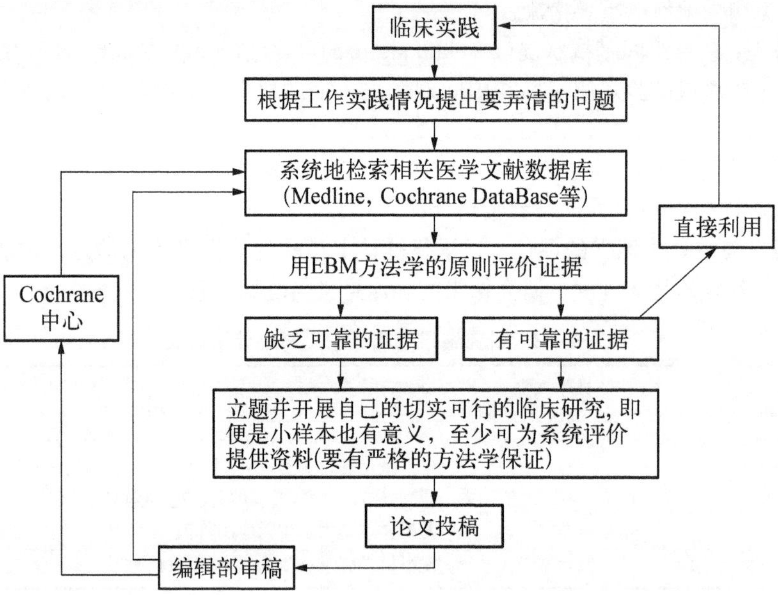


图7-4 EBM与临床实践的关系

**2. 循证医学与传统医学的区别** EBM的内容包括三个基本要素：① 有说服力的临床试验证据；② 临床医生的工作能力；③ 患者的自身价值和愿望。传统西医认为医学(尤其是临床医学)是一门实践学科，临床经验是最重要的。因而逐渐形成了以个人临床经验和推论为基础的认识方式，以病理生理学等实验或临床指标为评估标准的临床实践，以及以小范围或小规模临床研究为制订临床指导原则的传统西医模式。它评价药物或非药物治疗手段所用的指标是临床替代终点(clinical surrogate)或替代终点(surrogate end-point)，例如以血压、血流动力学、血液生化指标(血糖、血脂等)、心律失常(室性早搏、非持续性室性心动过速、心房颤动)等，来推论其对疾病的治疗作用。进行这种有关药物的临床研究，仅需一个或少数几个中心，入选数十至几百名病例，在数周至数月内即可完成。但近年来国际上许多大规模多中心前瞻性双盲安慰剂对照的临床试验的结果表明，不少治疗手段对临床替代终点的影响并不平行反应该手段对患者预后终点(outcome end point)（例如，心血管主要事件、总死亡率、生活质量和成本—效益比等药物经济学指标)的影响，并且一些对临床替代指标有明显"治疗效果"的药物，反而增加患者的死亡率，使患者的预后恶化。于是，进入20世纪80年代以来，一个注重评价患者预后的全新概念——"循证医学"被引入，它不但评价药物或非药物手段对替代终点的作用，而且调评价它对预后终点的影响。循证医学是科学规范的防治疾病的模式：① 有效；② 注重患者的长远利益和现实感受；③ 合理使用医疗费用。总之，EBM来源于传统医学，又高于传统医学，它们之间的区别参见表7-4。

表 7-4 循证医学与传统医学的区别

| 比较类别 | 循证医学 | 传统医学 | |
|---|---|---|---|
| | | 西医学 | 中医学 |
| 证据来源 | 强调 RCT 及 Meta 分析 | 临床观察与实验室研究 | 临床观察 |
| 证据收集 | 较为系统、全面 | 不系统、不全面 | 引经据典 |
| 证据评价 | 非常重视 | 不重视,取决于个人意识 | 忽视 |
| 疗效评价 | 患者生活质量及经济效果指标 | 疗效指标 | 经验指标 |
| 判效指标 | 强调终点指标(结局)和生存质量 | 主要为中间指标 | 主要为主观指标 |
| 治疗依据 | 最佳临床研究证据 | 基础研究 | 个人经验 |
| 医疗模式 | 以患者(患病的人)为中心 | 以疾病(人患的病)和医生为中心 | 以人为本 |
| 决策依据 | 最佳临床研究证据 | 临床经验、教科书或专家意见 | 临床经验 |
| 医疗成本 | 注重考虑 | 较少考虑 | 部分考虑 |

RCT:randomized controlled trial,随机对照试验

**3. 循证医学证据分类** 证据是事实,证据只有两种属性,一为客观性,一为关联性。EBM 认为,过去的医学实践也是基于证据的,但该证据非 EBM"现有最好的证据",在应用证据时,要考虑患者的特殊性,并根据自己的临床经验,综合考虑各种因素,作出最合适的选择;当高质量的研究证据不存在时,前人或个人的实践经验是最好的证据。EBM 的证据分类如下。

(1) 按照研究方法分类:① 原始研究证据;② 二次研究证据。

(2) 按照研究问题分类:① 病因研究证据;② 诊断研究证据;③ 治疗研究证据;④ 预后研究证据;⑤ 不良反应研究证据。

(3) 按照用户需求分类:① 临床证据手册;② 临床实践指南;③ 临床决策分析;④ SR;⑤ 卫生技术评估;⑥ 健康教育资料。

(4) 根据证据的确定性和益害比:① 肯定益处大于害处;② 可能益处大于害处;③ 可能害大于益;④ 肯定害大于益处;⑤ 没有任何证据显示其益害比。

**4. GRADE 证据质量评价系统** 证据是循证医学的核心,基于 RCT 的系统评价/Meta 分析是 GRADE 系统出现之前公认的最高级别证据。在临床应用过程中,需要研究证据的真实性、重要性及适用性(与具体患者的相关程度),而证据的真实性最为关键。针对当前证据级别及推荐强度存在的不足,由 WHO 在内的 19 个国家和国际组织于 2000 年成立"推荐分级的评价、制定与评估(Grades of Recommendations Assessment, Development and Evaluation, GRADE)"工作组,并于 2004 年正式推出了 GRADE 证据质量分级和推荐强度系统(简称 GRADE 系统)。GRADE 系统将证据质量分为四级:高、中、低和极低。

(1) 证据质量及其定义

高质量:进一步研究也不可能改变该疗效评估结果的可信度。

中等质量:进一步研究很可能影响该疗效评估结果的可信度,且可能改变该评估结果。

低质量:进一步研究极有可能影响该疗效评估结果的可信度,且该评估结果很可能改变。

极低质量:任何疗效评估结果都很不确定。

GRADE 证据质量分级方法中,无严重缺陷的随机对照试验成为高质量证据,无突出优势或有严重缺陷的观察性研究属于低质量证据。

(2) 可能降低证据质量的因素:① 研究的局限性;② 结果不一致;③ 间接证据;④ 精确度不够;⑤ 发表偏倚。

(3) 可能增加证据质量的因素:① 效应值很大;② 可能的混杂因素会降低疗效;③ 剂量-效应关系。

如果随机对照试验中存在可能降低证据质量的因素,则将为中等质量;如观察性研究中有增加证据质量的因素,则上升为中等质量,但观察性研究中如有增加证据质量的因素,则将为极低质量。

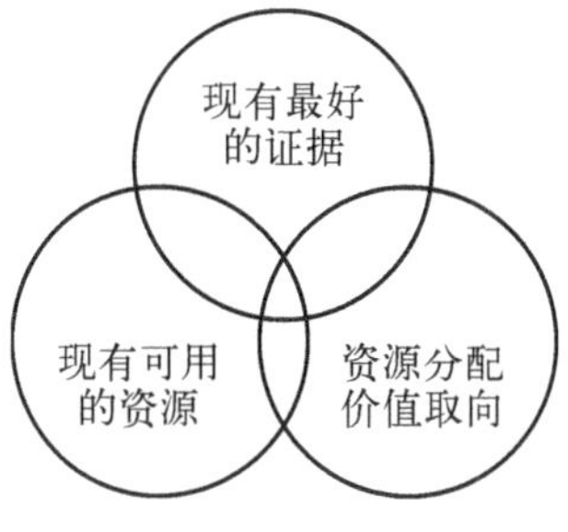

图 7-5 影响医学决策的三要素

**5. 循证决策(evidence-based decision-making)三要素** 任何医学决策都是综合证据、资源/效益和意愿/价值取向三个方面因素的结果(图 7-5)。例如,据证据的确定

性和益害比分类，目前大部分医学措施属于第二、第三或第五类，明智的做法是审慎地继续使用现行的此类措施，并且积极地开展这类措施的科学研究，待新的证据出现时再作评估。第一类措施的决策最复杂，因为是否应该采用一项充分证明有效的措施，已经不再取决于研究证据本身，而是取决于资源的多少和人们的价值取向。由于资源的短缺，而且需要做的事情很多(即存在大量的机会成本)，大部分患者可能会简单地拒绝一项昂贵有效的治疗。由于价值取向的不同，当一个人同时存在多个疾病时，有人可能会把有限的钱花在抗血压治疗上，有人可能会花在腰背痛治疗上，这取决于他们对疾病转归和治疗效果的了解。然而，我国价值观中，孝道往往在决策中占主导地位，故有人可能在晚期癌症上花尽自己的积蓄，甚至不惜借钱贷款，以维持徒劳的治疗。因此，临床医生做的事情应该是提供有效的干预措施，找到利用最小的成本取得最大效益的最佳方案，使有限的医疗卫生资源发挥最大的社会效益和经济效益。

**6. 循证医学的局限性**

(1) EBM 在收集、总结、传播和正确利用研究证据上存在较大的难度。收集到客观证据的可靠性不是绝对的，如观察时间、对照设置、效益低估等是研究本身可能存在的缺陷，同时，由于研究人群的不同，年龄、国家、种属等的差异，客观证据也存在偏倚。

(2) 由于 EBM 研究所需信息大，查全率和正确纳入率都受到限制。此外，由于各种客观原因的存在，临床中还有大量的研究和试验没有纳入汇总分析，所以客观证据的查全率和正确纳入率也受到限制。

(3) 客观证据不能代替医生的专长，仍然需要依靠个人专长判断客观证据是否适合某一具体患者。

(4) 并非每个试验都可采用 RCT，况且 RCT 对于有关病原学、诊断方法和预后的信息较少。

(5) 建立循证医学体系需要花费一定的资源。

(6) 在医疗卫生决策还受经济、价值取向、伦理等影响的情况下，科学证据必须作出让步。

## 二、循证医学实践步骤

### (一) 循证临床实践的步骤

循证临床实践(evidence based clinical practice，EBCP)的实质是针对某一具体问题进行的个体化决策，其过程包括五步骤，参见表 7-5。

**表 7-5 EBCP 的步骤**

| 序号 | 步　骤 | 内　容 |
|---|---|---|
| 1 | 确定临床实践中的问题 | 准确找出临床存在而需解决的疑难问题、重要问题、发展问题、提高问题 |
| 2 | 循证检索证据 | 关键词；期刊检索系统；电子检索系统；从证据中寻找相关资料，分析评价 |
| 3 | 评价证据 | 应用 EBM 质量评价标准，评价证据的真实性、可靠性、适用性和临床价值 |
| 4 | 应用最佳证据，指导临床决策 | ① 肯定最佳证据：临床应用；② 无效或有害：停止/废弃→临床应用；③ 难定的证据：提供进一步研究 |
| 5 | 后效评价 | 评估 1～4 项的效果和效率，总结经验，不断改进，提高医疗质量和学术水平 |

**1. 确定临床实践中的问题**　一个理想的临床问题应包括三个要素：① 患者或人群；② 干预措施或暴露因素；③ 结局与对比。临床医生针对患者准确采集病史，查体，收集相关实验结果，分析论证，找出所需解决的临床疑难问题，如诊断、治疗方案选择、预防、预后等。

**2. 循证检索证据**　通过系统检索最全面地得到证据，为循证医学实践获取最佳证据奠定坚实的基础。

循证检索证据需要运用循证检索(循证资源)“5S”模型：原始研究(studies)、系统综述(syntheses)、证据摘要(synopses)、综合证据(summaries)、证据系统(system)，形成了以原始研究为基础，以证据系统为终端的金字塔模型(pyramid of evidence)(图 7-6)。一般情况下，检索文献原则上应遵循证据金字塔自上而下的顺序逐级检索。

循证医学将证据可靠性、实用性从高到低可以分为五个等级：

一级：大样本特定病种的系统随机对照试验。

二级：足够样本单项随机对照试验。

三级：非随机对照的临床观察。

四级：无对照病例系列观察。

五级：专家个人经验。

**3. 评价证据**　即评价这些资料的真实性(validity)、可靠性(reliability)和实用性(applicability)。

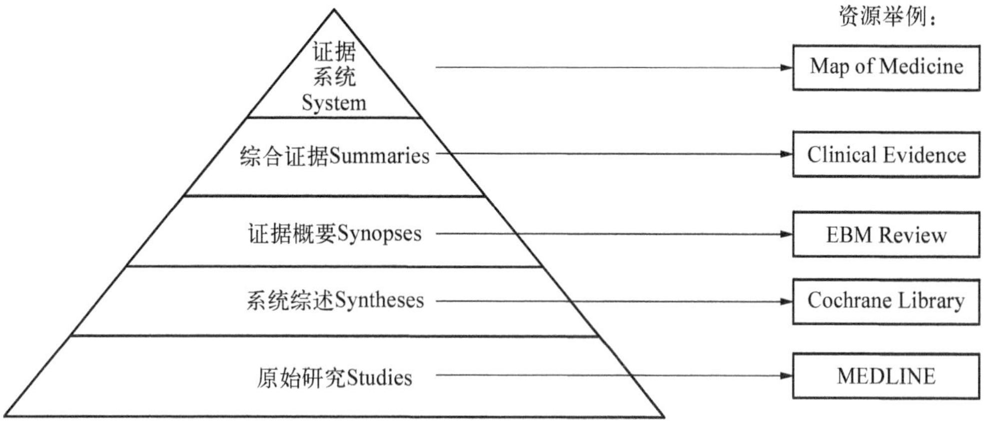


图 7-6 循证医学资源“5S”模型

(1) 病因学研究文献评价：参见表 7-6。

**表 7-6 病因学研究的文献评价标准**

| | |
|---|---|
| 研究的真实性 | 研究设计类型是什么？ |
| | 研究对象是否明确？组间基线是否可比？ |
| | 研究的样本量是否合适？ |
| | 是否充分说明了研究过程中可能产生的偏倚及其控制方法？ |
| | 研究的观察时间是否足够长？ |
| | 是否有因果效应的先后顺序？ |
| 研究的价值 | 暴露和结果的联系强度多大？即 *RR*、*OR* 或病因分值(*EF*)多大？ |
| | 暴露和结果间有无剂量-效应关系？ |
| | 对有害作用的危险性估计的精确度如何(95%可信区间)？ |
| 临床实用性 | 研究结果是否能应用于自己的患者？ |
| | 有害因素的危险性的大小如何？ |
| | 此暴露因素是否可控制？ |

(2) 诊断性试验研究文献评价：参见表 7-7。

**表 7-7 诊断试验研究文献的评价标准**

| | |
|---|---|
| 研究的真实性 | 诊断试验是否与金标准进行了独立的盲法比较？ |
| | 所选择的患者样本中是否包括了临床实践中应该使用该诊断试验的各种患者？ |
| | 诊断试验的参考值是否合理、可靠？ |
| | 对诊断试验的实施方法的描述是否详细？ |
| 研究结果的临床价值 | 诊断试验的验前概率(患病率)是多大？ |
| | 诊断试验的灵敏度、特异度和似然比是多少？ |
| 临床实用性 | 诊断试验的重复性如何？ |
| | 研究结果是否适应于自己的患者？ |
| | 诊断试验结果是否能改变治疗措施？ |

(3) 临床疗效性研究文献评价：参见表 7-8。

**表 7-8 治疗性研究文献的评价标准**

| | |
|---|---|
| 研究的真实性 | 研究对象是否被随机分配进入治疗组和对照组？ |
| | 报告结论时是否包括了所有进入试验的患者？随访是否完整？ |
| | 治疗的实施是否采用了盲法？ |
| | 各治疗组在治疗开始时是否可比？ |

续 表

| | |
|---|---|
| 研究结果大小 | 治疗的效果有多大? |
| | 治疗效果的精确性如何? |
| 临床实用性 | 是否报告了临床上所有的重要结果? |
| | 研究结果是否能应用于自己的患者? |
| | 治疗可能得到的益处、害处及费用如何? |

(4) 疾病预防研究文献评价：参见表 7-9。

**表 7-9 预后研究文献的评价标准**

| | |
|---|---|
| 研究的真实性 | 是否有一个具有代表的、定义明确的患者样本群,且在病程的相同起点开始随访? |
| | 随访时间是否足够长? 随访是否完整? |
| | 结果的判断是否采用了客观指标? |
| | 是否校正了重要的预后影响因素? |
| 临床价值 | 在一段特定时间内,所研究结果发生的可能性有多大? |
| | 对所研究结果发生的可能性的估计是否精确? |
| 临床实用性 | 研究对象是否与自己的患者相似? |
| | 研究结果是否能改变治疗决策? |
| | 研究结果是否可以直接用于临床? 是否对患者有益? |

**4. 应用最佳证据,指导临床决策** 对所获得真实可靠、具有临床应用价值的最佳证据,结合临床经验及患者具体病情,能解决所提出的临床问题,则应开展高质量临床研究,为临床实践提供依据。将经过严格评价的文献、从中获得的真实可靠并有临床应用价值的最佳证据用于指导临床决策,服务于临床。反之,对于经严格评价为无效甚至有害的治疗措施则否定;对于尚难定论并有希望的治疗措施,则可为进一步研究提供信息。

**5. 后效评价** 评价结果为最好证据则可结合临床经验与患者个体情况进行应用,作出临床治疗决策,并对应用效果进行评估。如评价结果不理想,则应进行再检索。通过实践,提高临床学术水平和医疗质量：通过第四步实践,对成功或不成功的经验和教训,临床医生应进行具体分析和评价,达到提高认识、促进学术水平和医疗质量提高的目的,此为自身进行继续教育的过程。

### (二) 循证医学实践的重要观点

循证医学理念/思维即遵循最佳科学依据的医学实践思考,可具体表现为结合医生的个人专业技能和临床经验,考虑患者的主观愿望,对患者作出的医疗决策,旨在传播和更新医学各领域的系统评述结果,提高医疗保健干预措施的效率,合理利用卫生资源,提高卫生管理部门决策的科学性,最终达到改善患者的诊疗结果,促进疗效与效益的高度统一。循证医学实践的重要观点如下。

(1) 重点是临床干预效果,但并不排斥基础研究的重要性。

(2) 强调 RCT、SR 的重要性,但决不排斥设计良好的非随机对照研究所获得的证据。

(3) 强调科学的证据,但并不排斥专家的临床经验。

# 第八章 动物实验方法

**导学**

(1) 掌握动物实验的意义。

(2) 熟悉常用的实验动物及分级;常用的中医病证动物模型。

(3) 了解实验动物的遗传学分类;建立动物模型的常用方法。

人类疾病的发生发展十分复杂,以人本身作为实验对象来深入探讨疾病发生机制,往往在伦理上和方法上受到限制。而借助于动物模型的间接研究,可以有意识地改变那些在自然条件下不可能或不易排除的因素,以便更准确地观察模型的实验结果并与人类疾病进行比较研究,有助于更有效地认识人类疾病的发生发展规律,研究防治措施。因此,实验动物(animal)、设备(equipment)、信息(information)和试剂(reagent)是生命科学实验研究中具有同等重要地位的四个基本要素,简称为AEIR要素。

## 第一节 动物实验概述

动物实验(animal experiment)指为了获得有关生物学、医学等方面的新知识或解决具体问题而使用动物进行的科学研究。一般来说,中医动物实验研究可分为中医基础实验和中药药理实验两大类。中医基础实验主要是用动物实验的方法研究中医基础理论,包括中医的藏象理论、经络理论、病因病机理论、诊断辨证理论、治则治法理论等。其中治则治法理论的动物实验与中药药理实验有类似之处,但治则治法理论的实验重点是阐明治则治法的理论,特别是与中医基本理论间的联系;中药药理实验则主要在于说明某味中药或某个方剂所具有的治疗作用。

### 一、动物实验的意义与特点

**1. 动物实验的意义**

(1) 为临床试验奠定基础:医学科研内容广泛,处理因素复杂,以动物为"人的替身"进行各种研究,可以最大限度地保护人体的安全。通过动物实验获取的资料,在许多情况下是临床试验顺利开展的必要条件。

(2) 便于深入揭示微观变化:以动物为对象进行研究,便于从更深层次观察机体的微观变化,有利于深刻揭示疾病的本质和药物的治疗机制。如通过观察动物局部或体内微循环的变化,可以从一个侧面阐述中医血瘀证的实质。

(3) 缩短研究周期:有些动物生命周期很短,或者通过建立动物模型的方法,在较短时间内就能获得大量所需样本,从而有效缩短了科学研究的周期。

**2. 动物实验的特点**

(1) 实验条件可严格控制:由于动物实验的受试对象在整个实验进程中均处于实验者的完全掌握之下,所以实验条件可以严格控制,不仅大大减少了影响因素的干扰,而且提高了实验结果的可靠性。

(2) 处理因素可自由选择:任何预防或治疗措施,在尚未确定其对机体有益无害前,均不允许应用于临床;所有新的药物在临床应用前,都必须通过动物实验确定疗效及不良反应;所有新的治疗手段,也必须通过动物实验掌握操作技能,并明确其可行性和有效性,因此,对于某些疾病的病因研究,动物实验往往是唯一的方法。

(3) 实验资料可充分获取:在动物实验中,几乎可以不受限制地获得反映实验效应的所有资料,因而,可对处理因素的机理分析提供重要依据。

(4) 实验动物可有目的培育:动物实验可以根据研究目的培育所需动物,如基因型明确的纯系、有各种遗传缺陷的特殊品系等,为临床各类疾病的研究提供了极大的方便。此外,多数动物传代比人类快,所以可在较短时间内获得所需数量的实验动物。

### 二、常用的实验动物及分级

**1. 常用实验动物**

(1) 小鼠(mouse):在哺乳类实验动物中小鼠用途最多、用量最大。一般常用白化(albin)品种。小鼠广泛用于药物评价和毒性试验，几乎可用于所有疾病的研究，以及遗传学、生殖医学、免疫学、移植、新化合物的筛选等研究。

（2）大鼠（rat）：大鼠无胆囊，胆总管较粗大，肝脏有很强的再生能力，神经系统较发达。大鼠对营养性缺乏症很敏感，所以常使用大鼠进行维生素、氨基酸类、钙磷缺乏性疾病的研究，还常用于传染病、支气管肺炎、甲状旁腺病变、肝癌、淋巴腺炎、多发性关节炎、中耳疾病和迷路炎及代谢性疾病、肿瘤和行为学的研究。生殖生理研究中也常选大鼠进行排卵和阻断排卵的实验。

（3）豚鼠（cavia porcellus）：在啮齿类实验动物中豚鼠的妊娠期最长，适用于药物对胎儿后期发育影响的研究。豚鼠不能自行合成维生素C，对其缺乏十分敏感，是研究实验性坏血病和维生素C生理功能的理想动物模型。豚鼠易于致敏，对多种抗生素类药物非常敏感（如对青霉素极为敏感），是研究过敏性哮喘和过敏性休克，以及研究抗生素的良好动物模型。豚鼠有敏感的耳蜗，可用于听觉和内耳疾病的研究。此外，豚鼠还常用于各种感染性疾病的研究，如结核病、炭疽和钩端螺旋体病等。

（4）地鼠（hamster）：用作实验动物的地鼠有金黄地鼠（golden Hamster）和中国地鼠（chinese hamster）两种。金黄地鼠有一个颊囊，缺少组织相溶性抗原，适用于肿瘤移植、抗癌药物筛选和观察微循环等。金黄地鼠最适合诱发支气管肺癌和肺肿瘤，而且，因其对维生素缺乏敏感，又常用于维生素A、维生素$B_2$、维生素E缺乏症的研究。中国地鼠妊娠期较短，平均15天左右，常用于畸胎学的研究。此外，肺炎、多白喉、结核病、狂犬病、流感和病毒性脑炎等多种疾病的研究也常选用地鼠。

（5）兔（rabbits）：兔对多种热源敏感，易于出现发热反应，是进行药品热源检验和解热药物研究的首选动物。兔的眼球大，便于手术操作和观察，是眼科研究的常用动物。同时，兔具有刺激性排卵的生物学特性，常用于避孕药的研究。此外，兔还是心脏外科、高血压、动脉硬化、关节硬化、传染病等研究的良好动物。

（6）狗（dog）：狗的中枢神经系统较为发达，容易驯化，耐受力较强。狗缺乏汗腺、精囊、尿道球腺和唾液中的淀粉酶，食管全部由横纹肌构成，并有一个双分泌的胰脏。狗在医学领域内主要用于实验外科学研究，适用于研究条件反射的高级神经活动及实验外科手术。狗的一些病毒性疾病与人类相似，尤其狗的神经系统和脑病毒感染更近似于人，因而是此类疾病研究的常用动物。狗还常用于磺胺药物代谢的研究，各种新药临床前的毒性实验等。

（7）猫（cat）：猫具有极敏感的神经系统，头盖骨和脑的形状固定，是脑神经生理学研究的理想实验动物。猫有稳定的血压，血管壁坚韧，心搏力强，常用于研究药物对循环系统的影响。同时，猫有高度发育的虹膜，适用于分析药物对交感神经和节后神经节的影响。此外，猫还用于神经反射、对光和声的感觉以及弓形体病和葡萄球菌肠毒素等方面的研究。

（8）小型猪（miniature pig）：小型猪在解剖学、生理学及疾病发生机理等方面与人类有很多相似之处，已用于心血管系统、消化系统、烧伤、肿瘤、口腔科、血液病、遗传病、营养代谢病、新药评价等多方面的研究。猪的皮肤组织结构与人相似，是烧伤研究的首选实验动物。此外，小型猪还是人类异种移植的常用供体。在中医动物实验中，可用小型猪观察舌苔的变化。

（9）猴（monkey）：猴是灵长目动物，在所有实验动物中，其解剖学和生理学特征最接近于人类，多用于行为学方面的研究。猴的主要组织相容性抗原与人的主要组织相容性抗原相似，因此，也是研究人类器官移植的重要实验动物。此外，猴还用于毒性和药物代谢方面的研究。但应注意，正因为猴与人类非常近似，所以人与猴之间有些疾病可以互相传染，如艾滋病、细菌性痢疾、肺结核、阿米巴性痢疾，在饲养和使用时应加强防护。

**2. 实验动物分级** 参照国际标准和我国实际情况，我国将医学实验动物按微生物寄生虫存在情况分为四级：

一级：普通动物（conventional animal，CV），不携带主要人兽共患病原体、体外寄生虫和动物烈性传染病病原。

二级：清洁动物（clean animal，CL），除CV级排除的病原外，不携带对动物危害大和对科研干扰大的病原。

三级：无特定病原体动物（specific pathogen free animal，SPF），除应排除CV、CL级病原外，不携带主要潜在感染或条件致病病原和对科学研究有干扰的病原。

四级：无菌动物（germ free animal，GF）和悉生动物（gnotobiotic animal，GN），GF不携带任何使用现有方法可检出的微生物（即一切生命体）；GN是在GF体内植入一种或数种已知的微生物。

## 三、实验动物的遗传学分类

**1. 实验动物的品系** 动物的品系是在遗传变异和自然选择的条件下形成的，即使同一种属的动物，也有不同的品系。而且，经过杂交之后，又使不同个体之间基因型、表现型的离散倾向更加明显，这一现象对医学实验是不利的。因此，为了减少、避免因动物自身的差异影响动物实验的结果，长期以来，经过人工培育和人工改造，已经培育出了各种纯系动物。例如，小鼠迄今已育成300多个纯系，大鼠已育成100多个纯系，家兔已有20多个纯系。此外，根据实验目的和要求的不同，人们还利用杂交优势培育了杂交一代动物、封闭群动物等。并通过有目的地保留一些具有特殊遗传异常的品系，培育出了许多易于自然发生某些疾病的突变系动物。应当注意，同一种属但不同品系的动物，在有些方面的差异可能相当显著。

**2. 实验动物的遗传学控制分类**　实验动物遗传学质量控制，是实验动物标准化的主要内容之一。通过遗传育种和遗传监测，可以培养适合不同实验目的的健康动物品系。实验动物根据其遗传特点和基因纯度的差异，主要分为近交系、封闭群、杂交群、突变系四类。

(1) 近交系(inbred strain)：动物通过连续20代以上全同胞兄妹、亲子、堂兄妹交配培育而成的种系，称为近交系动物或纯系动物。近交系动物群体基因达到高度的纯合和稳定，近交系数可达98.6%以上，是目前医学研究中应用最广泛的动物。例如，C57BL、C3H、BALB/C、A/He小鼠，ACI、F344、AGUS、SHR、BN大鼠等。近交系动物个体差异小，对处理因素有较相同的反应，实验结果均一性较高，因此可以大大减少样本量。同时，近交系动物个体之间组织相容性抗原一致，对异体移植不产生排斥反应，是组织细胞或肿瘤移植实验中最为理想的实验动物。此外，近交系动物隐性基因纯合性状暴露，易于获得一些先天性畸形及高肿瘤发病的动物模型。

(2) 封闭群(closed colony)：5年以上不从外部引入新个体的条件下，在群体内以非近亲交配方式连续繁殖4代以上的种群，称为封闭群。封闭群动物具有遗传杂合性，有较强的繁殖力和抗病力，群内基因能保持稳定。并且，饲养成本低，可大量供应，因而广泛应用于医学研究的各种动物实验。例如，实验中常用的Wistar大鼠、SD大鼠、ICR小鼠、昆明种(KM)小鼠、NIH小鼠、LACA小鼠、Dunkin Harleg豚鼠、青紫兰兔、新西兰兔、大耳白兔等都属于此类。

(3) 杂交群(hybrid colony)：两个不同近交系杂交所产生的第一代动物，称为杂交群。因其为系统杂交后的第一代，所以亦称为杂交一代动物或F1动物(first filial generation)。杂交群具有杂交优势，很大程度上克服了因近亲繁殖引起的衰退现象，有较强的抗病能力。在医学研究中，可用于各种长期慢性实验。如营养、药物、病原和激素的生物评价，以及移植、免疫、发育生物学研究等。

(4) 突变系(mutant strain)：当动物的正常染色体基因发生变异，出现了某种遗传突变时，通过人工培育的方法将这些突变基因保留下来培育成的品系，称为突变系动物。由于突变系动物保持了某些特殊的突变基因，因而，成为最为常用的人类疾病动物模型。如肥胖症和糖尿病小鼠、白血病小鼠、肌萎缩症小鼠、侏儒症小鼠、高血压大鼠、白内障大鼠、裸鼠、尿崩症大鼠等。此外，也广泛用于移植和免疫学的研究。

## 四、健康动物的识别及动物实验的负面影响

**1. 健康动物的识别**　医学动物实验除了使用疾病模型的实验外，均应选用健康状态良好的动物，这是客观反映实验结果的必要保证。尽管"健康"的标准随实验的要求和客观条件可能有些出入，但一般所说的健康动物，应外观正常(无畸形、外伤、皮肤感染等)、营养状态良好(体质量不低于该年龄应达到的标准，毛发清洁、光泽等)、行为正常(反应不迟钝亦不亢进，步态无异常)等。对于慢性实验的动物，尤其是大动物，还应对每只动物作全身仔细的健康检查，主要检查项目包括眼、鼻、皮肤、头部、胃肠道、神经系统、生理状况(动物的体温、心跳、心率、呼吸、血象、肝肾功能)等。

**2. 动物实验的负面影响**　尽管许多动物实验对于人类医疗保健具有重要性，但这些实验毕竟直接导致了大量动物的丧生和痛苦，何况其中有相当多的实验本来是不必要的，是可以用其他方法代替的。随着人们对于动物权利和福利观念的不断认同，动物实验的这些负面效应暴露得也越来越明显了。

# 第二节　动物模型概述

医学研究的最终目的是防治人类的疾病，要保证实验研究准确无误、更接近真实，就必须选择恰当的动物模型。因此，建立动物模型是动物实验取得成功的关键。

## 一、动物模型的分类与建立动物模型的基本原则

**1. 动物模型的分类**　动物模型主要指疾病的动物模型，根据疾病发生的原因，大致可分为以下两类。

(1) 自发性动物模型(spontaneous animal models)：指实验动物在未施加任何人为处理因素的情况下，自然发生的疾病。其中包括突变系动物的遗传疾病和近交系动物的肿瘤模型等。自发性动物模型对研究人类疾病具有非常重要的价值，由于动物自发性疾病的发生、发展与人类疾病有很高的相似性，所以研究结果比一般动物模型具有更强的说服力。

(2) 诱发性或实验性动物模型(experimental animal models)：指运用生物或理化、手术等方法建立的动物模型。

即通过有意识的人为处理，使动物的组织、器官或全身出现损害，从而表现出类似于人类疾病的功能、代谢或形态结构的病变。目前常用的动物疾病模型大多属于此类。诱发性或实验性动物模型的主要优点是：可以在短时间内取得条件一致、数量较大的动物模型，并能严格控制各种处理因素，使建立的疾病模型适合研究目的的需要。同时，利用这些动物疾病模型进行医学研究，可以避免某些人类疾病发生发展缓慢、潜伏期长，病因多样，经常伴有各种其他疾病干扰等因素的影响，降低其研究的难度。因此，对于研究人类各种疾病的发生、发展规律和中医药的疗效机制等，是极为重要的方法和手段。

**2. 建立动物模型的基本原则**

(1) 相似性与简单性统一(similarity and simplicity unity)：相似性指就研究目标而言，实验动物和人有相类似的反应。人和动物虽然在基本生命过程中具有共性，但因种属的区别，解剖、生理特征不同，同一致病因素易患性程度不同，对同一药物的反应性也就有明显差异。例如，冷血动物体温变化很大，就不能用作发热的动物模型。狗没有汗腺，不能用作研制汗证或验证发汗药(或止汗药)的动物模型。同时，由于每一种病理变化均可能有多种不同的反应，尤其是中医的病证更是具有相当的复杂性，所以在动物模型中不可能、也不必要完全与之相同，而应抓住其主要特点，使其简单明了，通过比较简单的模型来表述其主要特征。

(2) 可验证性(verifiability)：动物模型是否具有与原型本质上的相似性与合理性，需要通过实验加以验证，要求既与之相似又能够重复。如中医证候的动物模型，其主要症状和体征必须与临床相似，病理反应也基本一致，并可通过相应药物治疗得以恢复健康进行反证。同时，除研制者外，其他科研工作者按此方法操作，也能够建立同样的动物模型。此外，该动物模型的验证指标，应具有定性和定量相结合的特点。

(3) 可变换性(transformability)：成功、完善的动物模型应当是一个开放系统，能够解析和重构，随着技术和检测指标的发展，模型的模拟性能也能不断地向理想化逼近。

## 二、建立动物模型的常用方法

**1. 感染致病微生物** 以各种致病微生物感染动物，可造成各种感染性疾病的动物模型。如用金黄色葡萄球菌、伤寒杆菌、巴氏杆菌等复制相应疾病的模型(多属中医温病)，用流感、副流毒病毒复制感冒及肺炎模型(中医表证、肺热证模型)，用肝炎病毒复制肝炎模型等。

**2. 药物和化学试剂** 即利用中西药物、生物制剂、化学试剂等建立各种病证的动物模型。如运用泻下药、苦寒清热药等建立脾虚证动物模型，用各类激素建立肾虚证、脾虚证动物模型，用利尿剂建立阴虚证动物模型，用免疫抑制剂建立免疫功能障碍动物模型，用动物的抗血清建立过敏性疾病动物模型，用四氯化碳建立肝损伤动物模型等。

**3. 改变生活环境和饮食条件** 实验动物的饲养有严格的标准，有目的地改变其生活环境和饮食要求，可以建立各种动物模型。如用高温、高湿的环境因素建立温病湿热证或发热动物模型，用烟雾吸入法建立肺虚证动物模型，用限制活动或激怒的方法建立肝郁证动物模型，用高脂食物建立高脂血症动物模型，用过度营养法建立厌食证动物模型等。

**4. 手术损伤** 以手术造成动物损伤的方法建立动物模型。如用切除部分肾脏法建立慢性肾衰竭动物模型，用血管结扎法建立脑缺血动物模型等。

**5. 其他** 如用肿瘤细胞接种法诱发肿瘤动物模型，以放射线照射法建立衰老动物模型，以自体血凝块注入法建立中风动物模型等。

## 三、常用的中医病证动物模型

**1. 疾病模型的类型** 疾病模型有多种类型。按其对象或材料可分为动物模型、细胞模型、微生物模型、数学模型等；按其复制形式有自发性疾病模型、实验诱发性模型等；按其用途分有机制性疾病模型、疗效性疾病模型等。

**2. 疾病模型的用途** 人类疾病模型在医学科研中有着广泛的用途：① 探讨和揭示疾病的发病因素、发病机制、病理变化和病程转归；② 探讨或寻求新的诊断和治疗方法；③ 筛选和研制新药。

**3. 成为疾病模型的条件** 能否作为人类疾病模型，必须具有三个条件：① 必须反映现实原型的本质特征或关系；② 能对所研究的问题进行定性、定量分析；③ 在模型上得出的结果能用在原型中解决实际问题。

**4. 常用的中医病证动物模型** 在中医科研领域中，建立中医病证动物模型的目的是从中医学角度探索人体的生命现象、疾病规律和治疗方法。所以，建立中医病证的动物模型，要以中医理论为指导，以整体观念为核心，采用多方法、多途径模拟中医的致病因素。目前常用的中医病证动物模型大致分为以下三类。

(1) 中医证候动物模型：中医认识疾病常以“证”的形式概括，因此证候也就成为研究治则、治法的基础。在中医实验研究中，“证候”动物模型的研究是起步最早、最有中医特色的内容。经过几十年的实践，已经建立了各种中医证候的动物模型，如肾虚证、脾虚证、肝郁证、阴虚证、阳虚证、气虚证、血虚证、阳明腑实证、卫气营血分证等，并进行了中医证候实质以及药物作用机制的实验研究。但迄今为止对证候的病理本质尚未探明，即缺乏证候原型本质特征的参比，因此中医证候动物模型尚需作长期的探索和积累。

(2) 疾病动物模型：指以中医学疾病名称称谓的动物模型。如中风模型等。此类动物模型大多采用或参照相对应的现代医学疾病动物模型的复制方法，或在造模因素上稍加改进。

(3) "证"病结合动物模型：指具有中医某些证候特点的现代医学疾病动物模型，如肾阴虚型高血压模型、肾阳虚型高血压模型、脾阳虚型肝损伤模型、脾气虚型慢性萎缩性胃炎模型、肝郁型胃溃疡模型等。

**5. 建立动物模型的注意事项**

(1) 实验动物毕竟与人类有较大差距，动物实验获得的结果是否完全适用于人类，对此必须持审慎的态度，最后的结论必须参照临床试验和临床调查的结果。尤其对中医病证而言，单纯动物实验很难反映其复杂性和综合性。所以，在中医学的科研领域，更加强调和推崇动物实验与临床试验相结合的研究方法。

(2) 中医的精髓是望、闻、问、切四诊合参，辨证论治。但是，望、闻、问、切在动物实验中是难以做到的，此外，中医病证动物模型也较难复制。例如，西医复制一个感冒的动物模型很容易，但是，中医感冒分为风寒、风热等类型，而且不同感冒的不同阶段其性质都是不同的，这些模型很难建立与复制。

(3) 随着社会进步和科技发展，实验动物科学越来越重视实验动物的福利与保护，动物实验的替代原则已经成为实验动物科学发展的国际趋势和当今医学实验中被广泛关注的重要准则，它不仅可以提高动物实验的质量，而且能够使实验结果更加准确、可靠。替代的核心内容是3R——减少(reduction)、替代(replacement)和优化(refinement)，即通过精心设计实验方案，尽可能地减少实验动物的使用量；以低等生物或实验材料替代活体动物进行实验；优化动物的生存质量。

# 第九章 临床试验

**导学**

(1) 掌握临床试验的基本模式、特点和设计原则。

(2) 熟悉临床试验实施的相关问题;随机对照临床试验研究文献的质量评价原则与方法;实用性临床试验的构成要素及特点;RWS 的概念与用途。

(3) 了解随机对照临床试验的 CONSORT 声明的内容;RWS 与 PRCT 及 SCRCT 的区别。

临床试验(clinical trial)指任何在人体(患者或健康志愿者)进行药物的系统性研究,以证实或揭示试验药物的作用、不良反应及(或)试验药物的吸收、分布、代谢和排泄,目的是确定试验药物的疗效与安全性。临床试验考虑的基本问题是: 问题是什么? 目标人群是谁? 干预手段是什么? 干预手段的效力如何评估? 因此,临床试验必须做到试验过程规范、结果科学可靠、符合伦理学要求,保护受试者的权益并保障其安全。

## 第一节 临床试验概述

### 一、临床试验的相关概念

**1. 临床试验的基本模式** 临床试验的一般模式参见图 9-1。

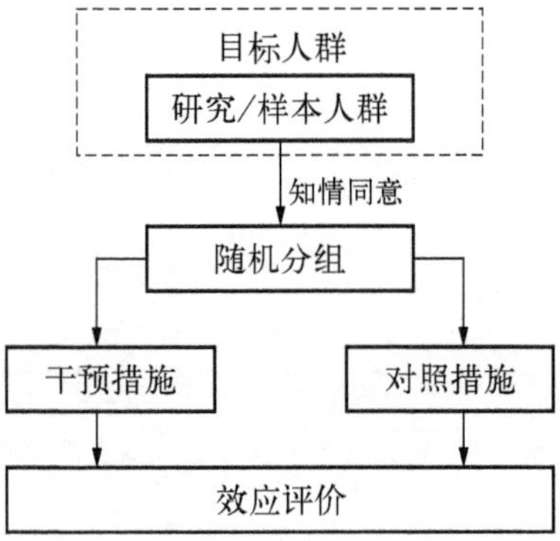


图 9-1 临床试验模型

**2. 临床试验的基本特点**

(1) 伦理性: 临床试验必须遵循《赫尔辛基宣言》和国际医学科学组织委员会颁布的《人体生物医学研究国际道德指南》的道德原则。保护受试者的权益并保障其安全性是《药品临床试验管理规范(good clinical practice,GCP)》的第一目的,GCP 规定,凡是参加临床试验的医疗机构应成立伦理委员会(ethic committee),所有受试者均应知情同意(informed consent)。

(2) 研究对象的复杂性: 临床试验结果往往受病证类型、社会心理状态、治疗经历、患者的特征和是否合并用药等内外环境等多种因素的影响和干扰。

(3) 干预措施的安全性与有效性: 临床治疗的药物或治疗措施包括诊断性措施,要有确实的临床试验前的科学依据,或临床实践证明对患者是安全和有效的方可进行立题研究。

(4) 试验结果的不可预知性: 由于个体差异的存在,不可避免地导致疾病的发展和转归会因人而异。此外,临床试验设计的缺陷常会造成试验者在临床试验中不一定能遵从试验要求和规定,可能出现自行中止、退出试验而"失访",甚至违反试验方案的情形,依从性低,影响试验结果。

**3. 临床试验的设计原则**

(1) 随机(randomness): 将研究对象机会均等地分配到试验组和对照组,以保证两组具有相似的临床特征和预后因素,使组间具有可比性。通常采用随机程序等完全随机工具进行随机分组和随机安排试验的顺序。

(2) 对照(control): 指在调查或试验过程中确立可供相互比较的组别,其目的在于控制各种混杂因素、鉴别处理因素与非处理因素的差异,消除和减少试验误差,提高研究结果的真实性和可靠性。

(3) 盲法(blinding): 指为了避免试验的执行者与受试者甚至资料分析者一方或多方主观偏性的影响,使其不知道研究对象的分组情况,接受的是试验措施还是对照措施的试验方法,目的是减少由于研究者、研究对象(受试者)及资料分析者的主观偏性影响。

**4. 临床试验设计的特点**

(1) 前瞻性研究: 前瞻性研究的特征是直接跟踪受试对象。这些对象不一定从同一时间开始跟踪,但必须从一个确定的起点开始跟踪。因此,单纯回顾性的病例分析并不是临床试验,因为它没有从一开始就直接观察。同样,临床流行病学调查中的病例对照研究不是临床试验,因为它也是回顾性的研究。

(2) 必须施加处理因素：临床试验中必须有一种或多种处理因素。单纯跟踪无处理因素的对象，只能了解疾病的自然发展历史，这是观察而不是试验，不属于临床试验的范畴。

(3) 必须有对照：对照的目的是使处理的效应可与之比较。在开始试验时，对照组和试验组在有关各方面必须相当近似，这样最后的组间差别才能归之于处理的效应。在临床试验中，可以用接受安慰剂或不接受任何处理者作对照，也可用接受当时认为是标准的治疗者作为对照。

(4) 以人为对象：临床试验是以人为对象，因此，必须考虑对象的安全及某些伦理问题。和动物实验不同，试验者必须取得对象的配合。但由于各种原因，临床试验常常难以保证受试对象自始至终完全遵从试验的要求，较难得到"纯"的处理组或对照组。

**5. 临床试验的基本类型**

(1) 探索性试验(exploratory trials)：主要目标是寻找是否存在其风险/效益比可接受，用法与用量安全有效的药物，同时也要确定可能由该药受益的特定对象及使用适应证。为达到以上总体目标，需要设计一系列的临床研究。

(2) 确证性试验(confirmatory trials)：指事先提出假设并对其进行检验的随机对照试验，以说明所开发的药物对临床是有益的。因此，对涉及药物临床有效性和安全性的每一个关键性的问题需要通过一系列确证性试验予以充分的回答，为药物有效性和安全性提供有力证据。

## 二、临床试验实施的相关问题

**1. 标准作业程序(standard operation procedure，SOP)** 是描述某一事件标准操作步骤和要求的统一的格式，用来指导和规范日常的工作。并非随便写出来的操作程序都可以称作 SOP，而是尽可能地将相关操作步骤进行细化、量化和优化后，在当前条件下可以实现的最优化的操作程序设计。例如，2001 年国际针灸研究专家针对针灸临床试验设计和报告中存在的主要问题，制作了《针灸临床试验干预措施报告的标准》(standards for reporting interventions in clinical trials of acupuncture，STRICTA)，共有 6 个条目，包括报告针刺治疗的合理性、针刺的细节、治疗方案、辅助干预措施、实施针刺治疗者的资历以及对照干预的类型。

新药临床试验的 SOP 体系参见表 9－1。

**表 9－1 新药临床试验的 SOP 体系**

| 序号 | 名　　称 | 序号 | 名　　称 |
|---|---|---|---|
| 1 | 标准操作规程(SOP) | 16 | 研究者选择的 SOP |
| 2 | 制订 SOP 的 SOP | 17 | 研究人员培训的 SOP |
| 3 | 药物临床试验方案设计 SOP | 18 | 试验用药品准备 SOP |
| 4 | 受试者知情同意 SOP | 19 | 临床试验急救药品 SOP |
| 5 | 原始资料记录 SOP | 20 | 药品接受、保存、分发、清点和回收 SOP |
| 6 | 试验数据记录 SOP | 21 | 试验用药品使用 SOP |
| 7 | 病例报告表记录 SOP | 22 | 受试者的入选 SOP |
| 8 | 不良事件及严重不良事件处理的 SOP | 23 | 机构质量监查员质量监查 SOP |
| 9 | 严重不良事件报告 SOP | 24 | 设盲和破盲的 SOP |
| 10 | 实验室检测及质量控制 SOP | 25 | 盲底保存的 SOP |
| 11 | 对各药物临床试验专业的质量控制 SOP | 26 | 临床研究总结报告撰写的 SOP |
| 12 | 新药临床试验 SOP | 27 | 资料保存和档案管理 SOP |
| 13 | 药品Ⅰ期临床试验 SOP | 28 | 仪器使用和管理的 SOP |
| 14 | 药品Ⅱ期、Ⅲ期临床试验 SOP | 29 | 临床试验保密的 SOP |
| 15 | 研究者手册审核的 SOP | | |

**2. 人员培训(personnel trains)** 目的是统一认识，全面细致解读研究方案，严格执行 SOP，避免试验过程中产生各种不必要的偏倚，提高研究质量。

**3. 质量控制(quality control)** 是方案实施过程的关键问题，一般指用以保证与临床试验相关活动的质量达到要求的标准操作规程(standard operating procedure，SOP)。例如，数据管理中的质量控制包括：① 计算机保密和权限；

② 修改痕迹追踪；③ 双份录入和校对；④ 逻辑检查。统计分析中的质量控制主要采用统计分析计划（statistical analysis plan，SAP）的形式，从更加技术性和更加详细的角度对临床试验中的统计分析作出规定。

**4. 知情同意书（informed consent form，ICF）** 是向受试者告知一项试验的各个方面情况后，受试者自愿确认其同意参加该项临床试验的过程，须以签名和注明日期的ICF作为文件证明。研究者须向受试者说明试验性质、试验目的、可能的受益和危险、可供选用的其他治疗方法以及符合《赫尔辛基宣言》规定的受试者的权利和义务等，使受试者充分了解后表达其同意（语言要通俗，对于不良反应要充分说明）。

**5. 病例报告表（case report form，CRF）** 人用药物注册技术要求国际协调会议（International Conference on Harmonization of Requirements for Registration Pharmaceuticals for Human Use，ICH）对CRF的定义是：一种印刷的、可视的或者是电子版的文件，用于记录试验方案要求的每位受试者的所有信息，向申办者报告。CRF分为两种类型：

（1）书面CRF：书面CRF的版式主要有书式（book type）、分册书式和就诊分册式（visit type）。目前，临床试验开始采用电子数据获取系统（electronic data capture，EDC），具有实时数据存取、在线数据管理、无纸化等优点。

（2）电子CRF（e-CRF）：临床数据交换标准协会（clinical data interchange standards consortium，CDISC）对e-CRF的定义为：① 根据试验方案设计的，可用于稽查的电子记录，用来记录试验方案要求的每位受试者的信息，向申办者报告；② CRF中的数据项与它们的关联的注释、注解与签名形成电子化的链接。

近年来，随着EDC的普及，e-CRF往往与EDC相提并论，但两者是有区别的。EDC是收集电子的而非书面格式的临床试验数据的一项技术。

**6. 多中心试验（multicentre trial）** 指由一个单位的主要研究者总负责，多个单位的研究者合作，按同一个试验方案同时进行的临床试验。多中心试验是一种实践上可被接受、且更加有效地评价新药的方法。它的优点是可以在合理的时间内招募足够多的受试者，而且多中心试验为其研究结论的普遍性提供了良好的基础。

**7. 药物洗脱期（drug-eluting period）** 指原有药物的治疗作用在停药后的间歇期内被洗脱掉，包括治疗前的导入期和交叉试验设计中的药物清洗期。导入期（introduction）指在开始使用研究药物治疗前，受试者停用研究中不允许使用的药物，或服用安慰剂的一段时间。清洗期（washout period）指在交叉设计的试验中，第一阶段治疗与第二阶段治疗中间一段不服用研究药物，或者服用安慰剂的时期。

**8. 不良医学事件（adverse event，AE）** AE指患者或临床试验受试者接受一种药品后出现的不良医学事件，但并不一定与治疗有因果关系。

（1）AE的定义：必须具备三个要点：① AE是不良的医学事件，即需要同时具备“不良的”和“医学事件”两个要素。例如，某受试者在试验过程中与他人发生争执打架是否为AE？在打架的过程中受试者腿部骨折，是否为AE？根据AE的定义，打架本身不属于医学事件，但是如果受试者被打断了腿，骨折则属于不良的医学事件，故该事件应认定为AE。因此，受试者在临床试验过程中任何不良的、与临床研究不相关的医学事件都属于AE的范畴，包括车祸、外伤、溺水、电击等。② AE一定发生在临床试验开始后，按照《赫尔辛基宣言》和ICH GCP的伦理学要求，一般认为知情同意（inform consent，IC）和ICF的签署为试验的开始，因此，签署ICF后发生的不良的医学事件均为AE。③ AE不一定与试验药物有关系，AE与药物AR在概念上有区别。

（2）AE的分类：按发生AE的严重程度分为三类事件：

1）严重不良事件（serious adverse event，SAE）：指临床试验过程中发生需住院治疗、延长住院时间、伤残、影响工作能力、危及生命或死亡、导致先天畸形等事件。

2）重要不良事件（significant adverse event）：即在用药过程中发生的AE和血液学或其他实验室检查明显异常，并且这些AE和血液学或其他实验室检查明显异常必须采取针对性的医疗措施才能恢复正常。除SAE外，其他需要采取针对治疗的AE均属于重要不良事件。重要不良事件强调的是采取医疗措施（如停药、退出、调整剂量和对症治疗）。例如，在某心血管药物的临床试验中，某一受试者服药后出现呕吐的症状，若此症状可自行缓解，则此属于AE；若需停药并于门诊治疗，则属重要不良事件；假设呕吐不能自已，诊断为反流性食管炎等，患者住院治疗，则属于SAE。

3）非期望的不良事件（unexpected adverse event，UAE）：指所发生的AE在其前所有同类药物的临床试验中均未曾报道，即首次被发现的AE。若非期望的不良事件多次发生，很可能是非预期药物不良反应（unexpected adverse the reaction，UADR）。UADR是性质或严重程度与相应的试验药品资料不一致的药品不良反应。许多临床前研究无法预见的医学事件会在临床试验中出现。当多个受试者出现或多个试验单位报告该AE时，即有可能成为事实上与试验药品有关的证据。

(3) 判断 AE 是否与药物有关系的要点：① 与用药是否有先后关系？② 是否可由此药物所含成分推理出所出现的症状、体征？③ 是否有国内外文献已经报道？④ 能否用其他原因解释？⑤ 去应激反应结果。即先停药，看症状/体征是否改变。⑥ 再应激反应结果。即停药后若症状/体征减轻，可再服药看症状/体征可否重复。

(4) 不良反应的评定标准：国家食品药品监督管理局(State Food Drug Administration，SFDA)推荐的不良反应分析方法见表 9-2。

**表 9-2　不良事件与试验药物的相关性**

| | 肯定有关 | 很可能有关 | 可能有关 | 可　疑 | 不可能有关 |
|---|---|---|---|---|---|
| 与试验用药有合理的时间顺序 | + | + | + | + | − |
| 已知的药物反应类型 | + | + | + | − | − |
| 停药后反应减轻或消失 | + | + | ± | ± | − |
| 再次给药后反应反复出现 | + | ? | ? | ? | − |
| 无法用受试者疾病来解释 | + | + | − | ± | − |

(5) AE 的记录：内容包括 AE 发生的起止时间、频次、症状/体征、程度的描述，以及是否采取了相应措施。采取的措施包括对原使用药物是否调整剂量/停用，采取了哪些医疗措施？AE 的结局是什么？有关 AE 的医学文件均应记录在原始文件中，包括实验室检查的通知单(如 X 线检查、心电图等)和检查结果报告单。如受试者因为试验结束或受试者出院等而无法继续接受研究者的治疗，研究者应将受试者的病例摘要(包括治疗安排和 AE 是否需要继续随访的说明等)交给负责继续治疗的医生。这些信息也要求记录在原始文件中。

(6) 对 AE 采取的措施：无论是否为 SAE，研究者均应确保所有发生 AE 的受试者均得到应有的医疗保护。对 AE 采取的措施包括：① 未采取措施；② 调整试验用药剂量/暂时中断研究；③ 由 AE 发生永久性停用试验用药物；④ 服用伴随药物；⑤ 采用非药物治疗；⑥ 住院/延长住院时间。

(7) AE 的统计分析：在临床试验结束时，所有 AE，无论是否判定为药物的不良反应，均要求作为安全性评价的重要内容而纳入统计分析。

(8) 常用的 AE 编码

1) 世界卫生组织药物不良反应术语集(WHO Adverse Drug Reaction Terminology，WHO-ART)。

2) 美国 FDA 不良反应术语集(Coding Symbols for a Thesaurus of Adverse Reaction Terms，COSTART)。

3) 日本不良反应叙词表(Japanese Adverse Reaction Thesaurus，JART)。

4) ICH 国际医学用语词典(Medical Dictionary for Drug Regulatory Affairs，MedDRA7.0)。

**9. 可能导致临床试验失败的原因**　原因很多，其中试验设计对于临床试验的成功与否起着极其重要的作用(表 9-3)。

**表 9-3　可能导致临床试验失败的原因**

| 可以控制的因素 | 较难控制的因素 |
|---|---|
| 拟解决的问题 | 样本大小 |
| 目标 | 数据分析方法 |
| 目标人群 | 结果的解释 |
| 研究的顺序性 | 入选速度缓慢 |
| 研究人员选择 | 中途退出 |
| 试验假设 | 受试者的依从性 |
| 随机化 | 不严格遵循剂量方案 |
| 对照 | 入选了不合格受试者 |
| 盲法 | 试验过程中合并用药 |
| 试验对象的入选/排除标准 | 测量的变异 |
| 受试者基线值变异 | 编码错误 |
| 剂量选择 | |
| 终点指标测定 | |

**10. 统计分析计划(statistical analysis plan，SAP)**　是对试验方案中描述的分析原则的更加技术性和详细的说明。临床试验结果应当依据方案中规定的 SAP 进行分析；如果试验方案有所修改，应该在报告中说明。对于盲法试验，在揭盲之后所作的任何变更都要在临床和统计报告中说明变更的理由。

**11. 统计分析报告(statistical analysis report)** 是统计分析研究过程中所形成的论点、论据、结论的集中表现。其主要内容为：① 试验概况，如试验题目，试验方法和种类，纳入、排除和剔除标准，分析集，评价指标，合并用药的规定等。② 统计分析方法，如统计软件、人员、方法，分析集、缺失数据的处理方法，检验水准，统计结果的表达等。③ 统计分析的结果，包括统计表、统计图，并用精确的统计学术语阐述受试者例数的分布、脱落理由列表、各分析集的判断理由表、基线的比较、疗效分析和安全性分析。

# 第二节 新药临床研究

## 一、新药的概念

新药系指我国未生产过的药品，包括国内外均未生产过的创制药品、国外已有生产或仅有资料报道的仿制药品以及由一般药品配制的新组方药品。已生产过的药品，凡增加新的适应证、改变给药途径和改变剂型的亦属新药管理范围。新药的概念有广义和狭义之分。广义的新药具有时间和空间的限制性，不同国家和不同时期对新药的定义有所不同。在我国，根据《中华人民共和国药品管理法实施条例》和《药品注册管理办法》，新药是指未曾在中国境内上市销售的药品，已上市药品改变剂型、改变给药途径者，按照新药管理。狭义的新药指具有疗效的新的化学物质。

## 二、药物分类

**1. 中药分类**

(1) 第一类：① 中药材的人工制成品；② 新发现的中药材及其制品；③ 中药材中提取的有效成分及其制剂；④ 复方中提取的有效成分。

(2) 第二类：① 中药注射剂；② 中药材新的药用部位及其制剂；③ 中药材、天然药物中提取的有效部位及其制剂；④ 中药材以人工方法在动物体内的制取物及其制剂；⑤ 复方中提取的有效部位群。

(3) 第三类：① 新的中药复方制剂；② 以中药疗效为主的中药和化学药品的复方制剂；③ 从国外引种或引进养殖的习用进口药材及其制剂。

(4) 第四类：① 改变剂型或改变给药途径的制剂；② 国内异地引种或野生变家养的动植物药材。

(5) 第五类：增加新主治病证的药品。

**2. 化学药品分类**

(1) 第一类：为首创的原料药及其制剂：① 通过合成或半合成的方法制成的原料药及其制剂；② 天然物质中提取的或通过发酵提取的有效单体及其制剂；③ 国外已有药用研究报道，尚未获一国药品管理当局批准上市的化合物。

(2) 第二类：① 已在国外获准生产上市，但未载入药典，中国也未进口的药品；② 用拆分、合成的方法首次制得的某一已知药物中的光学异构体及其制剂；③ 国外尚未上市的由口服、外用或其他途径改变为注射途径给药者，或由局部用药改为全身给药者(如口服、吸入等制剂)。

(3) 第三类：① 由化学药品新组成的复方制剂；② 由化学药品与中药新组成的复方制剂并以化学药品发挥主要作用者；③ 由已上市的多组分药物制备为较少组分的原料药及其制剂；④ 由动物或其组织、器官提取的新的多组分生化药品。

(4) 第四类：① 国外药典收载的原料药及制剂；② 中国已进口的原料药和(或)制剂(已有进口原料药制成的制剂；如国内研制其原料药及制剂，亦在此列)；③ 用拆分或合成方法制得的某一已知药物中，国外已获准上市的光学异构体及制剂；④ 改变已知盐类药物的酸根、碱基(或金属元素)制成的原料药及其制剂(此种改变应不改变其药理作用，仅改变其理化性质(如溶解度、稳定性等)，以适应贮存、制剂制造或临床用药的需要)；⑤ 国外已上市的复方制剂及改变剂型的药品；⑥ 用进口原料药制成的制剂；⑦ 改变剂型的药品；⑧ 改变给药途径的药品(不包括第二类新药之③)。

(5) 第五类：为已上市药品增加新的适应证者：① 需延长用药周期和(或)增加剂量者；② 改变或减少用药周期和(或)降低剂量者；③ 国外已获准此适应证者。

**3. 生物制品分类**

(1) 第一类：治疗用生物制品。包括未在国内外上市销售的生物制品；单克隆抗体；基因治疗、体细胞治疗及其制品；变态反应原制品；由人、动物组织或者体液提取，或者通过发酵制备的具有生物活性的多组分制品；由已上市销售生物制品组成新的复方制品；已在国外上市销售但尚未在国内上市销售的生物制品；含未经批准菌种制备的微生态制品；与已上市销售制品结构不完全相同且国内外均未上市销售的制品(包括氨基酸位点突变、缺失，因表达系统不同而产生、消除或者改变翻译后修饰，对产物进行化学修饰等）；与已上市销售制品制备方法不同的制品（例如采用不同表达体系、宿主细胞等）；首次采用DNA重组技术制备的制品（例如以重组技术替代合成技术、生物组织提取或者发酵技术等）；国内外尚未上市销售的由非注射途径改为注射途径给药，或者由局部用药改为全身给药的制品；改变已上市销售制品的剂型但不改变给药途径的生物制品；改变给药途径的生物制品；已有国家药品标准的生物制品。

（2）第二类：预防用生物制品。分为未在国内外上市销售的疫苗；DNA疫苗；已上市销售疫苗变更新的佐剂；由非纯化或全细胞（细菌、病毒等）疫苗改为纯化或者组分疫苗；采用未经国内批准的菌毒种生产的疫苗（流感疫苗、钩端螺旋体疫苗等除外）；已在国外上市销售但未在国内上市销售的疫苗；采用国内已上市销售的疫苗制备的结合疫苗或者联合疫苗；与已上市销售疫苗保护性抗原谱不同的重组疫苗；更换其他已批准表达体系或者已批准细胞基质生产的疫苗；改变灭活剂（方法）或者脱毒剂（方法）的疫苗；改变给药途径的疫苗；改变国内已上市销售疫苗的剂型，但不改变给药途径的疫苗；改变免疫剂量或者免疫程序的疫苗；扩大使用人群（增加年龄组）的疫苗；已有国家药品标准的疫苗等。

## 三、新药临床试验及其分期

**1. 新药临床试验**　指任何在人体（患者或健康志愿者）进行药品的系统性研究，以证实或揭示试验用药品的作用、不良反应或试验用药品的吸收、分布、代谢和排泄，目的是确定试验用药品的疗效与安全性。新药临床试验全过程包括方案设计、组织实施、监查、稽查、记录、分析总结和报告。新药的临床试验，需要申办者、临床药理学家、医学家、生物统计家、受试者等自始至终地通力合作，必须严格地按照SFDA颁布的《药品临床试验管理规范》有关规定进行。

**2. 新药临床试验的类型**

（1）优效性试验（superiority test）：显示试验药的治疗效果优于对照药，包括：试验药是否优于安慰剂；试验药是否优于阳性对照药；或剂量间效应的比较。

（2）等效性试验（equivalence test）：生物等效性（bioequivalency）指两个药学等同的药品，若它们所含的有效成分的生物利用度无显著差别，则称为生物等效。等效性试验的目的是确认两种或多种治疗的效果差别大小在临床上并无重要意义，即试验药与阳性对照药在治疗上相当。

（3）非劣效性试验（noninferiority test）：显示试验药治疗效果在临床上不劣于阳性对照药。

**3. 药物临床试验的分期**　国际上将药物临床试验分为四期：① 临床药理学毒理学研究；② 疗效的初步临床研究；③ 全面的疗效评价；④ 销售后的监测。SFDA将新药的临床试验分为四期（图9－2）。

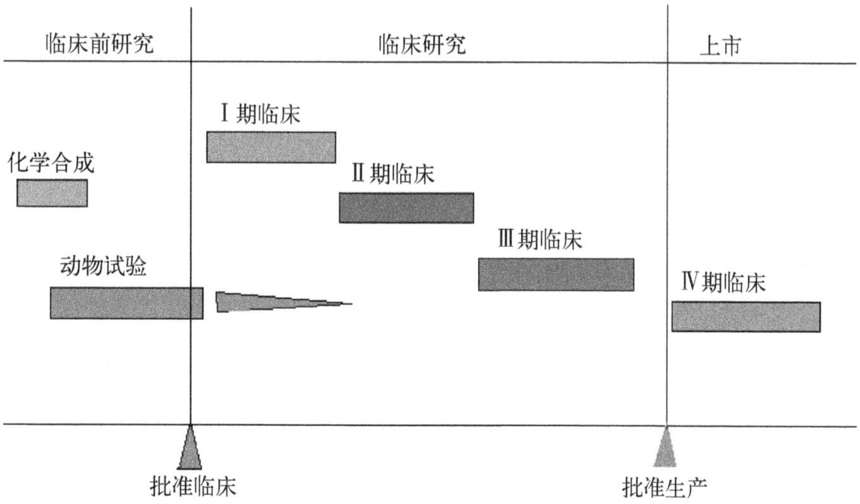


图9－2　药物临床试验的分期

（1）Ⅰ期临床试验：亦称临床药理学毒理学研究，是初步的临床药理学及人体安全性评价试验。包括人体耐受性试验和药代动力学试验，为给药方案提供依据。由于中药的特点，在无法进行药代动力学试验时，Ⅰ期临床试验主要是人体耐受性试验。主要目的是确定单一剂量，解决药物对人的安全问题。通常采用药物递增试验，估计在达到患者不能接受的毒性前的最大剂量。这种剂量称为最大耐受剂量（maximum tolerance dose，MTD）。

（2）Ⅱ期临床试验：是小规模的新药有效性及安全性的初步评价，并为Ⅲ期临床试验研究设计和给药剂量方案的确定提供依据。典型的Ⅱ期临床试验是探索性试验。目的是初步评价药物对目标适应证患者的治疗作用和安全性，筛选出有效药物，排除无效或毒性过大的药物，为Ⅲ期试验打基础。

(3) Ⅲ期临床试验：是为了进一步评价新药的疗效及安全性而扩大的多中心临床试验，是全面的疗效评价。在分析Ⅱ期临床试验所获数据的基础上，Ⅲ期临床试验应验证药物对目标适应证和人群是安全、有效的，并为受益与风险评价以及药物获准上市提供足够依据，同时为撰写药物说明书提供所需的完整的信息。目的是进一步验证药物对目标适应证患者的治疗作用和安全性，评价利益与风险关系，最终为药物注册申请获得批准提供充分的依据。

(4) Ⅳ期临床试验：是销售后的监测，是在研究结果经有关部门批准，新药在市场上市销售后的更广泛的实际应用过程中加强监测，在临床实际应用中继续考察疗效及不良反应以及长期的病死率和死亡率的研究。Ⅳ期临床试验可包括安全性研究、药物相互作用研究、流行病学研究等，对于药物使用的合理化具有积极作用。目的是考察在广泛使用条件下的药物的疗效和不良反应；评价在普通或者特殊人群中使用的利益与风险关系；改进给药剂量等。

## 第三节 随机对照临床试验研究文献的质量评价

临床疗效研究主要可分为随机化试验和非随机化试验两种基本类型。RCT 因其设计合理、论证强度高而被称为临床科研设计的黄金方案。但是，一些研究文献的 RCT 在研究设计和实施方面存在着一些问题，对其进行质量评价的目的在于提高 RCT 研究文献的质量。

### 一、评价原则

**1. 真实性评价(validity evaluation)** 评价文献报道的结果是否存在某种系统误差而导致虚假的结论。

(1) 随机分组：RCT 研究文献应当提供足够的信息以便于读者评价产生随机分配序列的方法，如使用随机数字表或使用计算机程序产生的随机数字。此外，还应报告随机序列表的隐藏方法，因为分配隐藏是一个防止分配结局被负责纳入研究对象的人预先知晓的严格过程。如果没有充分的分配隐藏，即使随机的分配序列也会被破坏，导致组间的可比性降低，夸大和削弱治疗研究效果，破坏研究结果的真实性。

(2) 随访情况：是否所有的研究对象均完成了随访是判断 RCT 真实性的重要依据。在有一定随访期的 RCT 中，研究对象的退出和失访是不可避免的。如果研究结果未考虑失访情况，结果则可能偏离真实。因为失访者和未失访者的干预效果可能是不同的，失访者的失访原因可能是发生了不良的后果，甚至死亡，若结果分析不包括这部分患者，临床干预效果将被过高地估价。

(3) 是否详细介绍了研究对象的情况：所有研究对象都应按同样的诊断方法得到确诊。诊断标准最好是国际公认的标准，如果该疾病目前尚无国际公认的标准，则可选国家标准或行业标准，自订诊断标准不利于研究结果的外推。除此之外，研究对象还要有一定的入选标准和排除标准，一般情况下，老人、儿童、妊娠期妇女等特殊人群应排除在研究之外。

(4) 是否报告了全部临床有关结果：临床结果包括疗效和安全性两个方面。故必须如实报告用药后的不良反应，以及因各种原因引起的死亡数，以便读者全面了解药物在临床应用后的实际情况。

(5) 随机分配入组的所有患者是否都进行了分析：由于患者的依从性的影响，试验可能出现“偏离研究方案”的情况，即一些患者未接受全程的正确干预，或者出现沾染、干扰现象。此时可采用意向性分析(intention-to-treat analysis，ITT)。

(6) 是否应用了盲法：当结局为主观指标时，对结局评价者施盲尤其重要。应当阐明谁处于盲态(如患者、医生、结局评价人员或数据分析人员)、盲法的机制(如胶囊或片剂)以及治疗特征的相似性(如外观、味道和服用方法)。手术、按摩等干预措施难以做到盲法比较，可以考虑对结局评价者或对数据分析人员施盲。

(7) 试验前各组间患者的基线情况是否一致：样本量是依据比较组间主要效应指标效应差进行的估算，带有一定的主观性。故作者应报告比较组间主要影响因素的均衡性比较情况，以增加研究结果的客观性、真实性。

**2. 重要性评价**

(1) 干预效果大小：临床常用比值比(*OR*)、相对危险度(*RR*)、相对危险度降低(*RRR*)、绝对危险降低(*ARR*)和需要治疗人数(number needed to treat，*NNT*)等测量干预措施的效果(参见第七章第二节)。

(2) 干预效果的精确度：治疗的总体效果是不可能准确得知的，研究者只能通过可信区间(confidence interval，*CI*)确定效应指标真实性的可信度范围。可信区间的宽窄与疗效估计精度成反比。

**3. 实用性评价** 实用性(applicability)评价主要考察研究结果是否适用于临床实际，是否可接受研究中的干预措施并产生相近的效果。如果结果可以应用于临床实践，还需评价干预措施所带来的效益及可能的风险。

（1）临床意义与统计学意义的考察：具有统计学差异的试验结果可能并不具有临床实际意义。统计学的差异只表明由于抽样误差所导致的比较组间有差别的概率是小概率事件，并不代表一定具有临床意义，反之亦然。专业意义与统计学意义的评价判断参见第七章第二节有关内容。

（2）干预措施的详细描述：包括干预的剂量、疗程、在什么情况下应用、有何不良作用和毒性、在什么情况下应调整剂量或中止干预等。

（3）病例的构成情况是否与临床实际相符：为了能够重复，疾病的类型、症状、体征、病情、年龄、性别等基线信息及重要临床特征应作详细说明。

（4）费效比及安全性：干预措施的费用及可能得到的益处即干预效果的比例是否恰当，如果一项干预措施的实施成本过高，而患者由此获得的收益较小，也不宜在临床上推广。此外，还需分析干预措施的安全性，即由此可能产生的对患者直接或间接的伤害，可通过干预措施利弊比值比（likelihood of being helped vs. harmed，*LHH*）评价。

## 二、评价方法

Cochrane 协作组推荐使用偏倚风险表（risk of bias' table）进行随机对照临床试验文献质量评估。该偏倚风险表包括随机化分组、分组隐藏、盲法、结局数据不全、选择性结局报告和其他偏倚来源等六大项（表 9-4、表 9-5）。

**表 9-4　单个研究及多个研究中主要结局指标偏倚风险的总体评估方法**

| 偏倚风险 | 解　释 | 单个研究 | 多个研究 |
|---|---|---|---|
| 低风险 | 可能的偏倚不太可能真正地改变结果 | 所有关键点均为低风险 | 从研究中得到的大部分信息都处在低风险中 |
| 不清楚 | 可能的偏倚增加了研究结果的不确定性 | 一个或多个关键点为不清楚 | 研究间的大部分信息处在低风险或不清楚 |
| 高风险 | 可能的偏倚严重地减弱了结果的可靠性 | 一个或多个主要点存在高风险 | 高风险信息所占的比例足以影响结果 |

**表 9-5　Cochrane 偏倚风险评估表**

| 评估内容 | 评价标准 | 评　价　依　据 |
|---|---|---|
| 随机序列产生方法 | 低风险 | 研究者详细描述了随机序列产生的方法，如采用随机数字表、计算机等 |
| | 高风险 | 文中明显存在非随机分组方法的描述，如按照入院顺序号、出生日期、住院号等分组，或交替分配 |
| | 不清楚 | 原文没有交代随机序列产生方法或交代不清楚 |
| 随机隐匿方法 | 低风险 | 采用了一定方法如中央随机、密封不透光信封等将随机序列进行了隐藏，使受试者或执行者不能预测分组情况 |
| | 高风险 | 没有隐匿随机序列的方法，研究执行者或受试者可能预测分组情况 |
| | 不清楚 | 现有信息无法判断前者中的任意一种 |
| 对受试者和执行者的盲法 | 低风险 | 未实施盲法或实施了不完全的盲法，但研究结果不会由于缺乏盲法受影响<br>对受试者和主要参与研究人员实施了盲法，而且盲法未被揭开 |
| | 高风险 | 未实施盲法或实施了不完全的盲法，而且研究结果会由于缺乏盲法而受到影响<br>对受试者和主要参与研究人员实施了盲法，但盲法被揭开 |
| | 不清楚 | 现有信息无法判断前者中的任意一种 |
| 对结局评价者的盲法 | 低风险 | 对结局评估未实施盲法，但不会影响结果的客观性<br>对结局评估实施了盲法，而且未被破解 |
| | 高风险 | 对结局评估未实施盲法，而且影响结果正确评估<br>对结局评估实施了盲法，但盲法被破解而且影响结果的评估 |
| | 不清楚 | 现有信息不足以判断"低风险"或"高风险"<br>文中未说明结果的评估方法，无法判断是否实施盲法 |
| 不完全结局数据 | 低风险 | 出现下列情况之一者：无缺失数据；缺失结局数据不太可能影响真实结果；两组缺失数及缺乏原因相似；对于二分类结局，和观测到的事件风险比较，缺失数据不足以对干预效应产生临床上相关的影响；对于连续变量结局，在缺乏数据之间的可能效应大小不足以对实测效应产生临床上的相关影响；缺失原因有合理解释 |
| | 高风险 | 缺失原因可能与真实结果有关，在比较组之间缺失数量不均等或缺失原因不相同；对于二分类结局，和观测到的事件风险比较，缺失数据的比例足以产生临床上相关的干预效应偏倚；对于连续变量数据，缺失数据的可能效应大小足以对观测效应产生临床相关偏倚；实际治疗分析对干预效应产生实质性的偏离；缺失数据的处理方法不恰当 |
| | 不清楚 | 无法判断是否有失访病例资料没有交代或交代不清等 |

续 表

| 评估内容 | 评价标准 | 评 价 依 据 |
|---|---|---|
| 选择性报告结果 | 低风险 | 有下列情况：研究方案可利用，而且所有预先设定的主要及次要结局在研究中均有报道；研究方案不可用，但研究报告了所有期望的结局，包括预先设定的结局 |
| | 高风险 | 有下列情况：没有报告所有预先设定的主要结局；一个或多个主要结局以非预先设定的测量、分析方法或亚组数据被报告；一个或多个已报告的主要结局不是预先设定的；一个或多个结局报告不完整以致不能进行 meta 分析；研究未报告所有需要的重要的研究结局 |
| | 不清楚 | 无法判断是否存在选择性报告偏倚或原文交代不清楚 |
| 其他偏倚 | 低风险 | 研究不出现其他偏倚 |
| | 高风险 | 存在至少一项重要的偏倚，如有潜在的与研究设计相关的偏倚来源；有不诚实争议的；已经存在其他问题 |
| | 不清楚 | 可能存在偏倚，但现有信息不足以评估是否有重要偏倚风险存在、没有明确的理由或证据支持将产生的偏倚 |

## 三、报告规范

要正确理解和判断随机对照试验结果的真实性，必须了解其设计方案、实施过程、分析方法和结果解释。为达此目的，报告试验的标准（standards of reporting trials，SORT）小组和 Asilomar 工作组（asilomar working group）的专家于 1995 年提出了报告试验的强化标准（consolidated standards of reporting trials，CONSORT），并发布了 CONSORT 声明，内容包括一个核对表（checklist）和一个流程图（flow diagram）。随机对照试验的 CONSORT 声明虽然是随机对照临床试验的报告规范，但其内容对指导严格的随机对照临床试验研究有非常重要的意义，而且也可作为严格评价随机对照临床试验研究文献质量的工具。评价文献时，可按 CONSORT 声明的条目逐一对照，原文献中相应内容符合的条目越多，该文献的质量越高（表 9－6）。

**表 9－6 随机对照临床试验报告规范（CONSORT 声明，2010）**

| 主 题 | 条目 | 清 单 |
|---|---|---|
| **题目与摘要** | 1a | 题目是否包含“随机化” |
| | 1b | 包含试验设计、方法、结果及结论的结构化概括 |
| **前言** | | |
| 背景与目的 | 2a | 科学的背景与原理解释 |
| | 2b | 具体的目标或假设 |
| **方法** | | |
| 试验设计 | 3a | 试验设计的描述（如平行、阶梯的）包括分配比 |
| | 3b | 试验开始后研究方法的重要改变及其理由 |
| 参与者 | 4a | 入选标准 |
| | 4b | 数据收集的场所及环境 |
| 干预 | 5 | 每组干预措施的详细描述并能够重复，包括如何、何时给药 |
| 结局 | 6a | 完全定义的预先设定的主要及次要结局测量指标，包括如何、何时测量 |
| | 6b | 试验开始后测量结局的改变及其理由 |
| 样本大小 | 7a | 样本大小是如何估算的 |
| | 7b | 如果可能，解释任何中期分析及终止试验的条件 |
| **随机化** | | |
| 序列的产生 | 8a | 产生随机分配序列的方法 |
| | 8b | 随机化的类型，任何限定（如区组及区组的大小）的细节 |
| 分配隐藏的机制 | 9 | 执行随机分配序列的方法（如有序数字容器），描述干预被分派之前序列隐藏的每一步骤 |
| 实施 | 10 | 谁产生分配序列，谁登记受试对象，谁安排受试对象去不同的干预组 |
| 盲法 | 11a | 如果有，是谁被实施了盲法（受试对象、照顾者及结局评估者），盲法是如何实施的 |
| | 11b | 如果存在，描述两组干预特征的相似之处 |

续 表

| 主 题 | 条目 | 清 单 |
|---|---|---|
| 统计方法 | 12a | 两组主要、次要结局指标的统计分析方法 |
| | 12b | 辅助统计分析方法，如亚组分析和校正分析 |
| **结果** | | |
| 受试者流程图 | 13a | 说明每组被随机化分组的受试者数量、接受意向治疗的数量以及分析主要结局指标的受试者数量 |
| | 13b | 每组随机化分组后失访、排出者数量及理由 |
| 招募 | 14a | 招募和随访的时间 |
| | 14b | 终点及终止试验的理由 |
| 基线资料 | 15 | 每组受试者人口统计学及临床特征基线资料的比较表格 |
| 分析数量 | 16 | 每组纳入每个分析中的受试者数量，以及是否是最初随机分组的数量(ITT 分析) |
| 结局与估计 | 17a | 每组每个主要及次要结局指标，其效应值及其精确度的估计(如 95% *CI*) |
| | 17b | 二分类结局指标，最好报告绝对和相对效应值的大小 |
| 辅助分析 | 18 | 任何其他分析的结果，包括亚组分析和校正分析，说明哪些是预先设定的，哪些是探索性的 |
| 损害 | 19 | 每组所有重要的损害或意外效应 |
| **讨论** | | |
| 局限性 | 20 | 试验的局限性，解释潜在偏倚或不精确的来源，如果可行，可采用多因素分析 |
| 可推广性 | 21 | 试验结果的可推广性(外部真实性、可应用性) |
| 解释 | 22 | 结果的一致性、收益与伤害的平衡以及其他相关证据考虑的解释 |
| **其他信息** | | |
| 注册 | 23 | 试验的注册号及注册名称 |
| 方案 | 24 | 如果可利用，全部方案能够被获得 |
| 基金 | 25 | 基金的来源及其他资助，资助者的角色 |

# 第四节 实用性临床试验

## 一、实用性试验与解释性试验方法的比较

临床疗效试验方法的基本类型可分为实用性(pragmatic clinical trials, PCT)和解释性(explanatory clinical trials, ECT)。目前我们所应用的临床研究方法大多为ECT，PCT相对较少。PCT用以衡量一种治疗方法在日常的临床实践中的效果(effectiveness)，其特征为：① 选择评价的干预措施为临床实践中常用的；② 纳入研究的对象要有代表性，通常不作严格限制，以尽可能地接近临床实际情况；③ 对象的来源要尽可能地代表不同的医疗机构，如社区医疗机构、专科医院和综合医院；④ 资料收集与评价更注重健康相关的结局；⑤ 试验样本量相对较大、随访时间相对较长。ECT是用以衡量一种治疗方法在理想的试验条件下对严格符合受试条件的受试者的治疗效能(efficacy，一般与安慰剂作对照)。两种方法在临床试验中回答的问题有所不同，它们的鉴别参见表9－7。

经典的RCT是解释性试验，通常要求受试对象患单一疾病，采用标准治疗和单一干预措施评价干预措施在理想状态下的特异性功效或效力(efficacy)，但是，临床实际中患者经常罹患多种疾病、同时接受多种治疗，最终疗效是欲研究的干预措施与其他各种处理因素(如治疗方式、管理、辅助治疗等)的综合效果，故RCT在评价实际疗效时面临一定挑战。

PCT通常选择两种待比较的临床干预措施或方案；采用宽泛的入选标准，以保证结论能够最大程度地外推；观察多种结局，其中包括功能状态和医疗服务利用情况；研究在实际临床实践条件下进行，并尽可能减少对常规治疗的干预。以实践为基础的证据(practice-based evidence for clinical practice improvement，PBE－CPI)为实施此类试验提供了可行的方法。PBE－CPI不需改变现有治疗方案就能评价某种特定干预措施的效果。它通过掌握有关患者个体特征、医疗过程和临床结局等深入且复杂的信息，判定个体医疗过程对临床结局的影响，从而控制患者间的差异。因此，

PBE－CPI研究能够揭示在不同临床环境中、不同疾病状态下多个诊疗组间的疗效对比。

PBE－CPI 实施中的关键是必须使来自各科室的一线医生充分参与到研究中，包括定义研究变量、执行研究计划、参与数据分析以及把研究结果应用于临床实践。医疗服务提供者的全程参与有利于互相学习交流，这对于把研究发现应用于临床实践，进而改善医疗服务的过程变得行之有效。此外，必须注意，PBE－CPI 和 RCT 方法是互补关系。RCT 中证明有效的措施可以在 PBE－CPI 中得到进一步验证；而 PBE－CPI 又可作为新 RCT 研究的起点。正如韦斯特福尔所说："以实践为基础的研究可以在研究与实践间搭起一座桥梁，使研究所推荐的医疗服务应用到实践中时能够真正地提高医疗水平。"

**表 9－7 实用性试验与解释性试验方法的比较**

| 比较项目 | 实用性试验 PBE－CPI | 解释性试验 RCT |
|---|---|---|
| 试验目的 | 对比评估某种复合干预措施对疾病的整体调控作用，包括特异性和非特异性的治疗效应 | 评估某种单一干预措施对疾病的确切治疗效能，探索疗效机制或作用靶点 |
| 试验类型 | 一般为类试验 | 临床试验 |
| 研究假说 | 多种假说。开始研究时，可作出多种设想，在分析研究结果时可以提炼新的假说 | 一种假说。研究开始时，即设定假说。明确定义，范围集中 |
| 实验环境 | 日常的临床治疗环境更适用于慢性疾病 | 设定的严格实验环境更适用于急性疾病 |
| 知情同意 | 一般不需要知情同意 | 必须做到知情同意 |
| 纳入排除标准 | 患者属非同质性。用病情的严重程度来衡量多种疾病并发的情况以及某疾病的严重性，一般不对受试对象作任何限制，所有患者都有资格入选，并对患者间的差异进行估量，无患者被排除 | 患者属同质性。有严格的纳入排除标准，排除可能使研究结果产生偏倚的患者，临床上同类的患者仅有 10%～15%可能入选，实际可用的多被排除 |
| 干预方案 | 多样的复合干预措施。对所有的干预措施和处理进行观察测量和记录，从整个复合的干预过程中提取信息和进行比较 | 单一固定的干预措施。依照研究方案设定的干预措施，明确区分干预组和对照组的观察过程中的每一项重要因素，可比性强 |
| 对照药物 | 非安慰剂对照 | 安慰剂对照 |
| 对照方法 | 非盲法 | 双盲法 |
| 样本量 | 较大 | 较小 |
| 信息收集 | 搜集整体、全面、详细，要求建立病历数据库，要求长期随访 | 设计方案中规定的关键信息和结局指标的变量，医疗处理过程和临床结局信息有限 |
| 临床结局 | 对多种结局进行评估，在数据分析的基础上得到结局的改善 | 只针对主要结局，结局在证据的基础上变化 |
| 效度 | 较高的外部准确度、较低的内部准确度；加强非特异性效果的评估 | 较高的内部准确度、较低的外部准确度；着重使非特异性效果均衡化 |
| 依从性、可行性 | 较好。成本较低、适合在实际临床环境中广泛开展，不存在依从性问题 | 较差。成本昂贵、实际临床环境中难以广泛开展，且易受少部分依从性差者影响 |
| 结果分析 | 对多种结局进行整体评估 | 在证据基础上对结局指标总结分析 |
| 结果 | 实际疗效，关联，假定的因果关系 | 理论疗效，有条件限制的因果关系 |
| 相关性 | PBE－CPI 为新的 RCT 研究的起点 | RCT 为 PBE－CPI 疗效结果作出进一步验证 |

PBE－CPI：practice-based evidence for clinical practice improvement，以实践为基础的证据

## 二、实用性临床试验概述

**1. 实用性试验的概念** 实用性试验是介于队列分组试验与 RCT 之间的一个桥梁，也是 RCT 的预试验，目的是衡量一种治疗方法在日常的临床实践中的效果。"实用性"指与解释性临床试验相对而言较为实际可行，不需改变现行治疗方案即能评价某种特定干预措施的效果，基本上符合循证医学的原则要求，可以在实际临床实践中客观评价中医复合干预的整体效应，主要用于常规临床实践中疗效对比研究。

实用性临床试验方法的特点是在接近临床实际治疗情况下总结其整体效应，并作为新的研究起点。这种在医疗实践中发现问题，在科研中解决问题，再将科研成果回归到临床应用是一个互动的良性循环过程，将不断地促进医药学的发展。

**2. 试验目的** 对比研究两种干预措施对疾病的整体调控包括特异性和非特异性的治疗效应。特异性治疗效应

指对某一主要疾病的治疗效应；非特异性治疗效应指除主要疾病外的并发症和整体生活质量等的防治效应。

**3. 观察对象**　纳入标准以某一疾病为主的患者，具有代表性，符合该病诊断标准；排除标准通常不作严格的限制，以尽可能接近临床实际情况；观察对象可来自社区医疗机构、专科医院、综合性医院等的门诊和住院患者，可以多中心的；其特征为能够反映临床实际中治疗措施所欲施加的多数人群，这样得出的结果具有普遍的外推性，由于设置了较宽的纳入条件，不排除具有合并症或服用其他药物的患者，从而比较符合日常临床治疗的实际情况。

**4. 干预措施**　实用性试验中，医患均有较大的自由度，允许使用复杂的、个体化的治疗，根据病情需要而决定治疗措施，观察组接受整套的综合性干预措施，尽可能接近临床实际可行，有较大依从性和灵活性(包括中西医两法或中医辨证论治)。

**5. 对照措施**　采用目前临床上公认的具有代表性的标准干预措施，一般不采用安慰剂，或可采用观察组中除要观察的干预措施外的其他基本相似的处置。

**6. 试验标本**　标本数量要求相对较大，数量在百例或千例左右，故由于患者异质性较大而增加了组内的变异性，故需要更大的样本量以防患者丢失而影响结果。

**7. 评估指标**　综合近期和长期效应评估，包括症候疗效指标、疾病的替代指标和结局指标，生活质量或健康相关的结局等。

**8. 对照方法**　做到严格的随机、分组，但非盲法，由于内部准确性较低，真正的随机分组可减少选择偏倚和人为的影响因素，以提高内部的可信度。

**9. 资料收集**　尽可能建立每一位患者的全面详尽的电子病历档案：争取建立所有受试对象的系统资料库，做到各种资料的有效链接和挖掘；争取第一线研究人员和患者的充分参与，以便取得确切可靠的第一手资料，掌握有关患者个体特征、治疗过程和临床结局等深入而多样的信息，并可分析各数据间的关联性；研究前对有关研究人员进行讲解和培训。

**10. 独立评估**　为提高试验的内部准确度，尽量争取做到独立评估，即在结局评估时，安排不知随机分组情况的独立观察者进行结局测量，可减少非盲法和不自觉的人为偏好而造成的差误影响，使结局分析更具可靠性。

**11. 统计方法**　实用性试验是与意向性治疗分析紧密联系的。因为在试验中允许患者接受或拒绝某种治疗措施，这会带来降低疗效的风险。可采用三个办法解决该问题：① 按患者最初被随机分配的组别进行分析；② 在选取合适的患者时，只选取从未接受过试验中任一治疗措施的患者，或对治疗无偏好的患者；③ 按患者对治疗的偏好设计一个随机对照试验和非随机对照试验，并在结果分析时比较两个试验的结局。

**12. 总结报告**　由于实用性试验比解释性试验的干预措施复杂得多，所以，总结报告必须明确说明其选题目的，治疗措施的所有特征和内容，科学分析和客观评价研究设计存在的局限性及其造成的影响，甚至进行敏感问题分析，比较不同方式下试验结果的差别，作出合理的解释，并应认识到其中的不足。

## 第五节　真实世界研究

真实世界研究(real-world study，RWS)源于实用性临床试验(pragmatic clinical trial，PCT)，指在较大的样本量(覆盖具有代表性的更广大受试人群)的基础上，根据患者的实际病情和意愿非随机选择治疗措施，开展长期评价，并注重有意义的结局治疗，以进一步评价干预措施的外部有效性和安全性，目的是获得更符合临床实际的证据，使研究结果更易转化到临床实践中。鉴于中医临床干预措施及其评价的复杂性，将RWS运用于中医临床研究是一种很好的思路。

### 一、RWS的基本特征与注意事项

**1. RWS的基本特征**　RWS属于效果研究的范畴，与效果研究有某些共同的特点，但RWS在研究人群的选择、样本量的大小、随机和对照的应用、评价的时间点和指标的确定、数据收集和统计分析等方面具有自身的特点。

(1) 研究人群和样本量：RWS往往需要较大的样本量，并覆盖较全面的人群，研究环境应反映提供给广泛人群的基本医疗设施，受试者入选标准必须使研究人群与试验结果外推人群保持均一性。RWS旨在通过使用宽泛的纳入标准和较少的排除标准，获得一组无选择偏倚或较少选择偏倚的受试者。在罕见但重要的结局(如死亡或住院)是主要研究指标的情况下，样本量必须扩大且要基于充足的检验效能计算，但是，关于RWS所需样本量的大小尚无一致性认识。较大的样本量，使研究的人群有较好的代表性，并且研究结果更接近于临床实际。RWS所需样本量的大小主要取决于研究的具体目的和试验条件，不同的研究者可以根据自己具体的研究目的来确定样本量的大小，而且需要充分考虑试验实施中的一些客观条件，包括疾病种类、可招募的受试者范围、临床试验单位的医疗水平和可获得资助研究经费的数目等。

(2) 随机和对照：RWS不同于PRCT设计之处为研究人员通常不是采用随机分配的方法，而是根据患者实际的病情和意愿选用药物或其他治疗措施。在设有对照组的RWS研究中，研究者通常选用公认有效的药物或干预措施作为对照组患者的治疗措施。

(3) 评价的时间点和指标：在RWS中，研究人员倾向于开展长期评价，结局测量主要针对有广泛临床意义的指标，包括诸如伤残程度或生活质量的变化，而不是以一个特定症状或特征为评价目标。在适当时点，不良事件的客观评估对于评价任何治疗的风险与收益平衡至关重要。RWS注重与临床实际密切相关结局的测量，是RWS实用性的体现之一。

(4) 数据采集和统计分析：RWS与RCT或其他类型研究之间在数据采集和统计分析方面无本质差异。由于RWS往往需要收集更多、更全面的信息，需根据数据的类型和试验的实际需要灵活应用 $\chi^2$ 检验、Fisher精确检验、Mann-Whitney检验、逻辑回归和接受者操作特征曲线(receiver operating characteristic curve, ROC)、Kaplan-Meier生存曲线和log-rank检验、广义线性潜变量混合模型(generalized linear latent and mixed models, GLLAMM)等统计学方法。

(5) 质量控制：对临床医生和受试者(如果有必要)培训；在数据采集、管理和分析上采取严格的控制措施。

(6) 伦理要求：RWS必须遵守医学伦理学的有关规定。

**2. 注意事项**

(1) RWS在样本量、随机和对照、评价的指标和统计分析等方面，并没有一个普遍认可的标准。在真实医疗环境下，能直接为真实世界的医疗决策提供全面信息的试验才是切实可行的。当设计和结局指标的选择与真实患者直接相关，试验在非标准医疗服务环境下开展，受试者具有广泛代表性，试验证据与个体患者特征相结合进行有意义的风险评估，这时试验所得证据是最适用于临床实践的。因此，若要明确干预措施是否有效时多采用解释性随机对照试验(explanatory randomized control trial, ERCT)设计；当需要了解干预措施在日常医疗实践中的应用效果和安全性时，可采取RWS研究设计。

(2) RWS由于开放、非盲，存在观察者偏倚，需要通过研究结果较好的推广性和较低的受试者脱落率来平衡。此外，RWS需要较大样本量且相对较长的随访时期，成本较昂贵。RWS的最大优势在于它可以为日常临床环境下治疗措施的有效性和安全性提供证据，但其风险可能是在努力确保外推性的同时过度牺牲了内在有效性。

(3) 试验条件控制得越严格，越相信其治疗效力，但试验本身离真实医疗实践会越远；效果研究越接近真实医疗实践，它提供的效力系数越小。在平衡临床研究的效力和效果时，必须在利用盲法研究同质患者样本的优点和获取更贴近真实临床实践的数据之间有所取舍，目标是在保持可接受的内部有效性的同时使外部有效性最大化，即需要在外部有效性和内部有效性之间取得可以接受的平衡。精心设计的RWS，可以用来作为对RCT(特别是ERCT)研究的补充，去检验一种已经认为有效的治疗措施在真实医疗实践中的有用性。

(4) 所有检验治疗措施价值的临床试验处于最大内部有效性或外部有效性两个极端之间。当设计和结局指标的选择与真实患者直接相关，试验在非标准医疗服务环境下开展，受试者具有广泛代表性，试验证据与个体患者特征相结合进行有意义的风险评估，这时试验所得证据是最适用于临床实践的。故若要知道干预措施是否有效时，多采用ERCT设计；当需要进一步研究干预措施在日常医疗实践中的应用效果和安全性时，可采取RWS研究设计。

(5) ERCT、PRCT和RWS在评价医疗干预措施中都占有重要的地位，但回答的是临床研究中的不同问题。只有综合考虑来自ERCT、PRCT和RWS的结果，才能很好地反映真实临床情况，才能合理制订适用于真实临床环境下的治疗指南和规范，指导日常医疗活动。

## 二、RWS与PRCT及SCRCT的区别

**1. RCT与RWS的区别** ERCT属于效力试验(efficacy trial)，关注干预措施能否在理想情况下产生预期的结果，重在研究干预措施的内部有效性，通常是评价干预措施在一种理想、严格控制的研究环境中的反应，往往在评估临床实际条件下预期的治疗效果时能力有限。PRCT和RWS属于效果试验(effectiveness trial)，意在衡量药物或干预措施在真实临床环境下带给患者的受益程度，重在外部有效性，是评价使用较少控制措施的临床研究，更能代表临床实际环境下治疗反应的结局，但在确定治疗措施和反应之间因果联系上有一定的局限性。

ERCT试图通过使内部有效性最大化来把治疗效应(对混杂有自然痊愈、安慰剂效应、不良反应和患者脱落等“噪声”的治疗效力的一种标志)分离出来，这种分离通常是通过选择同质患者群，使用盲法、安慰剂和标准化治疗来进行。

PRCT虽然在纳入、排除标准和对干预措施的控制上相对宽松，可以使试验结果比较切近临床实际情况，但研究人员对患者采取随机分配的方法来接受治疗措施的做法显然与真实临床实际不符，这也在某种意义上使PRCT的试验结果未能完全反映真实临床实际，在试验结果的推广上也存在一定的局限性。

相比之下，RWS研究通过提高外部有效性来寻求试验结果更好的推广性，强调用灵活的、创新的方法来推广治疗，这些治疗更适用于日常医疗或社区医疗，受试对象经常包括在种族、地域、社会经济和疾患方面更有代表性的更广大用药人群。对于RWS研究人员来说，医疗发明的成本以及谁将受益于改进的健康结局也是需要回答的重要问题。ERCT长于证明单个干预措施在严格条件下的效力，PRCT通过对纳入与排除标准等有所放宽来扩大受试人群范围，以增加试验结论的推广性；RWS则将经ERCT证明确实有效力的干预措施放在更广泛的人群和更接近真实临床使用情况的环境中考察其应用效果和安全性。总之，应该根据具体研究目的和临床实践合理地开展ERCT、PRCT和RWS（表9-8）。

**表9-8　RCT与RWS的区别**

| 项　目 | RCT | RWS |
|---|---|---|
| 研究目标 | 用于评价有效性(efficacy) | 评价真实效应性；真实的效益、风险和治疗价值 |
| 研究时间 | 研究时间通常较短，以试验性方法为主，类试验为辅 | 观察和随访较长，对健康结局有较好的评价，并根据不同的研究目标和内容选择设计方案 |
| 质量控制 | 随机分配、盲法、标准化治疗，有时甚至需要使用安慰剂 | 患者对诊疗的选择完全取决于病情和自己意愿，是一个非随机、开放性、不使用安慰剂的非盲试验，与现实医疗环境更接近，不存在外推困难 |
| 弊端 | 多数患者无法随机接受干预治疗而排除，结果外推困难 | 由于"开放"产生观察者偏倚 |
| 纳入和排除标准 | 严格；年龄宽泛；强调标准化样本人群；代表性及外部真实性差 | 较宽泛；选择偏倚小；代表性及外部真实性好 |
| 样本量 | 样本量较小 | 样本量较大 |
| 干预情况 | 采用随机的方法来安排；强调标准化的治疗 | 根据患者实际的病情和意愿，强调真实的治疗 |
| 结局测量指标 | 多以一个或者一些特定病症或体征为评价目标 | 注重有临床意义的结局指标(如病死率、复发率、伤残程度、生活质量等) |
| 数据采集、管理及统计分析方法 | 强调应严格控制数据采集、管理和分析过程 | 基本相同 |
| 伦理学问题 | 涉及干预措施、研究时间、样本量等多方面的伦理问题 | 受试者不会接受没有任何效能的治疗，更易满足伦理学要求；对真实的临床情况进行"汇总分析" |
| 局限性 | 结论外推性较差 | 大样本量导致成本相对昂贵 |

**2. RWS与SCRCT的区别**　单病例随机对照试验(single case randomized controlled trial，SCRCT)是传统RCT方法的革新。由于采用SCRCT可获得RCT研究无法替代的患者人群治疗措施，两者又有明显不同。与RCT相比，SCRCT采用单病例，随机分配的对象是干预措施，而不是受试者；与RWR相比，SCRCT针对某个或某些临床特征病例，样本量小，可短时间内作出治疗决策，花费人财物力较少，适合慢性病及病重、多并发症的研究。可以说SCRCT是RCT结果的良好补充，也是一定条件下最经济的RWS。

## 三、中医临床研究与RWS

ERCT得出的结论往往在真实临床环境下缺乏实际应用价值，而PRCT在试验结果的推广上也存在一定的局限性。RWS和PRCT在设计理念上具有不同之处。如何合理地开展临床试验并准确地评价这些中医药干预措施预防和治疗疾病的临床效果是当前亟待解决的问题。目前中医临床研究面临的关键问题是：

(1) 尽管来自ERCT的结论被视为制订临床实践指南的"金标准"，但就中医药特殊的理论和临床实践来说，在某些研究中开展ERCT研究不是很适合。

(2) 辨证论治和综合性干预是中医临床的基本特征，中医师往往注重症状的改善和干预措施的实际效果，通过严格设计的ERCT评价中医干预措施的效果往往不太合理，而PRCT的结论在实际推广中也存在不足。

(3) RCT不能为中医临床实践提供足够的证据支持，特别是在上市后中成药和中药注射剂的有效性和安全性再评价研究方面。

中医临床试验中的关键问题是如何重新评价上市后中成药和中药注射剂的有效性和安全性。但是，中药上市前研究往往局限于效力试验，关注的是药物能否在理想用药环境下产生预期的治疗效力；而效果试验衡量的是药物在真实临床环境下带给患者的受益程度。RCTs，特别是 ERCTs，往往只关注治疗措施的效力。目前开展的中药上市后再评价研究，多数设计仍然以 RCTs 为主，样本量普遍偏小，且受到诸多因素的限制，不利于客观、全面、真实地评价中药的安全性和有效性。因此，在中药上市后的实际应用过程中，罕见的、迟发的或严重的药物不良反应（adverse drug reactions，ADRs）时有发生，给患者造成伤害的同时严重地制约了中药产业的健康发展。因此，开展 RWS 研究是一个很好的思路。

# 第十章 研究设计要素与原则

**导学**

(1) 掌握专业设计的基本要素和统计设计的基本原则;盲法的类型。

(2) 熟悉选择受试对象的要点;选择效应指标的依据;随机抽样和随机分组的方法;临床试验的伦理准则。

(3) 了解处理因素设计的任务;常用的对照类型;伦理设计应考虑的问题;临床试验的伦理审查内容。

一项科研成果的优劣在很大程度上取决于研究设计水平。研究设计(research design)是在进行具体研究前,根据研究目的,结合专业和统计学要求,对将要进行的课题工作进行全面的、科学的规划,制订出研究课题的具体实施方案。目的是保证研究的质量和研究目标的实现,确保结果的可信,节省人力、物力、时间。其内容主要分为专业设计和统计设计(表 10-1)。

**表 10-1 研究设计的主要内容**

| | 专业设计 | 统计设计 |
|---|---|---|
| 要求 | 运用专业知识(三要素)进行设计 | 运用统计学知识(四原则)进行设计 |
| 内容 | 选题、指标、方法、材料、设备、环境、质量控制 | 选定设计方案,收集资料,确定统计方法、分析方法等 |
| 方向 | 探索实验观察结果的适用性和独创性 | 探讨实验结果的经济性和可靠性 |
| 目的 | 回答和解决科研课题,验证假说,保证科研成果的先进性 | 减少和排除误差,保证样本的真实性和代表性,保证结果的科学性、可靠性、重复性和经济性 |

## 第一节 专业设计的基本要素

专业设计(specially designing)是从专业理论角度围绕针对对象、因素、效应三个要素进行计划与安排,解决研究结果的有用性、独创性、科学性和创造性。例如,观察两种中药制剂降压药的降压效果,则降压药为处理因素,高血压患者为受试对象,血压值的变化为实验效应(图 10-1)。

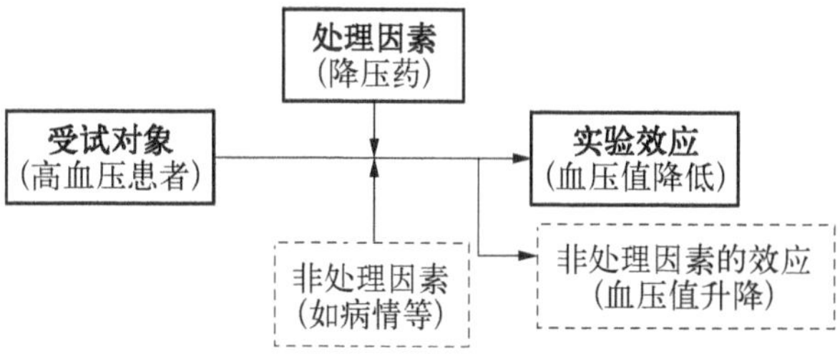


图 10-1 医学专业设计的基本要素

### 一、处理因素

处理因素(treatment)指研究者根据研究目的欲施加给受试对象的某些干预措施;处理因素的强度(如药物剂量)称为水平;与处理因素同时存在的所有影响试验结果的因素为非处理因素(如年龄、体重、营养状况等)。

**1. 处理因素设计的任务** ① 明确一次试验中要研究几个因素,哪几个因素;② 控制混杂因素,进一步分析需要控制哪些影响因素,以避免其成为混杂因素。一个非处理因素符合两个条件即是混杂因素:① 参与试验过程,影响实验效应;② 在不同处理组中的分布不同。

**2. 选择处理因素应遵循的原则** ① 抓住主要因素;② 分清处理因素和非处理因素;③ 处理因素必须标准化。

**3. 注意事项** ① 抓住主要矛盾:选择能反映"假说"的主要处理因素和恰当的水平;② 注意处理因素间的相互作用;③ 注意因素的强度;④ 注意区别处理因素和非处理因素;⑤ 处理因素要标准化;⑥ 要明确采用的具体检测方法、原理及特点,操作规程;⑦ 仪器的名称、产地、型号、规格、性能、精密度都应明确,并制订标准、使用及维修常规;⑧ 根据课题的性质和目的、要求,明确观测的时间及条件。

### 二、受试对象

受试对象(study subjects)即实验所用的动物、标本,患特定疾病的患者、健康志愿者等。受试对象的选择应根据研究目的与内容进行严格确定。如研究临床疗效时受试对象为确诊为某病的患者;探索某种诊断方法时的受试对象为确诊为某病的患者和未患本病的人。

**1. 选择受试对象的原则** 根据国际疾病分类标准(international classification of diseases, ICD)和全国性学术会议规定的诊断标准选择患者。对于尚无公认诊断标准的疾病,可自行拟订标准,但应尽量选择客观指标,同时应制订严格的纳入和排除标准,以书面形式明确规定并严格执行。

**2. 选择受试对象必须满足以下条件** ① 对处理因素有较强敏感性和特异性;② 对处理因素有比较稳定的反应性;③ 可行性等。

**3. 选择受试对象的要点**

(1) 选择对干预措施有益无害的对象:不能选择已知可能对其有害的人群作为受试对象。例如,老人、儿童和孕妇一般不作为受试对象,因为他们比较敏感或容易产生药物不良反应,造成严重后果。

(2) 选择代表性好的人群:必须在明确疾病诊断的基础上,根据研究条件制订统一的入选和排除条件,同时将符合纳入标准的受试者尽量顺序纳入,以使获得的结论具有较高的推广价值。

(3) 选择依从性好的人群:研究者可通过观察和谈话了解患者的情况,从中选择能够服从试验安排的患者作为受试对象。若不依从者的数量较大,研究结果就会出现误差。

(4) 签署知情同意书:是临床试验必须遵守的伦理要求。

**4. 受试对象的来源与选择标准** ① 病例来源,如地区、医院等;② 诊断方法、诊断标准、病情、病理类型;③ 入选/纳入标准,包括年龄、性别、诊断、分型、严重程度、知情同意;④ 排除(exclusions)标准:疾病类型、严重程度、诊断;严重心、肝、肾疾病患者;妊娠或哺乳患者;严重的合并症、并发症;试验药物禁忌证、过敏;最近3个月参加过其他临床试验;不具有法律能力或法律能力受到限制;研究者认为不适合参加该试验的任何其他情况;⑤ 退出(withdrawal)试验的标准:不合格(ineligibility)、不依从(noncompliance)、失访(loss to follow-up),病情恶化,患者坚持退出试验,严重不良事件;发生其他可能影响患者治疗结果的疾病;服用了该研究禁止的药物;主要研究者认为有理由退出。

**5. 与样本量大小有关的因素** ① 试验设计的类型;② 主要变量的性质(数值变量或分类变量);③ 临床上认为有意义的差值;④ 检验统计量、检验假设、Ⅰ型和Ⅱ型错误等。

**6. SFDA 要求的最少例数** ① Ⅰ期临床:18~24 例;② Ⅱ期临床:试验组与对照组各 100 例;③ Ⅲ期临床:试验组≥300 例、对照组≥100 例;④ Ⅳ期临床:试验组4 000例。

## 三、实验效应

实验效应(experimental effect)指处理因素作用于受试对象的反应,是研究结果的最终体现。它通过实验指标来表达,若指标选择不当,不能准确地反映出有利因素的效应,研究结果则缺乏科学性。

**1. 效应指标的分类** 指能反映疗效或安全性的观察项目。根据不同的试验目的,效应指标分为:

(1) 主要指标(primary outcomes):亦称目标指标或终点指标,是与试验目的有本质联系的,能确切反映药物有效性或安全性的指标。通常主要指标只有一个。主要指标应根据试验目的选择易于量化、客观性强、重复性高,并在相关研究领域已有公认的准则或标准。主要指标必须在临床试验前确定,并用于试验样本量的估计。

(2) 次要指标(secondary outcomes):指与试验目的相关的辅助性指标。试验方案中必须明确次要标准的定义,并对这些指标在解释试验结果时的作用以及相对重要性加以说明。次要指标数目也应当是有限的,并且能回答与试验目的相关的问题。

(3) 复合指标(composite index):当难以确定单一的主要指标时,可按预先确定的计算方法,将多个指标组合构成一个复合指标。临床上采用的量表就是一种复合指标。复合指标被用作主要指标时,组成这个复合指标的单个指标如果有临床意义,也可以同时单独进行分析。

(4) 全局评价指标(global assessment variable):是将客观指标和研究者对患者的病情及其改变总的印象综合起来所设定的指标,它通常是有序分类指标(scale of ordered categorical ratings)。用全局评价指标来评价某个治疗的总体有效性或安全性,一般都有一定的主观成分。如果必须将其定义为主要指标时,应在试验方案中有明确判断等级的依据和理由。全局评价指标中的客观指标一般应该同时单独作为主要指标进行分析。

(5) 替代指标(surrogate outcome):指一种能够代替重要的临床结局的实验室测量指标、临床症状或体征,经过干预可使其变化。替代指标所提供的用于临床效果评价的证据的强度取决于:

1) 替代指标与试验目的组生物学上相关性的大小。

2) 替代指标对临床结果预后判断价值的流行病学证据。

3）从临床试验中获得的药物对替代指标的影响程度与对临床试验结果的影响程度相一致的证据。

**2. 选择效应指标的依据**

（1）关联性（correlation）：与研究目的有着本质的密切的联系，能够确切地反映处理因素的效应，可通过查阅文献资料或理论推导来确定指标的有效性，也可通过预备试验或用标准阳性对照来验证其有效性。

（2）客观性（objectivity）：是借助检查、检验方法等手段获得所观测记录的指标及检验数据等。

（3）灵敏性（sensitivity）：对处理因素所产生的效应具有高敏感性，以使实验效应能够充分地显示出来。

（4）特异性（specificity）：指标的排他性。特异性高的指标易于揭示出事物的本质特点。

（5）稳定性：即指标的变异程度。应选择稳定性好——变异系数（coefficient of variation，*CV*）较小的指标。

（6）精确性（accuracy）：包括两个含义：① 精密性（precision）指重复观察时观察值与其均值的接近程度，受随机误差的影响；② 准确性（veracity）指观察值与真值的接近程度，受系统误差的影响。

# 第二节　统计设计的基本原则

统计设计（statistical designing）是从统计学角度对研究设计类型、对照设置、随机分配方案、样本含量估计、统计分析方法选用、误差控制等方面进行考量，以保证研究成果的科学性、可靠性、重复性和经济性。

## 一、随机

**1. 随机的概念**　包括三种含义。

（1）随机抽样（random sampling）：指符合标准的受试对象机会均等地被选择进入研究，使抽样研究的结果及其结论能够代表总体的特性。目的是保证样本的代表性。

（2）随机分组（random allocation）：指通过随机方法，使总体中每一个受试对象都有同等概率被分配到试验组或对照组。目的是保证样本的均衡性。

（3）顺序随机：指每个观测对象先后接受处理的机会相同。目的是平衡观测顺序的影响。

**2. 随机抽样方法**

（1）单纯随机抽样（simple random sampling）：将总体中的观察单位进行编号，再用随机数表或（和）计算机随机程序等方法随机抽取部分观察单位组成样本。

（2）系统抽样（systematic sampling）：亦称机械抽样或等距抽样，是把总体观察单位按一定顺序分为 $n$ 个部分，从第一个部分随机抽取第 $k$ 位次的观察单位，再从每一部分中抽取相同位次的观察单位组成样本。

（3）整群抽样（cluster sampling）：将总体 $N$ 个观察单位分为 $k$“群”，每群包含若干观察单位，随机抽取 $k$“群”，以群中的全部观察对象组成样本。其抽样误差大于单纯随机抽样，故需要增加 50%左右的样本量。

（4）分层抽样（stratified sampling）：按总体中影响观察值变异较大的某种特征（如年龄、病情和病程等）分成若干层，再从各层随机抽取一定数量的观察单位组成样本。不同层可以采用不同的抽样方法，独立进行分析。

（5）多阶段抽样（multistage sampling）：指将抽样过程分阶段进行，每个阶段采用不同的抽样方法。其实施过程为，先从总体中抽取范围较大的单元，称为一级抽样单元，再从每个抽得的一级单元中抽取范围更小的二级单元，依此类推，最后抽取其中范围更小的单元作为观测单位。进行多阶段抽样时，各阶可以采用不同的抽样方法，也可采用同一种抽样方法，要视具体情况和要求而定。

**3. 随机分组方法**　常用的方法是“随机数字表”、“随机排列表”和计算机随机程序。

（1）随机数字表（random number table）：是根据随机抽样的概率原理编制的用于随机抽样与分组的工具表。使用时可任意由任何一行、列的数字开始，沿任意方向，按任意顺序依次录取任意位数、任意多个随机数字。但起始数字代表的位数（如个位、十位、百位）和录用顺序应预先有所规定，不能在同一次录用中随意变更。这一方法涉及将变量从小到大排序、查随机表、抄录随机数等过程。

（2）随机排列表（random permutation）：是根据随机抽样的概率原理编制的用于随机化的工具表。该表具有比随机数字表更为简便和实用，常用于分组、排列等的随机化。随机排列表有 $n=10$，$n=20$，$n=30$，$n=40$，$n=50$，$n=100$ 等各不相同的自然数随机排列而成的 6 种表，表中任一行的数字排列均是随机的。本书仅给出 $n=20$ 的随机排列表。表中右侧 $r_K$ 是该行与自然序列 1，2，3……，$n$ 的 Kendall 等级相关系数。$r_K$ 的绝对值愈小，表示随机化愈好。使用时可取任一行的随机排列数字，但不能按列查。至于使用哪一种随机排列表，要根据样本量而定，一般是使用数字个数大于等于样本量的随机排列表。这一方法涉及将变量从小到大排序、查随机表、抄录随机数、列分组表等过程。

(3) 随机程序(stochastic process)：在当样本量、分层因素、组间比例及区组大小确定后，在计算机上使用统计软件产生随机分配表。

(4) 动态随机化法(dynamic randomization method)：指在药物临床试验过程中按已经入组对象预后因素的相对频率大小来计算下一个入选对象进入某组概率的方法。优点是有效保证各试验组的非处理因素相同或接近，从而提高了临床试验研究效率。

(5) 分层随机分组(stratified randomization)：临床试验通常采用的方法是，先按可能产生混杂作用的某些因素(如年龄、性别、种族、文化程度、居住条件等)进行分层，然后在每层内随机地把受试对象分配到试验组或对照组。其优点是增加处理组间均衡性，减少抽样误差，提高试验效率；缺点与简单随机分组相同。

(6) 分层区组随机化(stratified area group random)：是多中心临床试验采用的随机化方法。当样本大小、分层因素及区组长度决定后，由统计学专业人员在计算机上使用统计软件产生随机数字表。随机表必须有可以重新产生的能力，也即当产生随机数的初值、分层、区组长度决定后能使这组随机数重新产生。

## 二、对照

对照(control)指在调查或实验/试验过程中，确立可供相互比较的组别。设立对照的意义是：① 科学地评定药物疗效或干预措施效果的有无及效果的优劣；② 排除非研究因素对疗效的影响；③ 确定治疗的毒副反应。其目的在于控制各种混杂因素、鉴别处理因素与非处理因素的差异，消除和减少实验/试验误差，提高研究结果的真实性和可靠性。对照的种类有很多，可根据研究目的和内容加以选择。常用的对照类型如下。

**1. 空白对照(blank control)** 即对照组不施加任何处理因素。多用于动物实验中，不宜用于临床疗效研究。因为根据医德要求，不给对照组患者任何治疗措施是不符合伦理道德的，也是不允许的。但对一些病情稳定、传统上都不作治疗的疾病如聋哑、近视眼等，一旦发明了一种新的可能有效的疗法，可进行设置空白对照的实验研究。空白对照原理见图 10-2。

处理组：处理因素 T+非处理因素 S=处理效应 e+非处理效应 s
‖ ‖
对照组： 非处理因素 S= 非处理效应 s

图 10-2 空白对照原理

**2. 实验对照(experimental control)** 指对照组不施加处理因素，但施加某种与处理因素相同的实验条件。凡实验因素夹杂重要的非处理因素，对实验效应产生影响时宜采用此法。实验对照原理见图 10-3。

处理组：处理因素 $T_1$ +非处理因素 S=处理效应 $e_1$ +非处理效应 s
‖ ‖
对照组：处理因素 $T_2$ +非处理因素 S=处理效应 $e_2$ + 非处理效应 s

图 10-3 实验对照原理

**3. 安慰剂对照(placebo control)** 安慰剂(placebo)是无药物活性的虚拟药物，其外观、剂型、大小、颜色、重量、气味和口味等都与研究药尽可能相同或相似，但不含有任何药理活性物质的制剂。设置安慰剂对照的目的在于最大限度地消除研究者、受试者和参与评价人员等由于心理因素等对药物疗效的影响，以及评价由于研究药物所引起的真正的不良反应。通常在所研究的疾病尚无有效的防治药物或使用安慰剂后对受试对象的病情无影响时采用。安慰剂对照若使用不当，会存在违背伦理学、延误病情和治疗等问题。

**4. 标准对照(standard control)** 亦称阳性对照，即采用目前标准的、公认的、通用的方法作对照。在临床试验中，通常要求阳性对照药物必须是药典中收载且疗效肯定、医务界公认的药物，特别是最近药典中收载者。阳性药物对照使用的剂量和给药方案必须是该药最优剂量和最优方案。

**5. 历史对照(historical control)** 亦称文献对照、潜在对照或回顾对照。是以过去疗法为对照组，以现在的新疗法为试验组。历史对照是一种非随机和非同期的对照类型，其可比性差，只用于一些特殊情况。

**6. 自身对照(self-control)** 是在同一受试对象的不同时间、对称部位、不同部位、不同器官采取不同处理措施的对照，对其效果进行观察和对比分析。自身对照的特点是既节省病例数，又易控制实验条件，适合一些不便于另设对照组的临床研究。一般用于慢性疾病，如高血压。

**7. 相互对照(mutual control)** 是不另设对照，将几种处理因素互为对照或几个试验组相互比较的方法。如中医各种不同证候的对照。但是，这种对照只能在已知几种治疗方案均有效、需要比较哪种更好时应用。

**8. 剂量反应对照(dose-response control)** 以试验药物的大、中、小剂量作为组间设计相互对照亦称剂量反应对照。零剂量可以采用安慰对照设计，也可不包括安慰剂。采用该对照形式，能够回答试验药物研究剂量与疗效、不良反应之间的关系，也可仅用于说明疗效，当然有助于回答给药方案中采用的剂量是否合适。

**9. 复合处理对照(composite control)** 是在试验组与对照组均给予一种基础处理因素之外，试验组再加上新处理因素，以观察新处理因素的效应，属于试验对照的范围。复合处理对照的要点是不仅要保证综合性治疗的有效性，还应充分体现出被研究的某一特定因素（试验药物或治法、疗法）的临床效应的雄辩性，而后者是研究的目的所在。在研究一些难治性疾病、急症以及中药新药时，估计对单用中药、新药或单用西药的疗效没有把握时，可采用复合处理对照，即中西药同用或进行多种疗法综合性治疗。

## 三、均衡

均衡（balance）指各种可能产生混杂效应的非试验因素对各组的影响均等。均衡的意义在于使非处理因素在组间达到均衡性或可比性，提高结论的真实性。临床试验的主要非处理因素为：年龄、性别、病情、病程、疾病分期、体重、疾病史、家族史、经济条件等；动物实验主要的非处理因素为：窝别、体重、营养状况、药物种类、剂量、治疗时间等。在论文或研究报告中对研究结果的表述中，应该首先描述或展示对主要非处理因素（基线资料）的统计分析结果，以证明组间是否均衡可比。

## 四、重复

重复（replications）包括足够的样本量和试验结果的重现性两个方面。通常称同一处理为重复（样品的重复测定、同一处理组中的人数），称重复的次数为重复数，统计术语为样本量（sample size），统计符号是 $n$。重复的主要作用在于控制和估计试验中的随机误差，使样本的统计量更好地代表总体的参数，是正确估算样本量研究设计中的一个重要问题。但并非重复越多越好，太多的样本量不经济，并且会导致伦理学问题，甚至增加非随机误差。

样本量估计的具体方法参见第十二章。

## 五、盲法

盲法（blinding）指按试验方案的规定，在试验结束之前，不让参与研究的受试者或研究者，或其他有关工作人员知道受试者被分配在何组（试验组或对照组），接受的是何种处理，以避免他们对试验结果造成人为干扰。“盲”的目的是避免和减少试验中试验对象因知情而产生的心理的、精神的、行为的干扰作用，以及试验者因知情而产生的暗示、偏见等影响，以保证试验的客观性、准确性。

**1. 盲法的类型** 临床试验根据设盲的程度分为三种类型。

(1) 单盲（single blind）：指仅受试者处于盲态的临床试验。其优点是研究者可以更好地观察了解受试对象，可以及时恰当地处理受试对象可能发生的意外问题；缺点为难以避免研究者带来的主观偏倚，易造成试验组和对照组的处理不均衡。

(2) 双盲（double blind）：指研究者和受试者处于盲态的临床试验。其优点是可以避免受试对象和研究者的主观因素所带来的偏倚；缺点为方法较复杂，出现意外时较难及时处理。

双盲不适用于下列情况：① 手术、理疗、放疗；② 对病情复杂、危重、需随时调整治疗方案、对症下药的患者不宜双盲；③ 以硬指标判定疗效时不必双盲。

双盲法试验申办者需提供外观、色香味一致的试验药与对照药，并只标明 A 药、B 药，试验者与受试者均不知 A 药与 B 药何者为试验药。若制备无区别的 A、B 两药确有困难，可采用双盲双模拟法（double-blind，double dummy technique），即同时制备与 A 药一致的安慰剂（C），和与 B 药一致的安慰剂（D），两组病例随机分组，分别服用两种药，一组服 A+D，另一组服 B+C，两组之间所服药物的外观与色香味形均无区别。

(3) 非盲（open-label）：亦称开放性临床试验（open clinical test），指受试对象和研究者均知道试验组和对照组的分组情况，试验公开进行，多用于有客观观察指标的试验。例如，改变生活习惯（包括饮食、锻炼、吸烟等）的干预效果的观察。其优点是易于设计和实施，研究者了解分组情况，便于对受试对象及时作出处理；缺点为易产生偏倚。

**2. 随机隐藏与双盲的区别** 随机隐藏（concealed random）指负责分组人员及试验参与者均无法预测被分配到哪一组，所有入组对象完成分组后隐藏即告结束；双盲是指提供治疗者和接受治疗者均不知道接受了何种治疗，持续到试验结束为止。

**3. 双盲的实施步骤** 大致可以分为处理编码的产生、药品准备、标签与药盒准备、应急信件的准备、按处理编码对药物进行包装和编号、处理编码和药品分装的编盲记录、包装后药盒的分发、盲底的保存、应急信件与紧急揭盲、盲态审核与揭盲规定。

# 第十一章 设计方案

**导学**

(1) 掌握平行组设计;重复测量设计;调查设计原则与步骤;信度和效度的概念。

(2) 熟悉完全随机设计及其衍生类型;非随机同期对照试验;问卷类型。

(3) 了解常用的研究设计方案;序贯设计;效度和信度的关系。

## 第一节 常用的研究设计方案

临床试验按其目的可分为验证性临床试验(confirmatory clinical trial)和探索性临床试验(explorative clinical trial)。验证性临床试验是控制良好的试验,总是预先定义与试验目的直接有关的关键假设,并且在试验完成后对此进行检验;探索性临床试验指为探寻未知事物或现象的性质以及规律所进行的临床实践活动。一个临床试验常具有验证性和探索性两方面,需要采用相应的设计方案。现将常用的设计方案简述如下。

### 一、完全随机设计及其衍生类型

完全随机设计(completely randomized design,CRD)是将试验对象完全随机地分配到试验组与对照组或几个对比组中(图 11-1)。CRD 只能分析一个处理因素的作用,也称单因素设计。处理因素可有两个或两个以上水平,每个水平代表一个分组。可用随机方法将受试对象随机分配到各试验组及对照组中。该设计的特点:简单方便,应用广泛,容易进行统计分析;但只能分析一个因素的作用,效率相对较低。随机对照试验的流程图参见图 11-2。完全随机设计的衍生类型如下。

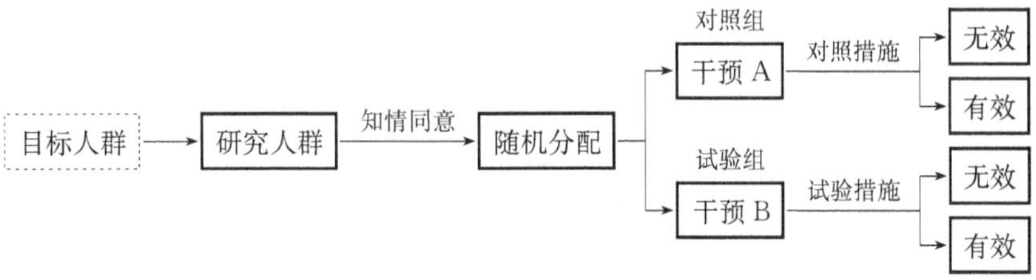


图 11-1 完全随机设计模式示意

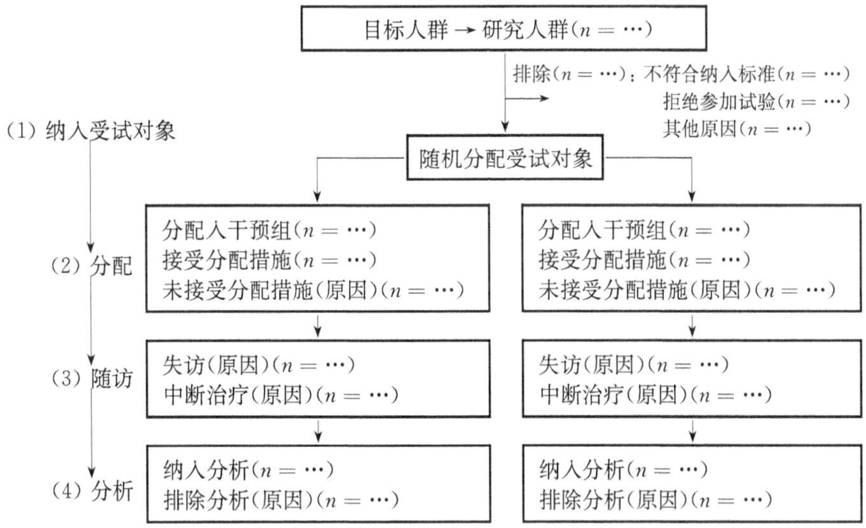


图 11-2 随机对照试验流程图

**1. 随机对照试验(randomized control trial,RCT)**　用于临床试验时称为RCT。

**2. 随机盲法对照试验(randomized blind control trial,RBCT)**　采用了盲法设计时称为RBCT。

**3. 解释性随机对照试验(explanatory randomized controlled trial,ERCT)**　即效力试验,是新药研究主要采用的临床试验设计方法,强调在理想条件下,以研究干预措施的净效应/效力为目的,经典方法为随机双盲安慰剂对照试验,但是,得出的结论往往在真实临床环境下缺乏实际应用价值。

**4. 实用性随机对照试验(pragmatic randomized controlled trial,PRCT)**　亦称效果试验,PRCT主要是针对解释性试验,即经典RCT而言,一般是类试验,主要用于常规临床实践中疗效对比研究。这种试验通常选择两种待比较的临床干预措施或方案;采用宽泛的入选标准,以保证结论能够最大程度地外推;观察多种结局,其中包括功能状态和医疗服务利用情况;研究在实际临床实践条件下进行,并尽可能减少对常规治疗的干预。开发以实践为基础的证据(practice-based evidence for clinical practice improvement, PBE-CPI)为实施此类试验提供了可行的方法。PRCT常用来测量干预措施在常规临床实践中能够取得的治疗效果,更适合用来评价以个体化辨证论治和复杂性干预为特点的中医药疗法的临床效果。

**5. 单病例随机对照试验(single case randomized controlled trial,SCRCT)**　以单个病例自身作为对照,评价某种药物与安慰剂或另一种药物比较的疗效,对单个病例进行双盲、随机、多次交叉的试验。观察患者对治疗以及干预措施的反应,从而优选对于单个患者来说两种治疗方法中最好的治疗措施。SCRCT体现了以患者为中心的理念,拥有便于观察、减少个体差异、研究费用低廉的优点,尤其适用于对慢性疾病的临床研究。

**6. 集团随机试验(cluster trial)**　随机分配的单位不是个体,而是由个体构成的集团,如家庭、班级、村庄、社区等。主要探讨干预措施对特定群体的干预效果,用于预防性干预或群体治疗。

**7. 以专业技能为基础的随机对照试验(expertise-based RCT)**　适用于非药物干预,如外科手术、针灸、按摩、推拿等操作性疗法。患者被随机分配到接受具有A技能的医生、B技能的医生或C技能的医生的治疗。

## 二、平行组设计

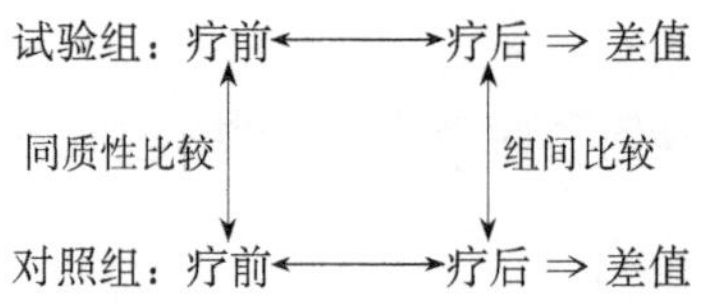


图11－3　平行组对照设计分析思路

平行组设计(parallel group design)指同期平行观察试验组和对照组的效应结局的设计,是最常用的验证性临床试验设计方案(图11－3)。但是,这种设计需要较大的样本,有较大的受试者变异,比较复杂。此外,试验的某些特点会使结果的分析和解释复杂化,如协变量问题、在一段时间内的重复多次测定、设计因子之间的相互作用、违反设计,等等。

## 三、交互设计

交互设计(crossover design)指每例受试者被随机分配到两个或多个治疗序列中的一个,其自身在治疗比较中作为对照。最简单的2×2交叉设计是受试者按随机顺序在两个连续的治疗周期(间隔一个洗脱期)中分别接受两种治疗。该设计可以扩大到对象在$n$(>2)个周期接受$n$种不同治疗。交叉设计的优点是所需样本量较小,消除了受试者间变异。但是,除了试验时间较长、序列效应和周期效应需作分析以外,交叉设计存在许多可能会使其结果无效的问题,主要是可能带入延期(carryover)效应。为了避免延期效应,所研究的疾病应当是慢性病且病情稳定;药物的作用在治疗周期内应当充分展现;洗脱期要足够长,以使药物的作用完全消退。

## 四、配对设计

配对设计(paired design)是将受试对象按某些特征或条件配成对子,然后采取随机分组的方法,将其中之一分配到试验组,另一个分到对照组,每对中的两个受试对象分别给予不同的处理,观察比较干预与对照的差异。该设计的特点是可控制一些主要的影响因素,使两组非处理因素更具可比性,降低、减弱或消除组间非处理因素的作用;能缩小受试对象间的个体差异,从而减少实验误差,提高实验效率。设计类型如下。

**1. 同源配对(autosyndetic pairing)**　亦称同体配对(homobody matching),指试验和对照均在同一受试个体身上进行,同一受试对象分别接受两种不同的干预措施,目的是推断两种干预措施的效果有无差别。应用时常分为两种情况:① 交叉设计(cross-over design,COD),即同一个体在不同阶段接受不同疗法,目的是推断某种处理有无作用;② 自身对比(self-contrast),即将同一受试对象处理前后或自身两个部分的结果比较,目的是推断某种处理有无作用。

同源配对可分为下述四种类型。

(1) 自身配对(self-matching):又称为自身前后对照研究(before-after study in the same patients),指同一患者先后接受两种不同的处理,即受试者要接受前后两个阶段、两种不同的治疗措施,然后对其疗效进行对比研究,利用这种设计方案时，前后两个用药期或观察期必需相等，且因是同一个体，故前后两个阶段中不需再分层。在前一个阶段可使用安慰剂对照、标准疗法对照，在后一个阶段使用干预措施。两个阶段之间的间隔时期称为洗脱期。洗脱期要求足够长，不能将第一个阶段的治疗效应带到第二阶段，即第二阶段治疗效应的出现应不受第一阶段治疗的影响。一般洗脱期应为第一阶段治疗药物 $t_{1/2}$ 的 5 倍以上。自身前后对照设计方法适用于慢性、稳定或复发性疾病，如高血压、高血脂等。自身前后对照设计的优点：由于在同一受试者进行对比研究，可消除个体间的差异，前后两个阶段的可比性较好，由于不另设对照组，所以可节省一半的样本量；全部受试对象都得到了应有的防治措施，所以较少引起伦理学问题。缺点：每一病例的研究期限延长了一倍，所以患者的依从性较差；虽然是同一个体，但试验前后两个阶段的病情程度可能不同，环境、气候、心理因素也可能有较大变化，这些都可能会对研究结果产生一定影响；不易保证盲法，分析结果时易产生人为的偏倚；有时治疗措施与对照措施先后次序的不同，可能会使结果不同，此时应采用随机交叉对照试验（randomized cross-over trial）。

必须注意，自身对照研究一定包括前后两个阶段的两种不同的处理措施。一些教科书将同一组对象治疗前后的比较也称为自身配对设计是不严谨的，因为这种方法缺乏实质性的对照，故如果只用一种处理措施将治疗前后的情况进行对比，则不能称为自身前后对照研究，应归属于叙述性研究。

（2）同一受试对象两个左右对称的部位、器官配对：如药物皮试，是受试者一侧上臂注入受试药液，在另一侧上臂注入溶媒作对照；又如研究某药的散瞳作用，如果理论上已经证明，该药只有局部作用，不易吸收或不致通过神经反射及体液因素影响对侧眼，则可以用双眼进行配对。这种设计方法同样可以消除组间对照个体差异的影响，可节约一半的样本量。

（3）同一受试对象或同一样品用两种方法或仪器检测：如分别用新法和旧法测定同一儿童的血钙含量。

（4）用同一方法或仪器检测同一受试对象不同标本的检测结果：如用原子吸收法测定同一儿童的血锌和发锌，以观察比较能否用发锌测定代替血清锌的测定。

**2. 异源配对（heterogenetic pairing）**　亦称异体配对（heterobody matching），是将主要预后影响因素作为配对条件配成对子，采用随机分组的方法，将其中之一分入试验组，另一个分入对照组，分别接受两种干预措施。所谓主要预后影响因素通常是影响效应的主要非处理因素，如性别、年龄、体重、窝别等因素；人群的种族、性别、年龄、体重、文化教育背景、生活背景、居住条件、劳动条件等；患者的疾病类型、病情严重程度、诊断标准等因素，目的是消除混杂因素的影响。由于这种设计方法人为地控制了主要影响因素，同样具有较好的可比性。

## 五、重复测量设计

重复测量设计（repeated measures design）指将一组或多组被试者先后重复地施加不同的实验处理，或在不同场合（occasion）和多个时间点进行观察和测量；采用该设计所收集的资料称为重复测量资料（repeated measure），指对同一受试对象的某一观察指标在不同场合或不同时间点进行的多次观察与测量所获得的数据。

**1. 重复测量设计的类型**

（1）沿时间点重复：对每个观测对象在不同时间点上重复，即包括前测一次，干预后测 $n$ 次的情况。

（2）沿裂区方向重复：对每个观测对象在同一时间不同因子组合间测量，常见于裂区设计。

**2. 优缺点**

（1）优点：① 每一个体作为自身的对照，克服了个体间的变异；分析时可更好地集中于处理效应，同时被试者间自身差异的问题不再存在，减少了一个差异来源；② 因重复测量设计的每一个体作为自身的对照，所以研究所需的个体相对较少，因此更加经济。

（2）缺点：① 滞留效应（carry-over effect）：前面的处理效应有可能滞留到下一次的处理；② 潜隐效应（latent effect）：前面的处理效应有可能激活原本以前不活跃的效应；③ 学习效应（learning effect）：由于逐步熟悉实验，受试对象的反应能力有可能逐步得到了提高。

**3. 重复测量资料方差分析的条件**

（1）正态性：处理因素的各处理水平的样本个体之间是相互独立的随机样本，其总体均数服从正态分布。

（2）方差齐性：相互比较的各处理水平的总体方差相等，即具有方差齐同。

（3）各时间点组成的协方差阵（covariance matrix）具有球形性（sphericity）特征。

## 六、交叉设计

交叉设计（cross-over design，COD）是在自身配对设计基础上发展而成的双因素设计。COD 是按事先设计好的试验次序（sequence）在各个时期（period）对受试者逐一实施各种处理，比较各个处理的差异。其特点是将整个设计分为两个或多个阶段，各阶段分别给予不同的干预措施，然后比较各阶段效应间的差异有/无统计学意义。COD 常用于比较同一药物的两种或多种不同配方的临床疗效，如生物等效性（bioequivalence）或临床等效性（clinical equivalence）试验。主要用于评价慢性易复发疾病，如哮喘。常用的有 2×2 和 2×3 交叉设计，参见表 11-1、表 11-2。

**表 11-1　2×2 交叉设计**

| 群别 | 时期 | |
|---|---|---|
| | 1 | 2 |
| 1 | 处理 | 对照 |
| 2 | 对照 | 处理 |

**表 11-2　2×3 交叉设计**

| 群别 | 时期 | | |
|---|---|---|---|
| | 1 | 2 | 3 |
| 1 | 处理 | 对照 | 处理 |
| 2 | 对照 | 处理 | 对照 |

**1. 设计方法**　COD 的简单形式是用于比较两种药物、两种疗法的二周期交叉对照试验（two-period cross-over trial，TPCOD）。TPCOD 分为两个阶段：第一阶段将全部受试对象随机分为甲组（试验）和乙组（对照），第一阶段结束后必须经过一个洗脱期（washout time），消除第一阶段的处理对第二阶段的残余效应（carry over effect）后再进入第二阶段。此时，将甲乙两组的治疗方法（或药物）加以对换，即甲组作为对照组，乙组则为试验组，在全部研究工作结束后再进行疗效评价，参见图 11-4。采用交叉设计时应避免延滞效应，因此，每个试验阶段后需安排足够长的洗脱期或有效的洗脱手段，以消除其延滞效应，但是，应尽量避免受试者的失访（lost of follow up）。

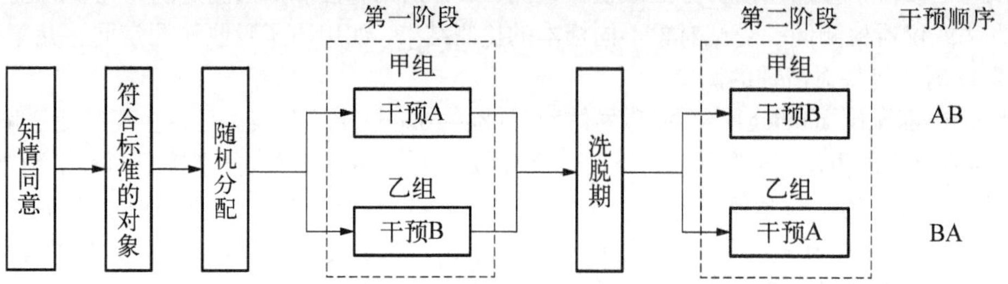


图 11-4　2×2 交叉试验设计模式示意

**2. 优缺点**

（1）优点：消除了个体间变异，提高了统计精度；节省样本量，伦理性和经济性好。

（2）缺点：不适用于结果不可逆转或治疗时间过长的疾病；仅适用于病情稳定、起效快、易恢复的慢性病；两次治疗期间必须有足够的洗脱期，可能对患者不利；研究时间较长，可能会有病情和观察指标的自然波动。

**3. 应用条件**

（1）患者的病情在试验期应该是稳定的。为了保证在试验期有稳定的病情，可在试验开始前对患者进行一段时间的观察。例如，用 COD 研究对高血压的治疗，可先让患者用安慰剂 2～4 周，只有在服安慰剂期间内仍保持较稳定的高血压的患者才列为受试对象，而那些波动型高血压患者则予以剔除。

（2）患者必须是随机地分配到两个组。如果患者不是随机分配，很可能会导致试验的最终失败。

（3）药物在短期内只能改善疾病的症状，而不是能根治疾病。

**4. 注意事项**

（1）临床研究中的药物洗脱期有治疗前的导入期和交叉试验设计中的药物清洗期。

导入期指在开始使用研究药物治疗前，受试者停用研究中不允许使用的药物，或服用安慰剂的一段时间，目的是为了清洗研究前可能服用的其他药物。

清洗期指在交叉设计的试验中，第一阶段治疗与第二阶段治疗中间一段不服用研究药物，或者服用安慰剂的时期，目的是为了清洗前后两个研究阶段间机体内残留的研究药物。

（2）在 COD 中，甲组和乙组到底谁先接受试验组的治疗，谁先接受对照组的治疗，可由研究者来安排，或由随机分组的方法来确定，后者亦称随机交叉对照试验。

**5. 假设检验方法**　计数资料可用配对 $\chi^2$ 检验；计量资料且符合方差分析条件者，可采用三因素无重复试验的 $F$ 检验。

## 七、析因设计

析因设计（factorial design）是一种多因素的交叉分组试验，通过处理的不同组合，同时考查两个及两个以上因素的主效应和交互作用设计方法，参见表 11－3。其主要作用是：① 检验药物间是否有交互作用(拮抗、协同)；② 寻找药物配伍的最佳组合。

**表 11－3　2×2 析因设计模型**

| B 因素 | A 因素 | |
|---|---|---|
| | 不用 A 药 | 用 A 药 |
| 不用 B 药 | 0 | A |
| 用 B 药 | B | A+B |

## 八、非随机同期对照试验

非随机同期对照试验(non-randomized concurrent controlled trial，NRCCT)亦称非随机分组的平行对照试验。近年来，随着经验医学(experienced based medicine)向循证医学(evidence-based medicine，EBM)的转变及人们对 RCT 方案的普遍认可，采用 NRCCT 的临床疗效研究已经越来越少。但是，在涉及严重伦理学问题及不能贯彻随机分组原则的情况下，NRCCT 是一种唯一可行的研究方法。

**1. 设计方法**　NRCCT 设计方案与 RCT 设计方案不同之处是未按随机方法进行分组，而是由研究者确定受试对象的分组，或是根据患者及患者家属的意见，是否愿意接受某种治疗而分组，或是按不同地点加以分组，如一所医院的患者作为一个组采用新疗法，另一所医院则采用传统疗法，然后比较两组的疗效。

**2. NRCCT 设计方法的优缺点**　与 RCT 比较，开展 NRCCT 研究所需成本较低，但由于分组未采用随机化方法，两组间的可比性难以保证。分组时，患者到底入哪一组，可能受研究者潜意识的影响较大，研究者可能较倾向于将年轻的、条件好的、病情轻的患者分到试验组，以期达到预期的好的疗效。NRCCT 设计方案在分组时，虽然也可以通过对某些主要因素进行配对来选择对照组，但通常配对都不够理想，且在具体实施中难以保证。另外，研究者不可能掌握所有与预后有影响的重要因素(如心理的、社会的、文化的、职业的、经济的等)。所以，采用 NRCCT 设计方案时，两组基本临床特点和主要预后因素的分布不能均衡，缺乏严格的可比性，使两组间的结果产生偏差。在按不同地点加以分组时，这种偏差就更为明显。

## 九、序贯设计、成组序贯设计与期中分析

**1. 序贯设计**　序贯设计(sequential design)指在试验前不规定样本量，而是受试者配对后随机分配对两个处理组，每得到一对试验结果就进行一次统计分析，直到能判断结果，作出结论时，立刻终止试验。序贯设计的优点是，当两种处理措施间确实存在差异时，常可较早地作出结论，从而减少样本量，避免浪费资金，缩短试验周期，可使对照组较早地停止较差的治疗措施，更符合伦理学要求。但序贯设计同时要求受试对象是逐对地进入试验，要求能很快地观察到患者的反应，并对结果统计分析后才决定是否继续下一对的试验，所以，当患者接受治疗后出现疗效反应的时间较长时不宜采用序贯设计。因此，序贯设计特别适用于病例极难获得的一些疾病的疗效评价，特别是某些极为严重且病程又很短的罕见病，往往只能采用此设计方案。此外，某些可能产生极严重毒副作用的疗效评价，使用此设计方法可以使副作用对受试者的危害减到最少。

**2. 成组序贯设计与期中分析**　1977 年波克提出了成组序贯方法(group sequential methods)。成组序贯设计克服了传统序贯设计的缺点，它不要求受试者必须配对，是在整个试验期间内，每当收集到一定数量的患者反应资料后，就进行一次期中分析(interim analysis)。期中分析指在试验过程中，定期对阶段性结果进行监测，一旦检验到两种药物之间的疗效差别出现统计学显著性时，则立即停止试验。成组序贯设计与期中分析给临床疗效研究提供了新的更为方便的研究工具，非常适合临床疗效研究中应用。

## 十、Zelen 设计

传统的 RCT 是在不征求受试者意见的情况下，直接将受试者随机分成试验组和对照组，有悖于医学伦理学。在试验过程中，可能会因为医生和患者两方面的因素，而使 RCT 方案被谢绝。因此，Zelen 于 1979 年在传统 RCT 设计方案基础上，提出一个新的临床试验分组方案——Zelen 设计方案，亦称“预先随机设计”或“随机征求许可设计”，比较好地解决了 RCT 设计的缺点，但同时因不能执行盲法，且医生征求患者许可的方式会受到“新疗法有效”潜意识的影响而试图说服患者，从而出现偏倚。

Zelen设计的分组方法有以下两种形式：① 将合格患者随机分为$G_1$组和$G_2$组。对$G_1$组不用征求意见即给予常规治疗；对$G_2$组患者，询问他们是否愿意接受新疗法，愿意接受新疗法者给予新疗法，不愿意者给予常规疗法；② 将合格患者随机分为$G_1$和$G_2$组两组，对$G_1$组不用征求意见即给予常规治疗；对$G_2$组患者，询问他们是愿意接受新疗法，还是愿意接受常规疗法，愿意接受新疗法者给予新疗法，愿意接受旧疗法者则给予常规疗法。因此，Zelen设计比较适合临床实际工作的具体情况，切合临床实际。

Zelen设计在分析统计结果时，首先要比较$G_1$和$G_2$组的均数或率，其中$G_1$组患者只用常规疗法，$G_2$组中一部分患者用常规疗法，一部分患者用新疗法，显然这种$G_1$和$G_2$组的比较会淡化新疗法的效果显示。如果在$G_1$组中有较多的患者接受了常规疗法，则难以评价新疗法的效果；如果真的是大部分患者愿意接受常规疗法而拒绝新疗法时，说明新疗法的可行性较差，进行临床试验的时机可能还不成熟。其次，Zelen设计还可以比较$G_1$和$G_2$组中接受常规疗法者的均数或率，如果两者疗效一致，则说明受试者心理作用对疗效没有影响，没有患者自选疗法的偏性；如果两者疗效不一致，则说明有偏性。

## 十一、响应-自适应随机化分组设计

响应-自适应随机化分组设计(response-adaptive design)根据试验中陆续得到的结果，及时调整分组概率同时不破坏随机性，从而使受试者最大程度地受益或最小程度地受害。

自适应设计(adaptive design)最早由H. B. 罗宾斯提出思想雏形，指试验开始之后，在不影响试验完整性(integrity)和有效性(validity)的前提下，依据前期试验的部分结果调整后续试验或统计方案的临床试验设计方法。自适应设计遵循了“风险最低、效益最好”的原则，将受试者尽可能分配给疗效好、安全性好的处理组，使受试者最大程度获益，又能及时在试验早期淘汰疗效差、不安全的药物。

响应-自适应随机化(response-adaptive ran-domization)是根据试验中已获得的结果，及时调整分组概率而不破坏随机性，将患者尽量多地分到疗效更好的组别，以尽可能减少试验中无效的受试者人数。

响应-自适应随机化的两种方法——随机化胜者优先原则(randomized play the winner rule，RPW rule)和劣者淘汰原则(drop the loser rule，DL rule)适用于以下范围：① 优效性试验；② 组间差别较大的情况；③ 结局比较严重的疾病；④ 结局能够较早出现的疾病。

# 第二节　调查问卷设计

问卷(questionnaire)是为了搜集人们对某个特定问题的态度、行为、观点和信念等信息设计的表格。问卷设计(questionnaire design)是研究者根据调查研究目的和内容的需要，编写问题并形成问卷的过程。

## 一、调查设计原则与步骤

### (一) 设计原则

**1. 目的性(objective-oriented)**　调查目的决定问卷的内容和形式。因此，问卷设计过程是将调查目的充分体现在问卷的过程。

**2. 简明性(conciseness)**　即尽量为被调查者提供一份简明扼要的问卷，使被调查者尽可能在较短的时间内一目了然地了解和理解问卷所提出的问题、较容易地作出回答。

**3. 反向性(counter-direction)**　即问卷的设计与研究步骤恰好相反，问卷中的问题是在考虑了最终想要得到的结果的基础上反推出来的。反向原则能够保证问卷中的每一个问题都不偏离研究者的目的，而且在问题提出时已充分考虑了问题的统计分析方法，避免出现无法分析和处理或使处理过程复杂化的问题和答案。

**4. 实用性(practicality)**　即问卷的提问用词得当，易被理解。所用词句必须简单、清楚，具体而不抽象，尽量避免使用专业术语。要考虑应答人的背景、兴趣、知识和能力等，鼓励应答者尽其最大的能力来回答问卷。

### (二) 设计步骤(design process)

**1. 确定研究目的(clarify study objective)**　必须明确调查研究的目的和说明目的的指标。例如调查某种疾病患者的生命质量。生命质量是一个不易测量的概念，但可以用生理状态、健康状态等指标测量。

**2. 建立问题库(establish the bank of question)**　可以由与调查有关的人员组成研究小组，采用头脑风暴法建立描述调查指标的系列问题。

**3. 设计问卷初稿(design the draft of questionnaire)** 根据研究目的和调查对象的特点,从问题库中选定若干问题,并安排它们的顺序。

**4. 试用和修改(pre-test and revise)** 常常采用两种方法:① 客观检查法:选择部分人对问卷初稿填答,发现问题进行修改;② 主观评价法:请该研究领域的专家、学者从不同角度对问卷进行评论。最好先用主观评价法,找出一些问题进行修改,然后再用客观检查法找出一些问题再次修改。

**5. 检验效度和信度(test the validity and reliability)** 参见本节“五、信度和效度”。

## 二、问卷类型

**1. 开放型问卷** 又称非结构型问卷,是由开放性问题组成的问卷,特点是受试者可以依据本人的意愿自由回答。适合用于深入了解被调查者的态度、意愿、建议;也可用于不想因为限定答案而出现诱导、误导的情况。此类问卷常在小规模的探索性研究中发挥作用。

**2. 封闭型问卷** 亦称结构型问卷,是由封闭性问题组成的问卷,特点是受试者只能选择作答,有利于控制和确定研究变量之间的关系,易于量化和进行数据的统计处理。封闭式问题是由问卷设计者将问题可能的答案或者主要答案全部列出,供被调查者选择的一种提问方式。这种问题不但填答时省时省力,而且有利于调查者整理资料、进行统计分析。此种问卷一般在大规模的正式调查中使用。

**3. 混合型问卷** 又称半封闭型问卷,是对答卷者的回答作部分限制,另一部分让其自由回答,或者对答案的数量作出限制,内容不作限制的一种问卷。混合型问卷结合了开放式和封闭式问卷的优点,适合于对问题没有绝对把握的调查,可以避免一些重大的遗漏。大多数问卷调查使用这种形式。

## 三、问卷结构

问卷一般包括封面信、指导语、问题及答案、编码等部分。较高的问卷回收率(questionnaire returns-ratio)是获得真实可靠资料的保证。回收率在30%左右时只能作为参考;>50%可以采纳建议;回收率>70%时方可作为研究结论的依据。

**1. 封面信(cover letter)** 作用在于向被调查者介绍和说明调查的目的、调查的主办单位或调查者的身份、调查的大概内容、调查对象的选取方法和对结果保密的措施等,目的在于赢得被调查方的信任与合作。封面信的语言要简明、主旨中肯,篇幅宜短不宜长,一般为200~300字。封面信中需要说明的内容是:① 我是谁(who)? ② 要调查什么(what)? ③ 为什么要调查(why)? ④ 这次调查有什么用(role)? ⑤ 致谢(thanks)。

**2. 指导语(instruction)** 用来指导被调查者填答问卷的一组解释和说明,告诉被调查者如何正确填答问卷,或提示访问者如何正确完成问卷调查的语句。即对如何填写问卷、如何回答问题、填写的要求、方法、注意事项等作一个总的说明。

**3. 问题和答案(question and answers)** 问题可分为三类:① 特征问题(characteristics);② 行为问题(behavior);③ 态度问题(attitude)。

**4. 资料编码(data encoding)** 编码(coding)是将问卷中的信息数字化,转换成统计软件和统计程序能够识别的数字信息代换的程。编码工作主要是建立编码手册,编码手册记录每一个数字所表示的实际意义。编码工作在调查进行前设计问卷时进行称为预编码(precoding);在调查之后收回问卷时进行称为后编码(postamble)。开放式问题只能采用后编码。

## 四、问题设计

进行问题设计时必须注意问题的逻辑顺序排列。对于有时间关系的问题,应按由近到远或由远到近的顺序排列;对于有内容关系的问题,应遵循由浅到深、由易到难的顺序排列;对于有类别的问题,其顺序一般是人口学资料问题、实际行为性问题和态度性问题;对于一般问题,应按照“漏斗顺序”,即由大的、一般性的、抽象性的问题到小的、特殊性的、具体的问题排列;敏感性问题和开放性问题应放在问卷后面。

### (一) 问题的类型

**1. 开放式问题(open-ended question)** 即不为回答者提供具体答案,由问答者自由填答。

(1) 优点:① 可用于事先不知道问题答案有几种的情况;② 可让回答者自由发挥,得到意外的发现;③ 若问题和答案太长时用开放式提问为好。

(2) 缺点：① 要求回答者有较高的知识水平和语言表达能力；② 需花费较多的时间和精力；③ 不善用文字表达自己的看法时回答率低；④ 统计处理比较困难。

**2. 封闭式问题(closed-ended question)** 是在提出问题的同时，还给出若干个答案，要求被调查者选择其中之一作为问答。

(1) 优点：① 容易回答，节省时间；② 回收率较高；③ 更能获得相对真实的回答；④ 便于分析和比较。

(2) 缺点：① 某些问题的答案不易列全，回答偏倚；② 提供了猜答和随便选答的机会，因此，资料有时不能反映真实情况；③ 容易发生笔误。

**3. 混合式问题(hybrid question)** 又称半封闭式、半开放式问题。是在封闭式问题和答案后加一项“其他”，由被调查者在预留的空白处自由表达与该问题相关的未尽内容。混合式问题克服了封闭式问题的缺点，同时吸收了开放式问题的优点。

### (二) 答案设计(answer design)

**1. 填空式(blank form)** 在问题的后面留长短不一的空白让受试者自己填写。

例如：您有几个孩子？____个

**2. 二项选择式(two choices)** 是；否。适用于互相排斥的定性问题。

例如：您饮酒吗？(在适当方格内打✓) ① 饮酒□ ② 不饮酒□

**3. 多项选择式(multiple choices)** 应按顺序排列。

例如：您的婚姻状况是(在合适号码上打✓) ① 未婚 ② 已婚 ③ 离婚 ④ 丧偶

**4. 排序式(sorting order)** 比较适用于表示一定先后次序、重要性或强弱程度的等级排列问题。

例如：开窗通风情况 ① 天天 ② 经常 ③ 偶尔 ④ 从不

**5. 图表式(graph)** 有的问题答案可以用图表的方式列出，回答者在图表上表示自己的意见。常采用线性尺度。即绘制一条 10 cm 长的刻度线，线的两个端点分别表示某项特征的两个极端情况，回答者根据自己的实际情况、看法或意见在线上的适当地方做标记。

例如：您认为疾病对您健康的影响程度如何？(请在适当地方打✓)

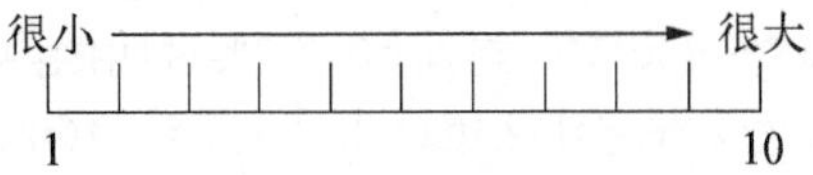


在答案设计中要避免下述一些问题：① 问卷设计者与调查者对概念的理解不一致；② 两个以上概念在同一题目中出现；③ 使用专门术语、行语、俗语；④ 问题缺乏受限制的前提或答案设置漏掉了综合性的选项；⑤ 出现带有某种倾向的暗示性问题；⑥ 使用不确定的词；⑦ 出现调查对象未经历过的，导致结果虚假；⑧ 使用可作多种解释，意义含糊的词；⑨ 陈述使用否定句，答卷者忽略而误解题意；⑩ 题目中供选择的项目未包含所有的程度。

### (三) 问题设计的常见错误

**1. 双重装填(double-barreled)** 指一个问题包括了两个或两个以上问题。

**2. 含糊不清(ambiguous)** 使用专业用语或俗语，不易理解。

**3. 抽象的提问(abstract question)** 幸福、爱等概念的提问，要给出具体的看法。

**4. 诱导性提问(inductive question)** 要采用中性的提问。

**5. 敏感性问题(sensitive question)** 适当进行诱导性提问，不给否定答案。

## 五、信度和效度

**1. 信度(reliability)** 又称可靠性、稳定性，指同一受试者在不同时间用同一测验(或用另一套相等的测验)重复测验，研究结果所显示的一致性、稳定性程度，也是对研究结果一致性和稳定性的评价标准，大多以相关系数 $r$ 表示，称为信度系数，可以解释为在所测对象实得分数的差异中有多大比例是由测量对象本身的差别决定的。信度系数高表明测量的一致性程度高，测量误差少。一般 $r \geqslant 0.80$ 即可认为达到了足够的信度。一个具有信度的研究程序，不论其过程由谁操作，或进行多少次同样的操作，其结果总是非常一致的。

(1) 复测信度(test-retest reliability):亦称稳定系数,是对同一组调查对象采用同一调查问卷进行先后两次调查,采用公式计算两次施测结果的相关系数。系数值越大、信度越高。

(2) 复本信度(alternate form reliability):亦称等值系数,是对同一组调查对象进行两种相等或相近的调查,要求两份问卷的题数、形式、内容及难度和鉴别度等方面都要尽可能地一致。其相关系数越大,说明两份问卷的信度越高,具体调查时使用哪一份均可。

(3) 折半信度(split-half reliability):亦称内在一致性系数,是将调查的项目按前后分成两等份或按奇偶题号分成两部分,通过计算这两部分调查结果的相关系数来衡量信度。如果折半信度很高,则说明这份问卷的各题之间难度相当,调查结果信度高。

**2. 效度(validity)** 即有效性,指测量工具或手段能够准确测出所需测量的事物的吻合程度,是对研究结果正确性的评价标准,一个有效度的研究不仅能够明确地回答研究的问题和解释研究结果,而且能够保证研究结果在一定规模的领域推广。效度比信度有更高的要求,信度是效度的必要条件,没有信度的测量工具就谈不上具有效度,但信度高的测量工具未必具有高的效度。

(1) 内容效度(content validity):又称表面效度或逻辑效度,指调查问卷所采用的题项能否代表所反映的内容或主题。通常是用单个问题的得分与总得分的相关系数来反映,如果相关系数不显著,表示该题的鉴别力低,就不应该再将该题纳入调查问卷。

(2) 结构效度(construct validity):指测量结果体现出来的某种结构与测值之间的对应程度。结构效度分析所采用的方法是因子分析。其目的就是为了检验问卷中的属于相同理论概念的不同问题是否能落在同一因子上,如果能够做到符合理论,即属于相同概念的题都归为同一因子,则说明问卷有着很好的结构效度。

(3) 准则效度(criterion validity):又称效标效度或预测效度或独立标准效度分析。是先根据已经掌握的理论,选择一个与调查问卷直接相关的独立标准,把它当做自变量。然后再分析调查结果的特性与该自变量的关系,如果对于自变量的不同取值,调查结果的特性表现出显著差异与我们掌握的理论有很强的相关性,则说明调查问卷是有效的。

**3. 效度和信度的关系(relation between validity and reliability)** 信度和效度是任何一种科学研究的两个相互关联的重要标准。信度对于效度是必要条件,但不是充分条件,有信度不保证一定有效度,一个可靠的研究程序并不证明内容一定有效,而一个有效度的研究一定是一个有信度的研究。有效度必定有信度,效度高,信度必定也高,因为不可能存在唯有效度而没有信度的情况。信度是为效度服务的,因而,效度是信度的目的,效度不能脱离信度单独存在,所以信度是效度的基础。

效度是一个研究程序的性质和功能,也把两者的作用结合起来看,信度和效度是一项科学研究的活动和结果具有科学价值和意义的保证。由此得出两者的关系:

(1) 不可信的测量一定是无效的。

(2) 可信的测量既可能是有效的,也可能是无效的。

(3) 有效的测量一定是可信的测量。

(4) 无效的测量可能是可信的,也可能是不可信的。

## 六、SPSS统计软件实现效度与信度分析的方法

**1. 效度分析** 选择 Analyze→Regression→Linear,作数值资料的平行效度分析;Analyze→descriptivestatistics→crosstabs……:选 Kappa→continue→ok,作分类资料的平行效度分析;由因子分析(factor analysis)作结构效度分析。

**2. 信度分析** SPSS统计软件进行信度分析的模块为 Scale 下的 Reliability Analysis。model 下拉菜单有五种方法,分别是 Alpha、Split-half、Guttman、Parallel、Strict parallel。

选择 Alpha,给出 Cronbach -信度系数;选择 Split-half,给出分半每一部分 Cronbach -信度系数、两部分的相关系数、分半信度系数(Spearman-Brown 系数与 Guttman 分半系数);选择 Guttman,给出六个分半信度系数,其中 Lambda3 即 Cronbach -信度系数,Lambda4 为范氏公式计算的分半信度系数。

对于重测信度或复本信度,需要将样本在二次(份)测验的分数(数值)数据合并到同一数据文件之后,利用 Correlate 之下的 Bivariate 求其相关系数,即为重测或复本信度。

对于重测信度和复本信度样本的二次测验的分类数据,运用 descriptive Statistics 下的 Crosstabs 统计模块进行 Kappa 值一致性检验,Kappa 值的判定:$k>0.75$,一致性好;$0.4\leqslant k\leqslant 0.75$,一致性较好;$k<0.4$,一致性差。

对评分者信度,当评分者人数为 2 时,利用 Correlate 之下的 Bivariate 求 Pearson 相关系数或 Spearman 等级相关;当评分者人数多于 2 时,利用 Nonparametric Tests 中的 K-Related Samples 比较 Kendall 选项,求 Kendall 和谐系数。

# 第十二章 样本量估计

**导学**

(1) 掌握样本量估计的主要参数及影响样本量大小的因素。

(2) 熟悉估计样本量的方法。

(3) 了解希望“无差异”试验的样本大小的计算。

## 第一节 样本量估计的主要参数及影响因素

样本量(sample size)亦称样本含量。估计样本量即确定研究结论在一定检验效能基础上的最少观察单位数。在进行样本量估算之前，必须首先明确研究目的、研究设计的类型、试验的主要终点指标、资料类型、对该指标的统计方法选择、试验总体设计方法(平行对照、交叉对照等)以及把握度、检验水平、平均数、标准差、有效率、有意义的差值等基础资料。但是，无论按哪种公式或工具表求得的结果，均为样本量的近似估计值。

### 一、样本量估计的主要参数

**1. 第一类错误的概率 $\alpha$**　$\alpha$ 越小，所需样本例数越多，一般取 $\alpha=0.05$。同时，应结合专业要求判断是单侧检验还是双侧检验，在 $\alpha$ 相同的条件下，双侧检验要比单侧检验需要更大的样本量。

**2. 检验效能 $1-\beta$**　即在特定的 $\alpha$ 水准下，$H_1$ 为真时检验能正确发现的能力。$1-\beta$ 越大，所需样本例数越多。通常取 $1-\beta$ 为 0.90 或 0.80。

**3. 允许误差 $\delta$**　指两总体参数的差值。如 $\delta=\mu_1-\mu_2$，或 $\delta=\pi_1-\pi_2$。$\delta$ 越小，所需样本量越多。通常根据预实验、查阅文献和专业知识估计 $\delta$ 值，或用专业上有意义的两总体参数的差值代替。

**4. 总体变异度 $\sigma$**　$\sigma$ 越大，所需样本量越多。通常根据预实验、查阅文献和专业知识估计 $\sigma$ 值。

### 二、影响样本量大小的因素

在计算所需样本量之前对主要变量、试验数据的统计检验、零假设和备择假设、Ⅰ类和Ⅱ类错误、计量数据的差值、标准差和参考值、计数数据的率等应有明确的定义。此外，应考虑相关的影响因素(表 12-1)。

**表 12-1　影响样本量大小的因素**

| 因　素 | 对样本大小的影响 |
|---|---|
| 治疗组数目 | 公式计算的是每个组所需要的例数 |
| 结果变量的测定 | 连续变量或(转化为)两分变量 |
| 预期受试者随访时间 | 随访时间长则事件发生率高，对给定的 $\alpha$、$\beta$，所需例数较少 |
| 备择假设 | 双侧或单侧 |
| 可检测到的治疗差异 | 必须符合实际。差异大则所需例数较少 |
| 所定的Ⅰ类、Ⅱ类错误 | 常取 $\alpha<\beta$；$\alpha$ 与 $\beta$ 越小，所需例数越多 |
| 受试者分配比 | 常取各组例数相同。若 $r$ 个治疗组与一个对照组比较时，可取对照组例数为治疗组的 $(r)^{1/2}$ 倍 |
| 预期的失访率 | 样本数应根据失访率相应扩大 |
| 预期的治疗不依从率 | 药物暴露不足或过量；受试者/医生不遵循设计方案规定，例数应增加 |
| 基线变量的分层程度 | 分层后亚组的受试者数减少 |
| 多重比较 | 按多个治疗组比较 |
| 多个终点 | 样本大小通常按主要变量计算；有时对每个结果变量计算所需样本数，取最大样本数 |

# 第二节　估计样本量的方法

## 一、单样本比较的样本量

**1. 样本均数与总体均数比较的样本量估计**　确定 $\alpha$ 和 $\beta$ 后，令 $\delta=\mu-\mu_0$，$\sigma$ 为总体标准差，计算公式为

$$n=[(u_\alpha+u_\beta)\sigma/\delta]^2 \quad \text{(公式 12-1)}$$

式中：$\alpha$ 有单双侧之分，$\beta$ 只取单侧，$u_\alpha$ 和 $u_\beta$ 为相应的正态分位数。

**例 12-1**　高血压患者血清同型半胱氨酸(Hcy)的均数和标准差为 15.0 μmol/L 和 10.0 μmol/L。现临床某医师采用中西医结合治疗，期望疗效结果至少使 Hcy 平均下降 5 μmol/L，问至少需要观察多少病例？

本例：取 $\alpha=0.05$，$\beta=0.1$，又知 $\sigma=10.0$，$\delta=5$。

由标准正态分布表查出单侧界值 $u_{0.05}=1.96$，单侧 $u_{0.10}=1.282$，代入公式 12-1，得

$$n=[(1.96+1.282)\times 10.0/5]^2=57.15\approx 58$$

**2. 样本率与总体率比较的样本量估计**　确定 $\alpha$ 和 $\beta$ 后，$\pi_0$ 为历史对照的总体率，$\pi$ 为实验结果的总体率，$\pi_0\neq\pi$，令 $\delta=\pi-\pi_0$，$\sigma$ 为实验结果的总体标准差，计算公式为

$$n=\pi_0(1-\pi_0)[(u_\alpha+u_\beta)/\delta]^2 \quad \text{(公式 12-2)}$$

式中：$\alpha$ 有单双侧之分，$\beta$ 只取单侧，$u_\alpha$ 和 $u_\beta$ 为相应的正态分位数。

**例 12-2**　已知某中药治疗皮肤病的显效率为 70%，现试验一种特色中药治疗法，预计有效率为 85%，规定 $\alpha=0.05$(单侧检验)，$\beta=0.10$，求所需例数。

本例：$\pi_0=0.70$，$\pi=0.85$，$\delta=0.85-0.70=0.15$

单侧界值 $u_{0.05}=1.645$，单侧 $u_{0.10}=1.282$，代入公式 12-2，得

$$n=0.70\times(1-0.70)\times[(1.645+1.282)/0.15]^2=79.96\approx 80$$

## 二、独立样本比较的样本量

**1. 两样本均数比较的样本量估计**　主要用于计量资料独立样本 $t$ 检验。

当两样本例数要求相等时，先要求出两个总体参数间的差值，即 $\delta=\mu_1-\mu_2$。若 $\mu_1$ 及 $\mu_2$ 未知时，可分别以 $\bar{x}_1$ 及 $\bar{x}_2$ 估计之；$\sigma$ 未知时，可以合并标准差 $s$ 估计；$\alpha$、$\beta$ 分别是对应于 $\alpha$ 和 $\beta$ 的 $u$ 值，或可由 $t$ 界值表自由度由 $\upsilon=\infty$ 查出，$\alpha$ 常取 0.05，$u_\alpha$ 有单双侧之分；$\beta$ 常取 0.20 或 0.10，$u_\beta$ 只取单侧值。可按公式 12-3 估算每组需观察的例数 $n$。

$$n=2\times[(u_\alpha+u_\beta)\sigma/\delta]^2 \quad \text{(公式 12-3)}$$

式中：$\delta$ 为两均数之差，$\sigma$ 为总体标准差或其估计值。

**例 12-3**　某医院欲研究中药治疗某病的临床疗效，以血沉作为疗效指标，临床前该中药可使患者血沉平均下降 3.4 mm/h，标准差为 1.2 mm/h，西药可使患者血沉平均下降 4.8 mm/h，标准差为 2.5 mm/h，为了进一步观察该中药的疗效，问：需要观察多少病例数？

本例：取 $\alpha=0.05$，$\beta=0.1$，$1-\beta=1-0.1=0.90$，双侧检验，$u_\alpha=1.96$，$u_\beta=1.282$，$\delta=4.8-3.4=1.4$，取较大的标准差 $\sigma=2.5$，代入公式 12-3，得

$$n=2\times[(1.96+1.282)\times 2.5/1.4]^2=67.03\approx 68(\text{例})$$

**2. 两样本率比较的样本量估计**　主要用于成组设计 2×2 表资料的 $\chi^2$ 检验。

令 $n$ 为每组所需例数，$p_1$、$p_2$ 为已知的两个率(用小数表示)，$p$ 为合并的率，当设两组例数相等时，即 $p=(p_1+p_2)/2$。$q=1-p$，则计算公式为

$$n=8pq/(p_1-p_2)^2 \quad \text{(公式 12-4)}$$

**例 12-4**　某医院用中药治疗和中西医结合治疗两种方法治疗慢性气管炎患者，经初步观察，用中医治疗组的近

控率为35%，中西医结合治疗组的近控率为45%。现拟进一步治疗，问每组需观察多少例，才可能在 $\alpha=0.05$ 的水准上发现两种疗法近控率不同？

本例：$p_1=0.35$，$p_2=0.45$，$p=(0.35+0.45)/2=0.40$，$q=1-0.40=0.60$，代入公式 12-4，得

$$n=8pq/(p_1-p_2)^2=(8\times0.4\times0.6)/(0.35-0.45)^2=192(\text{人})$$

**3. 配对设计和交叉设计数值变量资料的样本量估计** 配对设计包括异体配对、自身配对、自身前后配对及交叉设计的自身对照，均可按下列公式进行样本量估计。

$$n=[(u_\alpha+u_\beta)\times\sigma_d/\delta]^2 \qquad \text{(公式 12-5)}$$

式中：$\delta$、$\alpha$、$\beta$ 的含义同前，$\sigma_d$ 为每对差值的总体标准差或其估计值 $s_d$。

**例 12-5** 某研究者欲了解中西医结合治疗糖尿病的降血糖效果，以年龄、性别、病情和病程作为配对条件，随机将患者分配到中西医结合治疗组和常规治疗组，各对子的空腹血糖平均差值为 1.39 mmol/L，标准差为 2.0 mmol/L，为了进一步观察中西医结合治疗的疗效，问每组需要观察多少对病例数？

本例：取 $\alpha=0.05$，$\beta=0.1$，$1-\beta=1-0.1=0.90$，双侧检验，$u_\alpha=1.96$，$u_\beta=1.282$，$\delta=1.39$，$\sigma=2.0$，代入公式 12-5，得

$$n=[(1.96+1.282)\times2.0/1.39]^2=21.76\approx22$$

**4. 配对计数资料的样本量估计** 配对计数资料的整理格式如表 12-2。若采用配对 $\chi^2$ 检验进行分析，其样本量的估计采用公式 12-6。

**表 12-2 配对计数资料的模式**

| A 法 | B 法 + | B 法 − | 合 计 |
|---|---|---|---|
| + | $a$ | $b$ | $a+b$ |
| − | $c$ | $d$ | $c+d$ |
| 合计 | $a+c$ | $b+d$ | $a+b+c+d$ |

$$n=\{[u_\alpha\sqrt{2\pi_c}+u_\beta\sqrt{(2\pi_{-+}\pi_{+-})/\pi_c}]/(\pi_{-+}-\pi_{+-})\}^2 \qquad \text{(公式 12-6)}$$

式中：$\pi_{+-}=b/(a+b)$，$\pi_{-+}=c/(a+c)$，$\pi_c=(\pi_{+-}+\pi_{-+})/2$，$\alpha$ 有单双侧之分，$\beta$ 只取单侧，$u_\alpha$ 和 $u_\beta$ 为相应的正态分位数。

**例 12-6** 已知金黄色葡萄球菌接种于甲、乙两种培养基的结果如下：甲培养基阳性、乙培养基阴性的 $\pi_{+-}=0.05$，甲培养基阴性、乙培养基阳性的 $\pi_{-+}=0.25$，$\alpha=0.05$（双侧检验），$\beta=0.10$，现准备研究一种新的与该菌种相似的菌种，问需观察多少样本对子数？

本例：$\pi_{+-}=0.05$，$\pi_{-+}=0.25$，$\pi_c=(0.05+0.25)/2=0.15$，双侧界值 $u_{0.05}=1.96$，单侧 $u_{0.10}=1.282$，代入公式 12-6，得

$$n=\{[1.96\times\sqrt{2\times0.15}+1.282\times\sqrt{(2\times0.25\times0.05)/0.15}]/(0.25-0.05)\}^2=63.75\approx64$$

**5. 多个样本均数比较的样本量估计**

$$n=\varphi^2\left(\sum_{i=1}^{k}\sigma_i^2/k\right)\Big/\left[\sum_{i=1}^{k}(\mu_i-\mu)^2/(k-1)\right] \qquad \text{(公式 12-7)}$$

式中：$n$ 为各组样本所需的例数，$\sigma_i$ 为各总体的标准差，$\mu_i$ 为各总体均数，$\mu=\sum\mu_i/k$，$k$ 为所比较的样本组数，$\varphi$ 值是由 $\alpha$、$\beta$、$\nu_2=\infty$ 查表得。

**例 12-7** 某中医院应用中西医结合治疗肺气虚、脾气虚、肾气虚慢性阻塞性肺疾病(COPD)患者，并与单纯西药为对照组，观察中西医结合治疗 COPD 患者不同中医证型的肺功能改善效果，根据查阅相关资料，肺气虚的 FVC(L)为 2.44±0.32；脾气虚为 2.40±0.36；肾气虚为 2.31±0.29；对照组为 2.51±0.32。问该项临床研究估计需要观察多少病例数？

本例：取 $\alpha=0.05$，$\beta=0.1$，将各组的 $\mu_i$ 的估计值：2.44、2.40、2.31、2.51 和 $\sigma_i$：0.32、0.36、0.29、0.32 代入公式

12-8,计算 $\mu=\sum\mu_i/k=(2.44+2.40+2.31+2.51)/4=2.415$,查表 $\alpha=0.05$,$\beta=0.1$,$\nu_1=4-1=3$,$\nu_2=\infty$,查表得 $\varphi=2.17$,代入公式 12-7,得

$$n=2.17^2\times\left\{\frac{(0.32^2+0.36^2+0.29^2+0.32^2)/4}{[(2.44-2.415)^2+(2.40-2.415)^2+(2.31-2.415)^2+(2.51-2.415)^2]/3}\right\}=70.72\approx71$$

**6. 多个率样本比较的样本量估计**

$$n=\frac{1\,641.6\lambda}{\sin^{-1}\sqrt{p_{\max}}-\sin^{-1}\sqrt{p_{\min}}}\qquad(公式 12-8)$$

**例 12-8**　某医院观察三种中药复方甲、乙和丙治疗某病的效果,初步观察结果甲复方有效率 75.5%,乙复方 65.5%,丙复方 55.5%,问正式试验需要观察多少例患者?

本例:$p_{\max}=0.755$,$p_{\min}=0.555$,$\alpha=0.05$,$\beta=0.10$,$\nu=k-1=3-1$,查表 $\lambda=12.56$,代入公式 12-8,得

$$n=1\,641.6\frac{12.65}{(\sin^{-1}\sqrt{0.755}-\sin^{-1}\sqrt{0.555})^2}=113.5\approx114$$

**7. 随机区组设计的样本量估计**

$$n=2\times(MSe/d^2)\times(Q+u_\beta)^2\qquad(公式 12-9)$$

式中:$MS_e$ 为误差的均方,$d$ 为总组间差值;一般取 $\alpha=0.05$,$Q$ 值查表 12-3。

**表 12-3　随机区组设计样本量估计的 $Q$ 值表**

| 组数 | 3 | 4 | 5 | 6 | 7 | 8 | 9 | 10 |
|---|---|---|---|---|---|---|---|---|
| $Q$ 值 | 3.4 | 3.8 | 4.0 | 4.2 | 4.4 | 4.5 | 4.6 | 4.7 |

**例 12-9**　欲比较 4 种中药方降低血清谷丙转氨酶(ALT)的效果。由预试得 $MS_e=30\ \mu/L$,预计 $d=8\ \mu/L$,问每组需要观察多少病例?

本例:已知 $MS_e=30\ \mu/L$,$d=8\ \mu/L$,取 $\alpha=0.05$,$\beta=0.10$ 代入公式 12-9,得

$$n=2\times(30/8^2)\times(3.8+1.282)^2=24$$

**8. 直线相关分析的样本量估计**　若分析变量之间的相关关系,需用下述公式估算用于相关分析的样本量。

$$n=4\{(u_\alpha+u_\beta)/\ln[(1+\rho)/(1-\rho)]\}^2+3\qquad(公式 12-10)$$

式中:$n$ 为相关分析的样本例数,$\rho$ 为估计的总体相关系数,$\alpha$ 有单双侧之分,$\beta$ 只取单侧,$u_\alpha$ 和 $u_\beta$ 为相应的正态分位数。

**例 12-10**　为研究蛋白尿患儿 24 h 尿蛋白与晨尿或随机尿的尿蛋白肌酐比值的相关关系,根据参考文献报道,总体相关系数 $\rho=0.712$,问需随机抽取多少名患儿作相关分析?

已知 $\rho=0.712$,规定 $\alpha=0.05$(双侧检验),$\beta=0.10$,代入公式 12-10,得

$$n=4\{(1.96+1.282)/\ln[(1+0.712)/(1-0.712)]\}^2+3=16.23\approx17$$

**9. 两组样本量相等时样本大小的计算**

(1) 分类资料:

$$n=\frac{2(z_\alpha+z_\beta)^2\pi(1-\pi)}{(\pi_1-\pi_2)^2}\qquad(公式 12-11)$$

式中:$\pi_1$ 是对照组发病率,$\pi_2$ 为实验组发病率;$z_\alpha$ 为 $\alpha$ 水平相应的标准正态差,$z_\beta$ 为 $1-\beta$ 水平相对应的标准正态差,可通过查表获得。

(2) 数值资料:

$$n=\frac{2(z_\alpha+z_\beta)^2\sigma^2}{(\bar{x}_1-\bar{x}_2)^2}\qquad(公式 12-12)$$

（3）随访风险率比较资料：

$$n=\frac{2(z_\alpha+z_\beta)^2}{(\ln\lambda)^2}$$

所需社区数的样本量的估计：

$$C=1+(z_\alpha+z_\beta)^2[2pq/n+k^2(p_1^2+p_2^2)]/(p_1-p_2)^2 \qquad \text{（公式 12-13）}$$

注：$C$ 为所需社区数；$z_\alpha$、$z_\beta$的意义同上述；$p_1$ 为试验组平均率；$p_2$ 为对照组平均率；$p$ 为 $p_1$ 和 $p_2$ 的平均值；$n$ 为每个社区中的样本数；$k$ 为社区间内部的变异系数。

**10. 希望“无差异”试验的样本大小的计算**

（1）分类资料：

$$n=\frac{(z_\alpha+z_\beta)^2[\pi_1(1-\pi_1)+\pi_2(1-\pi_2)]}{[\Delta-(\pi_1-\pi_2)]} \quad \Delta>(\pi_1-\pi_2) \qquad \text{（公式 12-14）}$$

（2）数值资料：

$$n=\frac{2(z_\alpha+z_\beta)^2 s_c^2}{[\Delta-(x_1-x_2)]^2} \quad \Delta>(x_1-x_2) \qquad \text{（公式 12-15）}$$

## 三、参数估计的样本量

**1. 估计总体均数的样本量** 确定 $\alpha$ 后，令 $\delta$ 为期望估计误差的最小值，$\sigma$ 为总体标准差，计算公式为

$$n=(u_\alpha\sigma/\delta)^2 \qquad \text{（公式 12-16）}$$

式中：$\alpha$ 有单、双侧之分，$u_\alpha$为相应的正态分位数。

**例 12-11** 某地疾病控制中心拟用整群抽样方法了解本地区成年女性血色素的平均水平，希望误差不超过 3 g/L，根据文献，血色素的标准差约为 25 g/L，如 $\alpha=0.05$（双侧），问至少需要调查多少人？

本例：$u_\alpha=1.96$，$\delta=5$，$\sigma=25$，代入公式 12-16，得

$$n=(1.96\times 25/3)^2=266.7\approx 267$$

**2. 估计总体率的样本量** 确定 $\alpha$ 后，令 $\delta$ 为期望估计误差的最小值，$\sigma$ 为总体率的标准差，计算公式为

$$n=u_\alpha^2\pi(1-\pi)/\delta^2 \qquad \text{（公式 12-17）}$$

**例 12-12** 根据我国 18 岁及以上成人高血压患病率为 18.8%，某地疾病控制中心欲了解本地 18 岁以上人口的高血压患病率，希望误差不超过 2%，问至少需要调查多少人？

本例：$\alpha=0.05$（双侧），$u_\alpha=1.96$，$\delta=0.02$，$\pi=0.188$ 代入公式 12-17，得

$$n=1.96^2\times 0.188\times(1-0.188)/0.02^2=1\,466.1\approx 1\,467$$

# 第十三章 研究质量控制

**导学**

(1) 掌握真实性、可靠性的概念。

(2) 熟悉真实性、可靠性的测评指标;误差的分类。

(3) 了解偏倚的类型、测量与控制。

研究质量控制是为达到科研目的而对科研全过程的主客观因素进行的管理活动,目的是保证研究方法的科学,研究过程规范,研究结果的真实、可靠。研究质量控制的要素,包括方案设计、人员培训、操作手册制订、组织体系、数据管理和监查。本章仅概述研究结果的真实性与可靠性的概念与评价指标、误差和偏倚的控制。

## 第一节 研究结果的真实性与可靠性

### 一、真实性及其测评指标

真实性(validity)亦称效度,指考虑研究方法和研究中受试者特征,确保从研究中得出正确结论的程度;可认为是收集的数据、分析结果和所得结论与客观实际的符合程度(正确性)。测评真实性的指标如下。

**1. 灵敏度(sensitivity)** 亦称真阳性率,指金标准确诊的病例被试验判为阳性的百分比。它可衡量试验正确地识别患某病者的能力。

$$灵敏度 = a/(a+c) \times 100\% \quad (公式 13-1)$$

**2. 假阴性率(false negative rate)** 亦称漏诊率,指金标准确诊的病例被试验错判为阴性的百分比。

$$假阴性率 = c/(a+c) \times 100\% \quad (公式 13-2)$$

**3. 特异度(specificity)** 亦称真阴性率,指金标准确诊的非病例被试验判为阴性的百分比。它可衡量试验正确地识别非病例的能力。

$$特异度 = d/(b+d) \times 100\% \quad (公式 13-3)$$

**4. 假阳性率(false positive rate)** 亦称误诊率,指金标准确诊的非病例被试验错判为阳性的百分比。

$$假阳性率 = b/(b+d) \times 100\% \quad (公式 13-4)$$

**5. 正确指数** 亦称约登指数(Youde's index),是灵敏度和特异度之和减1。是指试验方法正确识别真正患者与非患者的总能力。

$$约登指数 = (灵敏度 + 特异度) - 1 \quad (公式 13-5)$$

**6. 似然比(likelihood ratio)** 指患者人群中试验结果的概率与无患者群中试验结果概率之比。

(1) 阳性似然比(positive likelihood ratio):试验结果真阳性率与假阳性率之比。其值越大,试验结果阳性者为真阳性的概率越大。

$$阳性似然比 = 真阳性率/假阳性率 \quad (公式 13-6)$$

(2) 阴性似然比(negative likelihood ratio):诊断试验假阴性率与真阴性率之比。其值越小,试验结果阴性者为真阴性的可能性越大。

$$阴性似然比 = 假阴性率/真阴性率 \quad (公式 13-7)$$

**7. 一致率(agreement/consistency rate)** 亦称符合率,是试验所检出的真阳性和真阴性例数之和占受试人数的百分比。它反映试验结果与金标准诊断结果的符合程度。

$$一致率=(a+d)/(a+b+c+d)\times 100\% \quad (公式 13-8)$$

**8. 表面效度(face validity)** 亦称抽样效度、内容效度或逻辑效度，是指所设计的项目是否符合测量的内容或主题，系统地检查测量内容的适当性，检验从概念到指标逻辑性。强调评价研究条目及受试对象的有效性。可通过逻辑分析和统计分析进行评价。

**9. 准则效度(criterion validity)** 亦称为效标效度，是指本调查表所得到的数据与专家经验辨证“金标准”、确定的某标准或校标调查表的变量(准则变量)的一致性。根据时间跨度的不同分为：

(1) 平行效度：亦称收敛效度、同期效度或标准关联效度，指用一个预选测量指标和一个已公认的高效指标，同时测量同一对象，计算两个指标之间的相关系数，如该值大于 0.75 且统计学相关性有意义，则认为具有与公认效度高的指标相似的平行效度。

(2) 预测效度：指在一个时间点上的调查表测量结果是否与在后一个点上标准调查表结果有相关性。评价准则效度的方法是相关分析或差异显著性检验。在调查问卷的效度分析中，选择一个合适的准则往往十分困难，使这种方法的应用受到一定限制。

**10. 结构效度(construct validity)** 亦称为理论效度、构念效度或建构效度，是指根据现有调查表的结构所测得的结果与相同理论下的理论测值之间有某种预期相关性。结构效度包括同质效度、异质效度和语意逻辑效度。

(1) 同质效度：指调查表测量同一特征的其他测量方法相互关联的程度。

(2) 异质效度：指调查表和非同一特征(但理论上有关的)其他测量方法之间相互关联的程度。

(3) 语意逻辑效度：指在设计调查表时，首先建立一个理论模型，然后从中导出一系列推论、测试，逐渐形成一个由几个特征系统地联系起来的语意逻辑网，即确定调查表项目内容适当性，以及语意顺畅，以使符合表面效度(face validity)。

**11. 专家效度(expert validity)** 是将问卷(测量工具)交给相关的专家、学者，请其评估题目(items)的适宜性，包括调查项目的范围和内容，题目是否可以测出事物特定的抽象内容等，以协助进行内容效度评估。

## 二、可靠性及其测评指标

### (一) 可靠性

可靠性(reliability)亦称信度、精确度(precision)或可重复性(repeatability)，指重复观测某一相对稳定的事物或现象时，其多次测定结果彼此相接近的程度。可靠性是测定值与均数关系的指标，它并不能说明测定值与真实值的关系。可靠性高的测定不一定是准确的，因为它可以存在测定值远离真实值的误差。准确度与可靠度代表了不同的方面，两者不一定是彼此相关的。准确度是评价观测结果的首要指标，因为观察测量的结果只有与客观实际相符合才是有意义的。不然，可靠度再高也是无价值的。

### (二) 测评可靠性的指标

**1. 变异系数(coefficient of variance)** 样本标准差与样本均数的百分比。该指标适用于计量资料的可靠性分析。其值小可靠性好，否则可靠性差。

**2. 符合率** 同前述一致率，是两次检测结果相同的人数占受试者总数的百分比，适用于计数资料可靠性的分析。

**3. Kappa 值** 表示不同观察者对某一结果的判定或同一观察者在不同情况下对某结果判定的一致性程度。Kappa 值越高一致性越好。

一般认为 0.4～0.6 为中度一致；0.6～0.8 为高度一致；>0.8 为极好一致性。

**4. 重测信度(test-retest reliability)** 亦称稳定信度(stability reliability)，是检查不同时间使用同一测量手段所得结果的一致性。计算两次测试结果的积矩相关系数、秩相关系数或称稳定系数(coefficient of stability)，评价调查表稳定信度的高低。重测信度特别适用于事实性的问卷，如性别、出生年月、兴趣、爱好、习惯等；也可用于不易受环境影响的态度、意见式问卷。两次测量应间隔 9 至 24 小时或数天，不超过 4 周。

Streiner 和 Norman 建议，内部一致性系数大于 0.8，稳定系数大于 0.5 为可接受范围。也有观点认为，内部一致性系数大于 0.7 及稳定性系数大于 0.4 是得到认可的。

**5. 测量者间信度(inter-rater reliabilitiy)** 亦称客观信度(objectivity reliabilitiy)是度量不同的调查员使用同一测量工具，对随机抽取的 20～30 个调查对象分别进行测试的评分结果的一致性。

多位测量者之间的一致性用 Kendall 和谐系数进行评价；根据 Fleiss 的观点，测量者间(内)的相关系数小于 0.4 时，一致性信度差；在 0.4 至 0.75 之间时信度较好；大于 0.75 时信度高。两个测量者间评分的一致性的高低用 Kappa 值(适于二分类数据)表示。

**6. 测量者内信度(intra-rater reliabilitiy)**　是度量同一测量者在不同场合下(如不同时间、不同地点等)的一致性。可用组内相关系数表示。

**7. 复本信度(equivalent-form method)**　亦称等同信度或交错信度是同时使用两套类同的等价的测量题来检查所得结构的一致性。计算原本和复本间的相关系数亦称复本系数或复本信度，评价复本问卷的信度。复本信度属于等值系数。复本信度要求两个复本除表述方式不同外，在内容、格式、难度和对应题项的提问方式等方面要完全一致。而在实际调查中，很难使调查问卷达到这种要求，因此这种方法较少被采用。

**8. 分半信度(split half method)**　是将一套测量题分为两个相等部分，检查两部分所得结构的一致性。用随机分半法、前后分半法或奇偶项分半法分为两部分(通常要求这两份问卷的问题数目相等、内容、难易度尽可能一致)，分别记分，计算出两部分的测量结果之间的相关系数，再据此估计整个量表的信度。分半信度属于内部一致性系数测量的是两半题项得分间的一致性。这种方法不适用于事实式问卷(如年龄与性别无法相比)，常用于态度、意见式问卷的信度分析。

**9. 克伦巴赫 α 信度系数(cronbach α 信度系数)**　是共同因素方差与总体方差的比率，总体方差可看成是协方差矩阵中所有元素的和，而误差被看成是每个题项所有的方差来源。它是目前最常用的信度系数，用于评价调查表的内部一致性，即同质性信度。用 α 信度系数来表示信度的大小，其高低应根据研究目的而定。若调查表中项目足够多时，α 信度系数较小，则表示某项目与其他项目之间无关联性，可考虑将调查表中的该项目删除，以增加信度。DeVellis 认为，0.60～0.65(最好不要)；0.65～0.70(最小可接受值)；0.70～0.80(相当好)；0.80～0.90(非常好)。在实际应用时，调查表或问卷的信度系数最好在 0.80 以上，0.70 至 0.80 之间还算是可以接受的范围；分调查表最好在 0.70 以上，0.60～0.70 可以接受。若分调查表的内部一致性系数在 0.60 以下或者总调查表的信度系数在 0.80 以下，应考虑重新修订调查表或增删题项。

**10. 评分者信度**　当一些测量工具无法进行完全客观计分或标准化程度较低时，不同评分者之间的判分差异会影响测量的信度。检验评分者信度方法是随机抽取一定份数的调查表，由两位评分者按计分要点分别判分，然后计算一个评分者的一组评分与另一个评分者的一组评分的相关系数，即得评分者信度(scorer reliability)。

# 第二节　误差和偏倚的控制

## 一、误差及其控制

**1. 概念**　误差(error)指实际观测值与真值之差或样本指标与总体指标之差。由于仪器、实验条件、环境等因素的限制，测量不可能无限精确，测量值与客观存在的真实值之间总会存在着一定的差异，称为误差。误差与错误不同，错误是应该而且可以避免的，而误差是不可能绝对避免的。误差的分类见表 13-1。

**表 13-1　误差的分类**

| 误差分类 | | 产生原因 | 特点 | 影响 | 处理方法 |
|---|---|---|---|---|---|
| 非随机误差(non-random error) | 粗差(gross error) | 粗心大意 | 无规律<br>可以避免 | 变量值无方向性、系统性 | 数据核查 |
| | 系统误差(systematic error) | 由于测量过程中某些恒定因素造成。如方法误差、仪器误差、试剂误差、恒定个人误差、恒定的环境因素等 | 误差值总是倾向性地偏向一侧有规律可以控制 | 变量值有方向性、系统性、规律性或周期性地偏离真值 | 尽力查明原因，予以校正 |
| 随机误差(random error) | 测量误差(measurement error) | 由仪器、人员和外界条件等观测条件随机变化造成。如仪器结构、构造、噪声；判断能力、操作技术的微小差异；环境温度、湿度的波动，电压不稳等 | 误差值向两侧摆动，略高略低(或正或负)<br>无规律<br>不可避免 | 观察值随机地偏离真值。该误差变量一般服从正态分布 | 可通过技术培训、改善实验条件等措施控制在一定的允许范围内；重复测量，取其平均值 |
| | 抽样误差(sampling error) | 个体差异；样本量大小 | 有一定规律<br>不可避免 | | 增大样本量；控制在适当范围内 |

**2. 误差的绝对性与相对性**

(1) 误差的绝对性：指误差在科研调查、实验或资料分析过程中不同程度地客观存在，不以人的意志为转移。如人们对时间的计量研究过程中，先是通过太阳照射树的影子移动作为计量判断，随后渐进到沙漏、燃尽一支香、机械钟表、电子表以及更精确的数字计时器，但是，无论用什么工具测量也只能得到其近似值，也就是说误差会始终客观存在，这就是误差的绝对性。

(2) 误差的相对性：主要表现在两方面。① 测量过程中所选用的"金标准"是一个相对标准，如以格林尼治天文台的时间为标准，我们的计时钟表存在多大误差，因我们拿不到真正的客观时间标准而具有相对性；② 误差值的大小之间的相对性，尽管"金标准"是近似值，但仍可判断误差大比误差小更远离客观真实值。科研中只要把误差控制到统计学允许的范围，就可认为所测的结果指属于近似客观值而具有实际意义。

## 二、偏倚及其控制

偏倚(bias)也称偏差，指观察值与真实值之间的系统误差，是一种人为的有倾向性的非随机误差。可出现在研究的各个环节，使研究结果不能客观地反映组间的真正差别。多由某种较为恒定的使实验结果偏向某一方面的因素造成。

### (一) 选择偏倚

**1. 选择偏倚的概念** 选择偏倚(selection bias)主要是由于研究对象的确定、诊断、选择等方法不正确，使被选入的研究对象与未被选入者(根据研究目的，应该被选入)的重要特征具有系统的差异，或对比组之间的研究对象不均衡而产生的偏倚。这种偏倚使得从样本得到的结果推及总体时出现了系统的偏离。选择偏倚的存在导致样本人群的有关变量不能代表研究的总体人群，或者样本人群的变量间关系不能代表研究总体人群的变量关系，最终使研究结论失去了价值。

**2. 选择偏倚的种类** 入院率偏倚(admission rate bias)、志愿者偏倚(volunteer bias)、排除偏倚(exclusive bias)、患病率-发病率偏倚(prevalence-incidence bias)、易感性偏倚(susceptibility bias)、评价筛选试验(screening test)、检出症候偏倚(detection signal bias)、非同期对照偏倚(non-simultaneous comparison bias)、时间效应偏倚(time effect bias)、无应答偏倚 (non-respondent bias)、失访偏倚(withdraw bias)等。

**3. 控制选择偏倚的方法** 严谨的科研设计；严格遵循设计的随机、对照、盲法和重复的原则；设立合理对照；明确规定入选条件；控制选择偏倚的方法；提高应答率，减少失访率，如遇过高的无应答和失访，应研究其原因，如有可能，对无应答者和失访者(或退出者)进行再次调查。失访率控制在多大范围为合适，看法不一。一般来说，3 个月的随访研究不超过 10%，大于 3 个月的随访研究不超过 15%。

### (二) 信息偏倚

**1. 信息偏倚的概念** 信息偏倚(information bias)又称观察偏倚(observation bias)，主要发生在研究的实施观察阶段。由于比较组间收集资料的方式(方法、广度、深度、频度、强度等)不可比，因而导致研究结果与真实结果之间的系统误差。

**2. 信息偏倚的种类** 回忆偏倚(recall bias)、调查者偏倚(observator bias)、诊断怀疑偏倚(diagnostic suspicion bias)、暴露怀疑偏倚(exposure suspicion bias)、测量偏倚(measurement bias)等。

**3. 控制信息偏倚的方法** 研究者应持严谨的科学态度，力求避免主观因素的干扰，并作好研究方法、检测技术的质量控制。在进入正式调查之前，均需作预先调查，以初步了解数据的可靠性，产生偏倚的可能原因，以采取相应的措施防止。

### (三) 混杂偏倚

**1. 混杂偏倚的概念** 混杂偏倚 (confounding Bias)指在进行因果推断时，如该因素与另一因素总是相互伴随或互有联系，且这两个因素与所研究的疾病都有联系，由于未控制或排除另一因素对疾病的影响，而导致被研究的因素与疾病联系强度的歪曲。由于混杂因素的存在使研究因素与疾病的联系强度增强，称为正混杂。由于混杂因素的存在使研究因素与疾病的联系强度减弱，称为负混杂。

**2. 混杂偏倚的种类**

(1) 沾染(contamination)：是对照组内的个体接受了试验组的试验措施。当对照组个体接受了试验措施或与之相似的措施，则两比较组间的结果差异就会减小。

(2) 干扰(interference)：是试验组内的个体额外接受了与试验措施相类似的措施。试验组额外接受了与试验措施相类似的措施时，则两组结果差异就会增大。

(3) 误判(miscarriage of justice)：指试验措施任意改变致使结果判断受到影响而被歪曲。误判常发生在一些经验不足的研究者中。充分周密的科研设计和严谨的科学态度是避免误判出现的前提。

**3. 控制混杂偏倚的方法**

(1) 限制(restriction)：指在设计过程中，对研究对象的选择条件加以限制。如果认为某因素可能是潜在混杂因素，可以在选择研究对象时对此加以限制。

(2) 配比(matching)：对混杂因素作配比设计和收集资料。根据某个或几个可能的混杂因素在病例组分布情况，选择一对照组，使该组中混杂因素的分布与病例组相同或相似。例如在证型和病情方面的配比。

(3) 随机化 (randomization)：在研究中应用随机化的分配原则，有可能使潜在的混杂因素均匀分布在各组。

(4) 分层(stratification)：按混杂因素分层，进行分层的资料收集和统计分析。

(5) 多因素分析(multivariate analysis)：生物医学中客观现象的变化是多样性的，变化的原因也是多因素的。单因素分析通常只能提出假说线索，无法得到结论。若要科学地解释医学现象或获得研究结果，必须应用多因素分析方法处理混杂因素的影响，方有可能获得结论。

偏倚的分类和控制方法见表 13-2。

**表 13-2　偏倚的分类和控制**

| 偏倚的分类 | 产生阶段 | 发生原因 | 种类 | 控制方法 |
|---|---|---|---|---|
| 选择偏倚 | 研究设计 | 在选择研究对象时，由于纳入对象的方法不正确，代表性差，不正确地组成试验组和对照组进行观察，没有达到两组间的可比性，使研究结果偏离真实情况 | 入院率偏倚、患病率偏倚、发病率偏倚、检出症候偏倚、无应答偏倚等 | 随机分配；设立两个或多个对照组(配对)；严格诊断标准、纳入和排除标准，提高应答率；防止或减少失访；在资料分析时加以处理，如分层分析或多因素分析等 |
| 信息偏倚 | 研究实施 | 在资料的观察、测量及收集时所产生的系统误差，产生的主要原因是测量方法的缺陷、诊断标准的不明确、资料的缺失或遗漏、对各比较组采用了不一致的观察和测量方法、研究者的主观判断等 | 回忆偏倚、诊断怀疑偏倚、暴露怀疑偏倚、临床资料遗漏偏倚、家庭信息偏倚等 | 盲法收集资料、衡量和判定结果；采用客观指标，减少收集资料中的系统误差；对研究人员进行统一的培训，保证研究方法的一致性 |
| 混杂偏倚 | 全过程 | 由于一个或多个外来因素的存在，掩盖或夸大了研究因素与疾病的联系，从而部分或全部地歪曲了两者间的真实关系 | 沾染、干扰、误判 | 限制；配比；随机化；分层；标准化法；多因素分析 |

# 第十四章 数据管理与统计分析

**导学**

(1) 掌握描述数值变量集中性和离散性指标的应用条件;相对数指标的选择;常用统计图的选用;参数区间估计的方法;$t$ 检验、方差分析、卡方检验、秩和检验等方法的使用条件。

(2) 熟悉统计学报告准则的基本内容。

(3) 了解统计表的制作;多因素分析的方法;统计分析计划书的主要内容。

统计学是从数据中寻找信息的科学,数据管理是利用计算机技术对数据进行有效的收集、存储、处理和应用的过程。数据管理不但保证了数据的独立性、可靠性、安全性与完整性,而且数据管理的质量反映出研究者对试验设计和试验计划的执行情况、试验者的科学态度和知识水平,是衡量研究水平的依据之一。因此,数据管理对保证研究质量极为重要,直接影响到统计分析结论及研究结果的客观性、可靠性。

## 第一节 数 据 管 理

数据管理(data management,DM)的目标是及时获取正确、有效的数据,确保数据的真实、可靠、完整和准确。在数据库系统中所建立的数据结构,可充分地描述数据间的内在联系,便于数据修改、更新与扩充,同时保证了数据的独立性、可靠性、安全性与完整性,减少了数据冗余,提高了数据共享程度及数据管理效率。

### 一、数据管理概述

**1. 数据的类型** 了解数据的类型有利于在 SPSS 等统计软件环境下建立数据文件。常见的数据类型如下。

(1) 分类数据(categorical data):只能归于某一类别的非数字型数据。

(2) 顺序数据(rank data):只能归于某一有序类别的非数字型数据。

(3) 数值型数据(metric data):按数字尺度测量的观测值。

(4) 观测数据(observational data):通过调查或观测而收集到的数据。

(5) 实验数据(experimental data):在实验中控制实验对象而收集到的数据。

(6) 截面数据(cross-sectional data):在相同或相近的时间点上收集的数据。

(7) 时间序列数据(time series data):在不同时间上收集到的数据。

**2. 数据管理的定义** 数据管理是利用计算机硬件和软件技术对数据进行有效的收集、存储、处理和应用的过程。其目的在于充分有效地发挥数据的作用。研究设计思路和数据管理分析步骤的关系参见图 14-1。

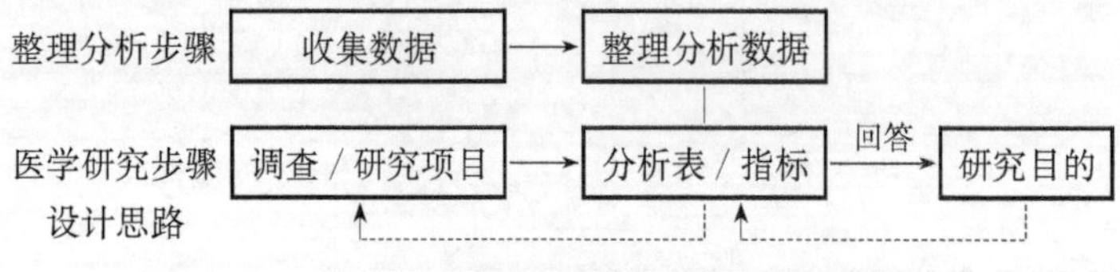


图 14-1 研究设计思路和数据管理分析步骤的关系

**3. 数据管理过程** 指通过手工的方式填写数据报告文件,再由录入员录入设计好的数据库中,数据管理过程包括数据接收、录入、清理、编码、一致性核查、数据锁定和转换。数据管理始于研究计划阶段,即在研究方案中应该体现数据的采集与管理,并且根据研究项目实际情况制订数据管理计划(data management plan,DMP)。

数据管理过程的关键是针对可能引起的偏倚进行控制,包括两个阶段:① 研究资料收集的数据管理过程;② 数据报告文件生成数字的过程。两个阶段是联系互动的,但是,数据管理侧重点和操作方法不同,目的都是要保证研究数据的质量。

**4. 数据的可溯源性** 即统计资料应当在真实性和完整性要求的基础上,对数据有哪些改动,改动人是谁,改动日期是哪天,以及修改以前的原始数据是什么等整个过程加以规范和控制,以保证数据从源头上有据可查。对试验数据“采集记录”的规范是及时、准确、完整、规范、真实，具有可溯源性，因此，必须重视建立试验的源文件，数据必须来自源文件并与源文件一致。

**5. 数据质量评估**　获得高质量的真实数据是临床试验数据管理的目的。数据完整、准确、真实和可靠是达到良好数据质量的最基本的要求。良好的数据质量应该满足下述原则。

(1) ALCOA：可归因性(attributable)，易读性(legible)，同时性(contemporaneous)，原始性(original)，准确性(accurate)。

(2) ALCOA+：持久性(enduring)，完整性(complete)，一致性(consistent)。

## 二、数据管理软件选择

**1. 选择软件时应考虑的问题**　软件是建立数据库的基础，选择合适的软件可以为数据库的设计使用提供各种便利的条件，选择软件时要考虑以下问题。

(1) 功能是否满足需求：选择数据库，不仅要全面了解研究项目本身对数据库管理系统功能的需求(数据库的逻辑核查和纠错；提供二次录入过程中的核对功能等)，还要了解常用数据库管理系统的基本功能(数据类型、表的字段数量限制、记录数量限制、运算效率等)。例如，若设计的单表字段数多于256个，则不能选择Excel或Access，因为它们最多支持256个；若单表记录数多于65 536条，则不能选用Excel，这是它的最大记录数；如果您要使用触发器(trigger)，则不能用Access，因为它没有这个功能。

(2) 转换数据库格式：如能与SAS、SPSS、STATA等统计分析软件对接，以便研究者能利用各种统计分析软件分析数据。

(3) 其他因素：如数据库管理系统的价格、产生的效益等。

**2. 常用的数据管理软件**

(1) EpiData数据管理软件：EpiData软件设计的出发点是将在研究资料生成通用原始数据库供分析，因此，EpiData软件的主要功能集中在数据库的界面的设计、数据的双录、数据核查、数据的录入、数据的导出和管理等方面。操作简单、易学易用且功能强大是该软件的主要特点。绝大部分功能只需通过点击菜单和按钮就可完成，一般经过短期培训即能使用，非常适合各种数据管理工作的开展，能够满足大多数研究的需要。

(2) 商业专用数据管理软件：对于某些有特殊要求的研究，可以考虑使用商业专用数据管理软件。比较有代表性的包括：较为成熟的Oracle公司的Oracle Clinical，Phase Forward公司的Clin Trial，Nextphase公司的CT Series，Clinsource公司的Trial XS和StudyBuilder公司的StudyBuilder等。这些软件系统具有规范化的研究设计，电子CRF的设计，电子数据获取，全面的试验信息管理，基于Web技术的加密数据传输等功能，可以满足对数据的实时录入及规范化管理需求的研究。

## 三、EpiData数据管理软件的应用

**1. 建库录入前的工作**　数据库设计人员一定要充分理解研究方案，参与CRF表或调查表的设计，以增强采集数据的统计可用性。明确临床研究人员的需要采集数据的内容，避免研究内容中个别项目的重复出现。反复询问患者可降低患者的依从性，影响数据的真实性。

**2. 录入界面设计**　根据调查内容的具体项目，设置变量名即数据库中的字段名，并对变量值进行编码，在专家指导下对每一变量制订合理的有效性规则，数据库录入界面可以由研究者自行设计，包括指标的变量名、中文名称、度量衡单位、编码规则等信息的显示，并根据研究内容和变量清单设置录入变量的形式和录入空间。数据库录入界面的设计最好与研究的纸质资料一致，以提高录入工作效率，降低错误的发生概率。

**3. 数据录入与管理**　由指定的数据录入员承担，将研究资料中的数据通过计算机键盘录入数据库。数据录入应使用事先设计好的固定的录入界面，不能改动，否则会造成数据库结构变化，给后期工作带来麻烦。

(1) 数据录入：录入时调用主界面的“数据导入/导出”菜单项下的“数据录入/编辑”或点击流程栏的“4 数据录入”按钮，按照窗口上的箭头提示，设定需要进行录入的数据文件，即可进入数据录入界面。无键入内容，仅按回车键，以缺失值处理，字段填满，光标会自动跳到下一个字段，任何时候要退出录入，按F10键。

(2) 数据查找：在数据录入界面的“查找”菜单中，提供了进行记录查找的多种功能项，可按实际需要选择调用。如查找某条已知记录号的记录，可调用“定位记录”菜单项，然后在弹出的提示框中直接输入要定位的记录号，即可调出该条记录进行内容的浏览和修改。

(3) 记录删除：数据录入中发现某条记录有误或为重复录入，需要删除时，先打开要删除的记录，选择“删除记录”菜单项或直接点击左下角的记录导航按钮，被删除的记录被标记上“DEL”。要对被删除的记录恢复删除，可选择“解除

记录"菜单项或再次直接点击记录导航按钮的"×"，"DEL"标记消失，该记录被恢复。此删除的记录仅是逻辑上的删除，是可以被恢复的，如要物理性永久删除记录，确认存盘后，在主界面"工具"菜单中选择"清理 REC 文件"(将有删除标记的记录彻底删除)，对标记的记录作彻底删除，此操作删除的记录将无法恢复。

**4. 质量控制** 数据录入由人工完成，录入过程中不可避免地出现差错，故发现并纠正差错，将差错的概率控制在低水平，得出客观的研究结论，是数据录入过程中质量控制的要求。

(1) 通过建立核查文件：录入过程中会出现不符合逻辑的数据，如性别的编码通常是男＝1，女＝2，若数据库中是3，则为差错，可以采取合适的技术措施发现并纠正这类错误。EpiData 中设计了可以自由编制的 CHK 核查文件，在编写核查文件之前必须对各字段间的关系做全面准确的了解，对录入过程中可能出现的情况给予充分的考虑。CHK 核查文件的建立方法是：调用主界面的"数据录入质控"菜单项下的"添加/修改录入质控程序"或点击流程栏的"3 建立 CHK 文件"，按照窗口上的箭头提示，设定需要进行核查的数据文件，进入编写数据录入核查文件(CHK 文件)编辑界面。在建立字段核查文件时，光标定位到字段，会弹出一个"编辑核查文件"对话框。在这个对话框里，实现对该字段的输入范围、合法值、跳转、自动重复输入、设置数值标签等的定义。对于复杂的核查程序，可借助核查命令(如 if、then、range、goto 等)编写核查程序来实现，点击编辑按钮，系统会弹出一个"对该字段的录入质控程序进行编辑"的语句编辑窗口，可在此通过书写语句程序的形式，进行复杂的核查功能设定。熟悉和准确运用相关的核查命令是进行文件编辑的前提。

(2) 双录入核查：即安排录入人员分别录入相同的研究资料，可选择不同人异地录入或不同时间段同人录入，然后用软件核对两个数据是否一致，不一致的数据全部挑出来，是原始资料核查(source data verification，SDV)的重要方法。根据原始资料修改直至两个库完全相同。双录入核查的主要目的是针对错误率的检查，一般对二次录入的数据进行 100％核查，写出核查报告。

(3) 数据的复查：针对专业和逻辑性错误的核查：① 结合专业知识编写 SAS 程序对各变量的可能取值范围及它们之间的逻辑关系进行核查；② 用统计软件作简单的描述性统计，分析变量的频数分布、最大值、最小值、百分位数、茎叶图等以发现异常值；以均数±2 个标准差作为上、下警戒值；以均数±3 个标准差作为上、下控制值，发现极端值；③ 对数据部分抽查(10％左右)，直到错误率＜0.03％。然后对怀疑存在问题的数据列出清单，如属原始数据的问题应返回给资料收集者进行查对，根据返回的核查表进行相应的修改。

**5. 数据库的管理** 一些研究数据量大，在质量控制过程中如果数据库在不断地变化，必然要不断核查数据、核对数据，即使过去核查过，也不能保证现在这些数据是正确的。因此，在建立数据库的过程中往往采用分块处理的方法，将数据库切成一定大小，分别录入核查完成一个锁定一个，最后再将这些数据库合并成一个总数据库。将数据库切开，组织录入核查，再将数据库合并，这些要通过 EpiData 中的追加与合并功能来实现。

(1) 数据库的追加(append)：是将两个数据结构完全一样或基本上一样的数据库连起来。两个数据库是端对端(end-to-end)，亦称串联。方法是从 Data In/Out 菜单中选择 Append/Merge，输入准备合并的两个数据库的文件名，点击 OK。弹出的对话框中会显示两个数据库的情况。键入准备建立的新的数据库(包含两个数据库的内容)文件名。追加程序执行完毕后，程序会显示新建的这个合并数据库的简要情况。这些内容同时会被添加到新建的合并数据库的数据录入备忘录文件(data entry notes file)中。

(2) 数据库的合并(merge)：合并是将两个结构不同、但是有1～3 个相同变量的数据库合并。例如，一个数据库中录入的是问卷调查结果，而另一个数据库中录入的是同一批患者的临床检查结果。两个数据库都含有一个可以确定患者的 ID 号。这样的两个数据库合并是边对边(side-to-side)，亦称并联。方法是从 Data In/Out 菜单中选择 Append/Merge，输入准备合并的两个数据库的文件名，点击 OK。弹出的对话框中会显示两个数据库的情况。键入准备建立的新的数据库(包含两个数据库的内容)的文件名。合追加程序执行完毕后，程序会显示新建的这个合并数据库的简要情况。这些内容同时会被添加到新建的合并数据库的数据录入备忘录文件(data entry notes file)中。

**6. 数据库的调试** 录入已有的数据报告文件 5～10 份，观察变量的设置和有效性是否合理。数据库调试成功后才可进行数据的录入，这样可以及早发现数据库的设计不足，纠正存在的主要问题。

**7. 录入员培训** 首先制订录入规则，撰写录入员手册，进行录入员培训，要对录入员的资格进行认定，如具有医学专业背景，具有一定的研究经验，具有一定的计算机操作能力等。培训内容包括针对不同研究课题或项目的业务培训和对数据库的计算机操作培训。

**8. 数据导出** 即将最终锁定的数据库转换成某个统计软件支持格式的数据，以便在统计软件中对数据库中的数据进行分析。数据管理员应熟悉数据库选用的软件，正确进行数据库的导出操作，保证导出的数据与原数据库的数据一致。EpiData 软件的数据可以多种格式输出文件，如 SPSS、SAS、Stata、Dbase 以及文本等。在"数据导入及导出"菜单"数据导出"里可实现多种形式的数据导出，供多种数据管理和统计分析软件使用。

# 第二节 常用统计分析方法

统计学是处理资料中变异性的科学和艺术，其目的在于取得可靠的结果。必须注意，如果在试验设计阶段不考虑统计原则与方法，使用任何软件都难以得到正确的研究结果。

## 一、统计描述方法

统计描述(statistical description)指对资料作出数字性总结，并运用适宜的统计指标及图表的形式简明准确地探察、展示研究数据的分布类型和数量特征，使研究者根据样本中所包含的信息，客观、正确地推论其总体规律。

### (一) 集中趋势指标

集中趋势(central tendency)指标表达数值变量资料的集中位置和平均水平，参见表 14-1。

**表 14-1 描述集中趋势的指标**

| 指 标 | 符号 | 定 义 | 计算公式 | 应用条件 | 特 点 | 说 明 |
|---|---|---|---|---|---|---|
| 算术均数 | $\bar{x}$ | 一组观察值之和与观察值个数之商 | $\bar{x}=\frac{\sum x}{n}$ | 正态、近似正态分布 | 数量上的平均 | 在合理分组的基础上，对同质事物求均数才有意义 |
| 几何均数 | $G$ | $n$ 个数值连乘积的 $n$ 次方根 | $G=\sqrt[n]{\prod x}$ | 等比数列资料 | 比例或倍数上的平均 | 变量值不能有 0，也不能同时有正值和负值 |
| 中位数 | $M$ | 将一组观察值按大小顺序排列，位次居中的数值 | $M=L+\frac{i}{f_m}\left(\frac{\sum f}{2}-\sum f_L\right)$ | 不拘分布、分布类型不明和数据一端或两端无界限的资料 | 位次上的平均 | 正态分布时，理论上 $\bar{x}$ 与 $M$ 相同 |

$\sum$ 为求和的符号；$x$ 为变量；$n$ 为样本量；$\prod$ 为求积的符号；$L$ 为 $M$ 所在组段的下限；$i$ 为该组段的组距；$f_m$ 为中位数所在组段的 $f$；$\sum f$ 为总例数($f$ 之和)；$\sum f_L$ 为小于 $L$ 的各组段的频数之和

### (二) 离散趋势的指标

离散趋势(dispersion)指标描述一组同质观察值的变异程度大小的指标，反映研究指标数值的稳定性、均匀性和集中性指标的代表性，参见表 14-2。

**表 14-2 描述离散趋势的指标**

| 指 标 | 符号 | 定 义 | 计算公式 | 应 用 |
|---|---|---|---|---|
| 极差(range) | $R$ | 最大值与最小值之差 | $R=x_{max}-x_{min}$ | 比较组间样本例数相近，有度量衡单位的资料 |
| 四分位数间距 (quartile range) | $Q_R$ | 第 75 百分位数与第 25 百分位数之差 | $Q_R=Q_U-Q_L=P_{75}-P_{25}$ | 偏态分布、有度量衡单位的资料 |
| 方差(variance) | $s^2$ | 离均差平方和的均值 | $s^2=\frac{\sum(x-\bar{x})^2}{n-1}$ | 描述所有观察值与均数的平均离散程度；方差分析 |
| 标准差 (standard deviation) | $s$ | 方差的平方根 | $s=\sqrt{\frac{\sum(x-\bar{x})^2}{n-1}}$ | 正态分布或变量变换后近似正态分布、度量衡单位相同的资料 |
| 变异系数 (coefficient of variation) | $CV$ | 一组观察值的标准差与均数的百分比 | $CV=\frac{s}{\bar{x}}\times100\%$ | 比较度量单位不同或均数相差悬殊时样本资料的离散性；比较实验指标的稳定性及测定方法的精密度 |
| 标准误 (standard error) | $s_{\bar{x}}$ | 均数的标准差 | $s_{\bar{x}}=\frac{s}{\sqrt{n}}$ | 描述统计量的变异程度及可靠性 |

$x_{max}$ 为最大值，$x_{min}$ 为最小值；$Q_U$ 为上四分位数(第 75 百分位数，$P_5$)，$Q_L$ 为下四分位数(第 25 百分位数，$P_{25}$)

### (三) 常用的相对数指标

相对数(relative number)是两个有联系的绝对数、相对数或平均数之比。常用的相对数指标有率、构成比和相对比。

**1. 率(rate)** 表示某现象发生的频率或强度，是频率指标。常以百分率、千分率、万分率或十万分率来表示。计算通式为：

$$\text{率} = \frac{\text{某现象实际发生例数}}{\text{观察总例数}} \times K = \frac{A_{(+)}}{A_{(+)} + A_{(-)}} \times K \qquad \text{（公式 14-1）}$$

式中：$K$ 为比例基数，可取 100%、1 000‰、10 000/万或 100 000/10 万。

医学中常用的频率指标有：

(1) 发病率(incidence rate)：某一时期内(一般为一年)某人群中发生某病新病例的频率。常用于表示急性病的发生或流行情况。

$$\text{发病率} = \frac{\text{一定期间内某人群中发生某病的新病例数}}{\text{同期暴露人口数}} \times K \qquad \text{（公式 14-2）}$$

(2) 患病率(prevalence rate)：亦称现患率，指某一时点/期间某人群中现患某病(新、旧病例)的频率。常用于表示病程较长的糖尿病、肺结核等慢性病的发生或流行情况。

$$\text{时点患病率} = \frac{\text{某一时点一定人群中现患某病新旧病例数}}{\text{该时点人口数}} \times K \qquad \text{（公式 14-3）}$$

$$\text{期间患病率} = \frac{\text{某时期一定人群中现患某病新旧病例数}}{\text{同期平均人口数}} \times K \qquad \text{（公式 14-4）}$$

1) 期间患病率等于某期间开始时的患病率加上该期间的发病率。

2) 在人口相对稳定时，某病的发病率升高，则患病率也升高；病程延长，患病率也升高；疾病恢复快或死亡快，则患病率降低。

(3) 死亡率(death rate)：指某地某人群在一定时间内(一般为一年)的总死亡人数与该地同期平均人口数之比。用于反映某地不同时期人群健康状况和卫生保健水平。

$$\text{死亡率} = \frac{\text{某期间某人群死亡总人数}}{\text{同期平均人口数}} \times K \qquad \text{（公式 14-5）}$$

1) 分子为死亡总数算出的率是粗死亡率；分子为因某病死亡的总数算出的率称某病死亡率。

2) 常以年为时间单位，分母可用年中人口数或年初与年终人口数的平均值。

(4) 病死率(fatality rate)：一定时期内，某病患者中因某病死亡的频率。受疾病严重程度、早期诊断水平和医院治疗水平的影响。用于疾病的严重程度和医院的医疗水平。

$$\text{病死率} = \frac{\text{某时期内因某病死亡人数}}{\text{同期患某病的病人数}} \times 100\% \qquad \text{（公式 14-6）}$$

(5) 生存率(survival rate)：指在患某病的人或接受某种治疗的患者中，随访满 $n$ 年(通常为 1、3、5 年)仍存活的患者数所占的比例。常用于评价慢性病的远程疗效；也可反映疾病的严重程度。

$$\text{生存率} = \frac{\text{随访满 } n \text{ 年仍存活的病例数}}{\text{随访满 } n \text{ 年的病例数}} \times 100\% \qquad \text{（公式 14-7）}$$

(6) 变化率和增分率、减分率

$$\text{变化率} = (\text{药前} - \text{药后})/\text{药前} \times 100\% \qquad \text{（公式 14-8）}$$

$$\text{减分率} = (\text{药前} - \text{药后})/(\text{药前} - \text{最低分}) \times 100\% \qquad \text{（公式 14-9）}$$

$$\text{增分率} = (\text{药前} - \text{药后})/(\text{药前} - \text{最高分}) \times 100\% \qquad \text{（公式 14-10）}$$

**2. 构成比(constituent ratio)** 指事物内部某一组成部分的观察单位数与该事物各组成部分的观察单位总和之比。表示比重或分布，常用百分数表示。某一事物各组成部分构成比的总和一定等于 1 或 100%。

$$\text{构成比} = \frac{\text{事物内部某一组成部分的观察单位数}}{\text{同一事物各组成部分观察单位总数}} \times 100\% \qquad \text{（公式 14-11）}$$

**3. 相对比(relative ratio)** 指两个有联系的指标之比。说明两指标的比例关系，以倍数或百分数表示。

$$\text{相对比} = \frac{A}{B}(\text{或} \times 100\%) \qquad \text{（公式 14-12）}$$

计算相对比时，若 $A$ 指标大于 $B$ 指标，结果用倍数表示；若 $A$ 指标小于 $B$ 指标，结果用百分数表示。

## （四）描述两个变量间联系的常用指标

**1. 线性相关系数**　① 计量资料常用 Pearson 相关系数；② 等级资料常用等级相关系数，亦称 Spearman 相关系数；③ 二分类计数资料用四格表相关系数或称 Cramer 修正列联系数。如对同一批患者，欲研究其血压值与脉搏次数间有否直线联系，宜选用 Pearson 相关系数。

**2. 重复测量的信度系数**　① 计量资料常用组内相关系数；② 等级资料常采用加权组内 Kappa 系数；③ 二分类计数资料常用组内 Kappa 系数。如为评判同一设备或检测仪器重复测定的稳定性，或对同一批 X 光片，两位同年资医生判定结果的一致性时，宜选用信度系数指标。

**3. 评价真实性的效度系数**　① 计量资料常采用一致性相关系数；② 等级资料常采用 Cohen's 加权 Kappa 系数；③ 二分类计数资料四格表资料常用 Cohen's Kappa 系数。如评价诊断试验，或某些仪器、设备的检测结果与金标准比较时，描述或评价其吻合程度，宜选用效度系数指标。

## （五）统计图表的选择

**1. 统计表（statistical table）**　反映统计分析的事物及指标关系的表格形式。

（1）统计表的基本格式：包括三条线（顶线、标目线、底线）和三部分（标题、标目、数字）。

（2）统计表的种类：统计表分两类。

1）简单表（simple table）：按一个标志/特征分组的统计表。

2）组合表（combinative table）：按两个或两个以上的标志/特征结合分组以表达它们之间关系的统计表。

（3）统计表的制表原则：① 重点突出、简单明了：一张表格表达一个中心内容；文字、数字和线条都尽量从简，使人一目了然。② 主谓分明、层次清楚：表的内容要按照逻辑顺序合理安排，主语、谓语划分清楚，通常主语（横标目）放在表的左边，谓语（纵标目）放在右边。由左向右阅读表格时能构成一个完整的语句。

（4）统计表的结构：① 表号：位于顶线上方、标题的左侧，与标题之间空 2 个字符，以阿拉伯数字表示。② 标题：位于顶线上方、表号之后，简明扼要地说明表的内容（因素、对象、效应），流行病学研究必须注明时间和地点。③ 标目：横标目是统计表的主语，用以说明事物的主要标志（被观察的对象）。纵标目是统计表的谓语，说明主语的各项指标。必要时在横标目或纵标目之上还要冠以总标目。④ 线条：一般只有顶线、标目线、底线 3 条等长线，组合表可在标目线上出现小标目线，合计上面的横线左侧不到头。⑤ 数字：一律采用阿拉伯数字，同一指标的小数位数应一致，位次对齐。表内不留空格，暂缺或未记录用“……”表示，无数字时用“——”表示，数字为“0”时则填写“0”。⑥ 备注：不列入表内，需要时用“*”等符号标在表下。

**2. 统计图（statistical graph）**　以点的位置、线段的升降、直条的长短或面积的大小等描述资料的形式。它揭示各种现象间的数量差别和相互关系，说明受试对象内部构成和动态变化等，具有简明清晰、形象直观、易为人理解等优点。常用的统计图有：

（1）条图（bar graph）：用等宽直条的长短或高低表示某研究指标按属性、种类和等级分组资料的数量（频数、率或均数）大小。若涉及一项指标、一个因素分组，则采用单式条图；若涉及一项指标、两个以上因素分组，则采用复式条图。

（2）圆图（circle /pie graph）和百分条图（percent bar graph）：圆图是以圆形的总面积代表 100%，把面积按比例分成若干部分，以角度大小来表示事物各部分所占的比重。百分条图是以直条总长度作为 100%，直条中各段的面积表示事物各组成部分所占的比重。适用于百分构成的资料，表示事物各组成部分所占的比重或分布。

（3）线图（line graph）：用线段的上升和下降来表示事物在时间上的变化，或某现象随另一现象变化的情况。用于表示连续性资料的频数或率。根据纵轴尺度的不同，可分为普通线图和半对数线图。普通线图的纵横轴均为算术尺度，表示时间变化趋势和变化幅度；半对数线图的横轴为算术尺度，纵轴为对数尺度，表示消长趋势和变化速度。根据线条的数量不同，可分为单式线图和复式线图。前者表示某一事物或现象的动态；后者表示两种或两种以上事物或现象的动态。

（4）直方图（histogram）：以直方面积表示频数的多少，以直方面积在总面积中的比例表示频率大小的图形。通常在编制频数分布表的基础上绘制成直方图，表示数值变量资料的频数分布。

（5）散点图（scatter diagram）：以直角坐标系中各点的密集程度和趋势表示两现象间的关系。对两组数值变量资料进行相关分析时，根据点的散布情况，推测两种事物或现象有无相关。

（6）箱式图（box plot）：以上端为 $P_{75}$，下端为 $P_{25}$，中间横线示 $P_{50}$，最大值、最小值为上下两个柄绘成的箱状图形。描述非正态分布数值变量资料的集中趋势和变异情况，对一组/几组数据的分布直观比较。

## 二、参数估计方法

抽样研究的目的是以样本指标值（统计量）推断总体指标值（参数），或者说是通过样本的信息估计出其总体中相应指标的数值（参数）大小及范围，统计学中称为参数估计（parameter estimation）。如用 $\bar{x}$ 估计 $\mu$；以 $s^2$ 估计 $\sigma^2$；用 $p$ 估计 $\pi$ 等。

### （一）点估计

点估计（point estimation）即给出被估计参数的适当数值及其误差。方法是以样本统计量加减标准误作为被估计参数的点估计值。例如，某医院辨证治疗皮痹 36 例，临床治愈 17 例，治愈率为 47.2%，总治愈率为 47.2%±8.3%（$p \pm s_p$）。

点估计的优点是方法简单；缺点是未考虑抽样误差的影响，估计的正确程度很难评价。

### （二）区间估计

区间估计（interval estimation）是给出一个具有较大可信度的包含总体参数的数值范围。统计学称该范围为被估计参数的可信区间（confidence interval，$CI$）；可信度或可信系数的符号为 $1-\alpha$，其中，$\alpha$ 是研究者预先给定的概率水准，常取 0.01 或 0.05，因而，可信度常取 95%或 99%，称按此水准确定的 $CI$ 为 95%可信区间或 99%可信区间。

**1. 计算法** 是按相应的公式直接计算出 $CI$。

（1）总体标准差 $\sigma$ 已知：按标准正态分布规律，总体均数可信度为 $1-\alpha$ 的 $CI$ 可用公式 14－13 求得。

$$(\bar{x} - u_{\alpha/2}\,\sigma_{\bar{x}},\ \bar{x} + u_{\alpha/2}\,\sigma_{\bar{x}}) \qquad \text{（公式 14－13）}$$

式中 $u_{\alpha/2}$ 为双侧尾部面积为 $\alpha$ 时 $u$ 的界值。

（2）总体标准差 $\sigma$ 未知：按 $t$ 分布规律，总体均数可信度为 $1-\alpha$ 的 $CI$ 可用公式 14－14 求得。

$$(\bar{x} - t_{\alpha/2,\,\nu} s_{\bar{x}},\ \bar{x} + t_{\alpha/2,\,\nu} s_{\bar{x}}) \qquad \text{（公式 14－14）}$$

（3）当样本量较大（$n>50$），且样本率 $p$ 与（$1-p$）不接近 0 也不接近 1 时，如 $np$ 与 $n(1-p)$ 均大于 5 时，样本率的抽样分布接近正态分布，总体率 $1-\alpha$ 的 $CI$ 可用公式 14－15 求得。

$$p \pm u_{\alpha} s_p \qquad \text{（公式 14－15）}$$

求总体率 95%的 $CI$ 时，$u_{\alpha}=1.96$，若求 99%的 $CI$ 时，$u_{\alpha}=2.58$。

**2. 查表法** 用于小样本资料。方法是根据统计量的抽样分布，查相应的可信区间表。如百分率资料可根据样本量 $n$ 和阳性数 $x$，查"百分率的可信区间"表得到总体率的可信区间。

## 三、假设检验方法

假设检验亦称显著性检验（significance test），是利用样本信息，根据一定的概率水准，推断指标（统计量）间的差别有无意义的统计分析方法。

### （一）按照是否依赖于某种理论分布分类

**1. 参数检验（parametric test）** 是依赖总体分布的具体形式的统计方法。应用条件是假定抽样总体的分布为已知，且满足相应统计分析方法。常用的方法有 $\chi^2$ 检验、$u$ 检验、$t$ 检验、$F$ 检验和直线相关与回归分析等。

**2. 非参数检验（nonparametric test）** 是一类不依赖总体分布的具体形式的统计方法。对总体的分布情况不知或知之甚少，或样本数据已明显偏离假定的总体分布时，可借助于不拘于总体分布的非参法对资料进行分析处理。常用的方法有秩和检验、Ridit 分析、符号检验、中位数检验和等级相关分析等。

### （二）按照处理因素的多少分类

**1. 单因素分析（single factor analysis）** 亦称一元分析，是在主要的非处理因素相同的条件下，不管影响结果的处理因素（如患者年龄、病情轻重、辨证分型、病理类型、药物剂型、用药途径、疗程等）有多少，每次仅分析一个处理因素（其他则作为非处理因素）的治疗效果或不良反应的统计方法，如常用的 $t$ 检验、$u$ 检验、$F$ 检验、$\chi^2$ 检验和秩和检验等。

由于其计算简便、易于掌握，在中医研究中有广泛应用。但是，单因素分析方法是单独地研究每个因素对结果的影响，往往会把具有联合作用的因素忽略掉，具有一定的局限性。

**2. 多因素分析(multiple factors analysis)**　亦称多变量分析(multi-variable analysis)或多元分析，是研究多因素和多指标之间的关系以及具有这些因素的个体之间关系的一种统计分析方法。常用的有：重复测量的方差分析(repeated measures analysis of variance)、多元回归与相关分析(multiple regression and correlation analysis)、因子分析(factor analysis)、聚类分析(cluster analysis)、判别分析(discriminant analysis)、主成分分析(principal component analysis)、典型相关分析(canonical correlation analysis)、通径分析(path analysis)、生存分析(survival analysis)，等等。

### (三) 按照比较的类型分类

**1. 优效性检验(superiority test)**　目的是显示试验药的治疗效果优于对照药，包括试验药是否优于安慰剂，试验药是否优于阳性对照药，剂量间效应的比较。

**2. 等效性检验(equivalence test)**　目的是确认两种或多种治疗的效果差别大小在临床上并无重要意义，即试验药与阳性对照药在治疗上相当。

**3. 非劣效性检验(noninferiority test)**　目的是显示试验药治疗效果在临床上不劣于阳性对照药。有不少临床试验的目的是说明两种药物的疗效相近，却常采用无效假设为两组疗效相等而备择假设为两组疗效不等的 $t$ 检验或 $\chi^2$ 检验等。这种检验方法虽能做出两组不相等的结论，却不能得出两组“相等”(相近)的结论，尤其当样本量很小时，得出的结论可能是假阴性。应采用双单侧检验和计算 90% *CI* 的方法，无效假设为两组疗效不同，备择假设为两组疗效相近(差值不超过某一标准)，在否定了无效假设之后才能做出两者疗效相近的结论。

## 四、统计结论与专业结论的区别

统计结论从宏观层面根据样本(很多个体)作推断，特指机会($P$)大小，是概率性的，依靠的是正确的数据和统计学理论，故正确的数据是做出正确统计结论的前提。

专业结论从微观层面针对每个个体的对症治疗做出结论，提示生物学价值的大小，是经验性的，依靠的是直觉、经验、医学理论。

研究结论是普遍性的，是对一种现象作出的判断，需要足够的证据。统计结论、专业结论与研究结论的关系参见表 14－3。

**表 14－3　统计结论、专业结论与决策的关系**

| 统计结论 | 专业结论 | 研究结论 |
|---|---|---|
| $P<0.05$ | 有临床意义 | 有临床意义 |
| $P>0.05$ | 无临床意义 | 无临床意义 |
| $P<0.05$ | 无临床意义 | 更改研究方案 |
| $P>0.05$ | 有临床意义 | 扩大样本数 |

# 第三节　统计分析方法的选择

统计方法的选用不但要考虑分析的目的、资料类型与分布特征、设计方案、研究因素与水平数和样本量大小等因素，而且应当根据专业知识与资料的具体情况选择适宜的统计分析方法。

## 一、根据实验设计选择统计方法

**1. 完全随机设计(completely randomized design)**　单因素的两样本比较可用 $t$ 检验或秩和检验。多组定量值的比较可用方差分析或秩和检验；如果差异有显著性再作组间的多重比较(multiple comparison)，选用 LSD－$t$ 检验、Dunnett－$q$ 检验和 SNK－$q$ 检验。例如，对服从正态分布且方差齐同的资料，常采用成组资料的 $t$ 检验(two-sample/group $t$－test，水平组 g=2)、单因素方差分析(one-way ANOVA)；对于非正态分布的资料，可进行数据变换，或采用两个独立样本比较的 Wilcoxon 秩和检验(Wilcoxon rank sum test)、多个独立样本比较的 Kruskal Wallis $H$ 检验(Kruskal Wallis $H$ test)；对于分类变量，可采用 $\chi^2$ 检验(Chi-square test)或 Ridit 分析(Ridit analysis)；有效率、毒副效应发生率、病死率、病残率、痊愈率等指标的组间比较，可用 $\chi^2$ 检验测算其差异有无意义，计算各自的 95% *CI* 比较差异大小；若某因素是按自然顺序的等级分层（如时间）或者是在等级化（如一、+、++、+++）后再分组的资料，要分析其效应，可采用 Cochran Armitage 趋势检验（Cochran Armitage trend test）。

**2. 配对设计（paired design）** 可以选择配对 $t$ 检验（pared/matched $t$ - test）、Wilcoxon 符号秩和检验（Wilcoxon signed-rank sum test）、配对 $\chi^2$ 检验。

**3. 配伍组设计（matched group design）** 可以采用两因素方差分析（two-way ANOVA）、配伍组设计的多个样本比较的秩和检验（Friedman $M$ - test）。

**4. 相关设计（relating design）** 当某一处理措施发生的效果可能与某种因素有关，如疗效与药量、疗程、患者年龄的关系等，可作相关性分析。可以选择直线回归（linear regression）、直线相关（linear correlation）、多元线性回归（multiple linear regression）、多元线性相关（multiple linear correlation）等。

**5. 指标间的依存关系** 研究多个自变量（原因因素）对应变量（结果因素）的作用，或结果变量依赖于多个因素的变化而变化的规律。常用的分析方法有回归分析（多元线性回归、多元逐步回归、logistic 回归、Cox 回归）、判别分析和正交试验等方法。

**6. 指标间的相互关系** 如多个观测指标的分类与筛选，两群多个观测指标间的关系分析，寻找能反映多个医学指标的综合指标，主要分析方法有聚类分析、主成分分析、因子分析和典型相关分析等。

## 二、根据资料类型选择统计方法

不同数据的假设检验方法各异，应根据不同的资料特点确定相应的统计分析方法（表 14 - 4、表 14 - 5）。

**表 14 - 4 不同数据资料假设检验方法的选择**

<table>
<tr><td rowspan="14">数值变量</td><td rowspan="12">单因素</td><td rowspan="6">两组均数比较</td><td colspan="2">样本与总体比较</td><td>样本均数与总体均数比较的 $t$ 检验</td></tr>
<tr><td rowspan="5">两样本比较</td><td rowspan="2">配对资料</td><td>配对 $t$ 检验（paired $t$ - test）</td></tr>
<tr><td>符号秩和检验（sing rank-sum test）</td></tr>
<tr><td rowspan="3">非配对资料（平行比较）</td><td>两独立样本比较的 $t$ 检验（group $t$ - test）</td></tr>
<tr><td>两组资料的秩和检验（Wilcoxon rank-sum test）</td></tr>
<tr><td>中位数检验（median test）</td></tr>
<tr><td rowspan="6">多组均数比较</td><td colspan="2" rowspan="2">完全随机设计资料</td><td>单因素方差分析（one-wey ANOVA）<br>$q$ 检验（Student Newman-Keuls test）</td></tr>
<tr><td>多个独立样本比较的秩和检验（Kruskal-Wallis $H$ test）</td></tr>
<tr><td colspan="2" rowspan="2">配伍组设计资料</td><td>两因素方差分析（two-way ANOVA）</td></tr>
<tr><td>$M$ 检验（Friedman's $M$ test）</td></tr>
<tr><td colspan="2">拉丁方设计资料</td><td>三向方差分析（three-way ANOVA）</td></tr>
<tr><td colspan="2">正交设计</td><td>多向方差分析（multiway ANOVA）</td></tr>
<tr><td rowspan="2">多因素</td><td colspan="4">重复测量资料：重复测量资料方差分析</td></tr>
<tr><td colspan="4">① 一般方法：判别分析（discriminatory analysis）、聚类分析（cluster analysis）、主成分分析（principal component analysis）、因子分析（factor analysis）、典型相关分析（canonical correlation analysis）<br>② 回归分析：直线回归（linear regression）、多元回归（multiple regression）、逐步回归（stepwise regression analysis）<br>③ 曲线拟合与非线性回归：曲线拟合（curve regression）、Cox 回归（Cox regression）、Logistic 回归（Logistic regression）</td></tr>
<tr><td rowspan="9">分类变量</td><td rowspan="5">无序资料</td><td colspan="3" rowspan="3">两样本比较</td><td>若 $n>40$，$T>5$，四格表 $\chi^2$ 检验</td></tr>
<tr><td>若 $n>40$，$1<T\leqslant 5$，四格表 $\chi^2$ 检验校正公式</td></tr>
<tr><td>若 $n\leqslant 40$ 或 $T\leqslant 1$，四格表精确概率法</td></tr>
<tr><td colspan="3">配对资料</td><td>配对资料的 $\chi^2$ 检验（paired $\chi^2$ - test）</td></tr>
<tr><td colspan="3">多样本比较</td><td>$R\times C$ 表资料的 $\chi^2$ 检验</td></tr>
<tr><td rowspan="4">有序资料</td><td colspan="3" rowspan="2">等级资料</td><td>Ridit 分析（Ridit analysis）</td></tr>
<tr><td>$H$ 检验（Kruskal-Wallis $H$ test）</td></tr>
<tr><td colspan="3">序列资料</td><td>升降趋势检验（Cox-Stuart test）</td></tr>
<tr><td colspan="3">角度、昼夜时间资料</td><td>圆形分布（circular distribution）法</td></tr>
</table>

**表 14－5　常用统计方法一览表**

| 资料类型 | 观察指标 | 统 计 描 述 | 统 计 推 断 |
| --- | --- | --- | --- |
| 计量资料 | 单指标分析 | 图表：直方图、频数表<br>基本统计量：$\bar{x}$、$M$、$G$；$s$、$Px$、$CV$、$CI$、$CL$<br>数据分布：$\bar{x}\pm 1.96s$；$P_x \pm M$ | 总体均数区间估计：$\bar{x}\pm t_{\alpha/\nu}s_{\bar{x}}$<br>总体均数间比较：配对 $t$ 检验、$t$ 检验、$u$ 检验；相应实验设计模型的 $F$ 检验(包括重复测量设计 $F$ 检验)及多重比较(LSD－$t$ 检验、Dunnett－$q$ 检验和 SNK－$q$ 检验) |
| | 多指标分析 | 图表：散点图<br>基本统计量：Pearson 相关系数、回归系数、距离、相似系数、均数向量、协方差矩阵、离差矩阵、相关矩阵 | 关联：相关系数检验<br>两指标间的回归模型：直线回归、指数曲线、双曲线、抛物线、多项式曲线<br>一个指标与其他指标的回归模型：多元线性回归，逐步回归<br>聚类分析：系统聚类、逐个聚类和有序样品聚类或样品聚类和指标聚类<br>判别分析：Fisher 两类判别，Bayes 多类判别<br>降维(数据简化)：主成分分析，因子分析 |
| 等级资料 | 单指标分析 | 图表：条图、百分条图、圆图、频数表<br>基本统计量：秩和、Ridit 平均记分 | 参照单位总均数区间估计：$\bar{R}\pm 1.96s_{\bar{R}}$<br>总体分布比较：配对资料比较的符号秩和检验、两组比较的秩和检验、多组比较的秩和检验、Ridit 分析、随机单位组设计 Friedman 秩检验、中位数检验 |
| | 多指标分析 | Spearman 等级相关系数、Kendall 等级相关系数 | 等级相关系数检验 |
| 计数资料 | 单指标分析 | 图表：条图、百分条图、圆图、线图、列联表<br>基本统计量：绝对数、率、构成比、相对比 | 总体率区间估计：$p\pm 1.96s_p$<br>总体率或构成比的比较：2×2 表 $\chi^2$ 检验、R×C 表 $\chi^2$ 检验<br>关联：$\chi^2$ 检验，线性趋势检验 |
| | 多指标分析 | Pearson 积矩相关系数、列联系数、Kendall 列联相关系数 | 两指标间的回归模型：Logit 曲线回归、Probit 曲线回归<br>一个指标与其他指标的回归模型：Logistic 回归模型、对数线性模型<br>判别分析：最大似然判别<br>降维(数据简化)：对应分析 |

# 第十五章 科研文书撰写

**导学**

(1) 掌握优秀论文的五大要素;科研计划书/申请书的要素;论文写作必备的“五性”。

(2) 熟悉论文的写作步骤;文献综述的写作步骤与注意事项;医学成果、论文水平评价标准。

(3) 了解论文的论证方式;科研计划书的基本内容。

## 第一节 文献综述的撰写

文献综述(literature review)指在按一定的方法收集大量文献资料之后,经综合分析而写成的有关某一专题的学术论文。文献综述反映某一学术领域、分支或专题的新进展、新动态、新的学术见解和建议、产生的新原理和新技术等。文献综述的目的意义在于综合介绍专题的发展情况,为本领域人员提供信息;为学术发展提供线索,为科研计划奠定基础;增强学者的科研实力,使科研思路更加清晰。

### 一、文献综述的特点与分类

**1. 文献综述的特点与分类**

(1) 限制性:文献综述专题性强,论题往往局限在一定范围内,不宜无限制地扩展。

(2) 客观性:综述表达要持客观态度,内容采用原文的观点,或直接引用原文,综述作者不能把自己的观点强加到所引用的资料上,而是将有关资料的观点、依据的事实、得出的结论,巧妙地贯穿在一起,融合为一体,以说明专题的成就、动态、进展及发展趋势。

(3) 评论性:综述以第三人称形式叙述,作者要从局外角度审视专题,进行综合评述,以保持公正性。

**2. 文献综述的分类**

(1) 过程性综述:选定某一阶段,写这一阶段专题的发展过程,特别是有关研究内容的时间顺序,关注该专题发展过程中的创新性发展和突破性的成就。

(2) 成就性综述:写某一专题目前取得的新成就、新进展、形成的新理论和新技术,重点叙述取得重大成就学者的研究结果、使用的方法及依据的事实。

(3) 展望性综述:通过回顾专题历史和展现目前的成就,总结专题发展的规律,预测今后的发展趋势。

(4) 争鸣性综述:陈述专题中相互矛盾的结论及各自依据的事实、应用的研究方法等,体现专题争鸣的焦点。

### 二、文献综述的结构

**1. 题目** 要求准确(accuracy)、简洁(brevity)、清楚(clarity),体现特点,点明专题,同时附加限制词,结尾用综述、进展、动态等字眼。慎重使用缩略语,不得使用不定式,避免名词堆砌。

**2. 作者** 作者署名要实事求是,存在多位作者时,按实际贡献排序。

**3. 内容提要、关键词** 内容提要说明全文的主要内容,包括主要成就、进展、形成的观点及其依据等。关键词是文中起关键作用的自然词,一般3～5个,最后一个词为“综述”。

**4. 前言** 首先要明确有关概念,限定内容和范围,要提出问题,点出主题并指出意义,扼要介绍有关问题的历史、现状、趋势和争鸣焦点等学术背景,提出深入研究的意义与可行性。文字要精练,一般以100～200字为宜。

**5. 正文** 正文部分是文章的核心与基础,要注意突出主题思想。针对专题所要综述的主要内容,可分成若干段落或问题,每个段落或问题下面都是从不同侧面、不同层次上解释题目的中心内容,而且段落之间各有分工并保持内在的联系。主体部分的每一段落开始,应是综合提炼出来的观点,即论点。接着是既往文献所提出的实验结果或调查事实,即论据。可见,主体部分是按论点和论据组织材料。如果作者所要归纳的观点与前人文献所述一致,可把前人论点引证出来,作为开头。如果前人的观点分散或不甚明确,则需作者整理、概括出来,成为开头。层次上可由浅入深,时间上可由远及近,以论点带论据,不回避矛盾的论点。为使文章更加生动,可以将相互矛盾的论点并列,并说明各自的论据，通过对比，读者自然能得出结论。

**6. 总结**　概括主要论点和论据，进一步得出结论。交待本专题尚待解决的问题及对前景的展望。

**7. 参考文献**　是医学论文的重要组成部分。作者通过他人的文献来论证自己的主题，同时也为读者提供了被引用文献的线索，便于查对与利用。列出文献目录是文献综述必不可少的附属部分。其目的一是为本综述提供依据，提高综述的可信度；二是为读者提供原始文献的线索；三是体现了对前人研究成果的尊重。

## 三、文献综述的写作步骤与注意事项

**1. 确定题目**　根据写作目的，划定所要撰写的内容、性质、范围，以此确定题目。

**2. 搜集文献**　根据题目，拟定所要检索文献的内容、性质、范围，然后进行文献搜集，也就是文献检索。

**3. 阅读文献**　对检索所得的文献进行有计划的阅读，先浏览摘要或总结，决定取舍。对符合要求者，先粗读一遍，有用的部分精读，正确理解原文的叙述，并作笔记，将作者姓名、题目、刊载期刊名称、年份、卷、期和页码详细记录。同时边读边思考、分析、对比。

**4. 制订、修改写作提纲**　经阅读与思考，形成写作思路，制订写作提纲，并对写作提纲进一步修订、完善。

**5. 再次查阅文献**　根据写作提纲，进一步审视所检索的文章，不足者，进行补漏，再次检索、阅读。

**6. 正式写作**　待到写作思路成熟、胸有成竹后，下笔写作。写作过程一气呵成，不过分纠结于细节。

**7. 修改**　初稿完成后，放置一段时间，然后取出反复修改，直到满意时为止。

**8. 注意事项**　① 所引用的原文要通读，杜绝间接引用；② 不要将文献综述写成文献汇编或流水账；③ 引用文献要恰当，不宜过多或过少，某一类型的观点引用一两篇即可，一般引用文献的总数在30～50篇；④ 认真写作，详细核对，避免序号、人名等各种错误；⑤ 反复修改，力求简明扼要，避免综述枯燥无味。

# 第二节　医学论文撰写

医学科研活动的价值最终都是通过成功的结果体现出来的。医学论文(medical thesis)是以医学科研成果为对象，采用科技语言、科学逻辑思维方式，按照一定的写作格式撰写，经过正规严格的审查后公开发表的论文。因此，医学论文属于科技文献的重要组成部分，是医学发展的重要信息源，也是记录医学进步的历史性文件，不但是表现医学科研全过程的重要科研成果，而且体现作者的学术水平。

## 一、医学论文的种类及撰写规范

医学论文的种类较多，体裁各异，主要可分为评论类、论著类、简报类、病例报告类、综述、讲座类、会议纪要类和消息动态类等，写作的总体要求可概括为5C：正确(correctness)、清楚(clarity)、简洁(concision)、完整(completion)、一致性(consistency)。

### (一) 评论类

常见栏目：述评、专论、编者的话、编者按、编后语等。

**1. 述评和专论**　述评类文稿是作者或编者针对某一科研项目或研究专题进行较为广泛而深入的阐述和精辟的评论，也可对某一方面进行深入的专论。要求观点鲜明、针对性强。中华医学会系列杂志常见述评类栏目为：述评、专家述评、专家专论、专家论坛、焦点论坛等。

**2. 编者的话、编者按及编后语**　均是从编者的角度对某一刊物或某一组、某一篇具体文章的某个观点进行评论或阐述。

(1) 编者的话一般涉及面较广，内容相对较全面。可以是编者在新的一年开始时对刊物的设想、安排，或是对读者、作者的要求与希望；也可以是对一年工作的回顾与总结；或是对某一期文章的内容进行介绍和评论。

(2) 编者按和编后语的针对性很强。一般针对具体文章或文章中的某个观点或方法，提出编者明确的观点和见解；或者从具体文章引出带有普遍意义的问题，引导读者展开讨论。编者按和编后语要求简明扼要、观点鲜明、语言精练、用词准确而慎重。

### (二) 论著类

医学论文的种类和体裁较多，但其中最基本、最具代表性的是论著(original article)或称为原著，医学论著又包括实验研究、临床研究、临床报告、现场调查研究等，均属于一次性文献，它们构成了各种医学学术性期刊的核心。

**1. 论著的基本要求** 医学期刊的质量和水平，主要取决于刊载学术论文的质量和水平。一篇高质量和高水平的论著应当符合医学论文写作必备的“五性”要求。

**2. 论著的整体结构** 医学论著已形成了一种固定的格式，即前言(introduction)、材料和方法(materials and methodsm)、结果(results)、讨论(discussion)，国外取其首字母，简称为IMRAD或“四段式”。对于大多数医学论著来讲，“四段式”普遍而适用。

(1) 前言：亦称导言。主要概述研究的背景、目的、研究思路、理论依据、研究方法、预期结果和意义等。某些研究有必要交代研究开始的年月。使读者对本文的主旨和背景有概括的了解，以引出下文。

前言要求点明主题，抓住中心。可以少量引用以往的重要文献并加以分析，但不可长篇幅追溯历史，罗列文献。不要轻易使用“国内外首创”、“文献未见报道”、“前人未曾研究”等提法，防止不恰当的自我评价。前言部分以≤250字为宜。

(2) 方法：主要介绍受试对象(人或实验动物，包括对照组)的选择及研究所采取的方法。常用标题有“材料和方法”、“对象和方法”、“病例和方法”、“资料和方法”等。

治疗性研究要说明是否为前瞻性的随机同期对照研究；诊断性研究则应交代诊断试验的金标准，新试验的理论依据和方法等。临床研究必须介绍病例和对照者来源、选择标准及一般情况等，并应注明参与研究者是否知情同意。

实验研究需说明动物(动物的名称、种系、等级、数量、来源、性别、年龄、体重、饲养条件和健康状况等)；仪器、设备(应注明名称、型号、规格、生产单位、精密度或误差范围。无须描述其操作原理)；药品、试剂(应使用化学名称，并注明剂量、单位、纯度、批号、生产单位及生产时间)。个人创造的方法应详细说明“方法”的细节，以备他人重复。改进的方法应详述改进之处，并以引用文献的方式给出原方法的出处。直接引用他人的方法，应以引用文献的方式注出方法的出处，不需展开描述。

应说明具体的统计学处理方法及其选择依据。应注意临床研究方法必须以不损害患者的利益为准则，实验研究方法应对临床工作有实际指导意义。

(3) 结果：是论著的核心部分。论著的学术价值如何，主要取决于这一部分。结果中不应简单罗列研究过程中所得到的各种原始材料和数据，而必须将其归纳分析，得出相应的结论，然后用文字或图、表进行表达。结果的叙述要求真实和准确。不论结果是阳性还是阴性，肯定还是否定，临床应用成功还是失败，都应该如实反映。论著中的所有数据都要经过统计学分析。

(4) 讨论：主要是对本文研究结果进行评价、阐明和推论。这一部分的内容因文而异，大致包括：① 阐述本文研究工作的原理和机制；② 说明本文材料和方法的特点及其得失；③ 比较本文结果与他人结果的异同，分析各自的优越性和不足；④ 对本文研究结果进行理论概括，提出新观点；⑤ 对各种不同的观点进行比较和评价。

**3. 论著的层次布局**

(1) 文题：要画龙点睛，高度概括全文主旨。中文文题一般<20个字，英文文题应与中文文题内容一致。文题中一般不使用标点符号。尽可能不设副标题。避免使用非公知公认的缩略语、字符、代号等。文题中的外国人名用原文。

(2) 作者姓名和工作单位名称：作者署名表示对论文内容负责，也是对作者著作权的尊重。署名必须是参加全部或主要工作者；对本文内容负责并能进行答辩者。作者工作单位应写全称及邮政编码。尽可能注明通讯作者的E-mail。

(3) 中、英文摘要：① 摘要有相对独立性和自明性。一般采用结构式摘要，包括目的、方法、结果、结论四大要素；② 中、英文摘要采用第三人称写法，不列图、表，不引用参考文献，不加评论和解释；③ 中文摘要如使用英文缩略语，应于首次使用时给出其中、英文全称；④ 中文摘要在400个字左右；英文摘要可略详细些，在600个实词左右；中、英文摘要的主要内容相一致。

(4) 关键词：是用来表达文献主题内容的词或词组。它是一篇文章的重要信息点，也是一篇文章的重要检索点。每篇论著可提3～8个主题词。

(5) 正文：① 注意层次清晰：各节内层次序号依次使用：一、二……(序号后用顿号)；(一)(二) ……(序号后不用标点)；1.2……(序号后用圆点)；(1)(2) ……(序号后不用标点)。② 论著的篇幅一般为5 000字左右：其中前言约占5%～7%，材料和方法、结果分别占25%～35%，讨论约占30%～40%。③ 表、图及文字配合使用：三者内容不应重复。表格：要求简单明了，主谓分明，层次清楚，结构完整，具有自明性。表格中的数据、量、单位、符号及缩略语等，必须与正文一致。插图：要求主题明确，起到说明和补充文字的作用，具有自明性。图中的量、单位、符号缩略语等必须与正文一致。病理图片应注明染色方法和显微镜下倍数。正确运用语法和修辞。要求语言准确、简洁、通顺，合乎语法和修辞。

(6) 参考文献：作者通过引用参考文献反映论文的科学依据，体现尊重他人研究成果的态度。文献著录原则为：① 引用文献应是作者直接阅读的原著，要以近3～5年的文献为主；② 未公开发表的论文一般不提倡引用；③ 尽量避免引用摘要作为参考文献；④ 参考文献一律按照GB7714－2005的规定，采用顺序编码制标注，著录格式可参考《中华医学会系列杂志参考文献著录格式要求》。

(7) 脚注：排在正文首页的左下角。常用于注明作者和通信作者的工作单位、邮编、E-mail地址、基金资助项目和基金编号。

(8) 致谢：对本文研究和撰写过程有实质性贡献或帮助，但尚不足以列为作者的组织或个人，应在文后致谢。所有致谢者必须征得被谢者的书面同意。

### (三) 简报类

常见栏目：论著摘要、简报等。此类文稿是将论著中重要性相对稍差或同类内容已经报道，但仍有一定学术价值可供借鉴的文稿，以简报或论著摘要形式刊出。要求语言简练，内容高度概括，其中应提供主要研究方法、重要结果数据、新的见解与结论。全文不超过2 000字(1面)为宜。一般以摘要或简报形式在一种刊物发表后，作者还可以全文在他刊发表。

### (四) 病例报告类

常见栏目：病例报告、个案分析、临床病理(例)讨论。一般是介绍少量而典型的病例诊治经验。这类文稿具有实用价值，很受读者欢迎。特别是对某一疾病的首例报道，在国内外具有重要的影响力。要求内容确切、病例资料完整，诊断有科学依据，讨论有针对性。

### (五) 综述和讲座类

常见栏目：综述、讲座、系统教程、继续教育园地等。

**1. 综述稿的特点**　综述是反映某一领域或某一专题研究进展或动态的文稿。可以是国内或国外文献综述，也可以将国内、外文献归纳综述。综述要求尽可能将收集到的最新文献资料介绍给读者。文稿所介绍的内容要尽量适合国内已开展的工作或将要开展工作的需要。综述稿内必须将引用的参考文献逐一列出，文内按顺序以角码标示。

**2. 讲座、教程、继续教育园地稿件的特点**　此类稿件是向读者系统介绍某一专业或专题研究方面的基本知识。要求比教科书的内容更深入、新颖。内容要深入浅出，必要时配合图、表刊出。此类文稿对基层读者有指导和启迪作用。

### (六) 会议纪要类

会议纪要是医学期刊一种常见的报道形式。包括全国性编委会纪要、重要学术会议纪要。编委会纪要一般是期刊编辑人员亲自撰写，学术会议纪要可以由编辑或参会人员撰写。基本要求如下：

(1) 交代会议的基本情况，包括会议召开的具体时间、地点及参会人数。

(2) 描述会议的主要议题、重要实质性内容、讨论结果、会议收获及其总的评价。

(3) 要客观论述参会人员发表的不同意见及其论据。

(4) 会议纪要的字数依内容而定，以简明扼要、客观反映会议主题为准。

### (七) 消息动态类

常见栏目：国内外学术动态、科研简讯、医学新闻、时讯、信息、消息、会议预告等。此类文稿要特别强调时间性。具有报道及时、快速、简短扼要等特点。要尽量报告其有关学术内容，表达要完整，注意保密性。

## 二、论文的写作步骤

**1. 确定论文的选题**　选题是指准备写的论文的大体方向和范围。论文的选题大多来源于本专业的研究空白、发生争议的话题、对比性的话题、从其他专业角度研究本专业的话题、有新的插入角度的老话题、刚刚冒出来的本专业的新问题等。

**2. 文献检索**　文献查找的过程是启发思路、产生观点火花的过程。

**3. 提出关于选题的理论假设或要研究的具体问题** 论文写作涉及两类具体的问题。

（1）观点：具体观点是什么？可以设想出一个或几个观点，但它们仅仅是一种假设，通过许多证据、材料，通过严密的论证和适当的论证框架结构，证明假设是成立的，才能形成论文的主体。

（2）论证：要具体论证什么问题？可以提出许多原因、各种环境条件的影响，它们是不是与所论证的问题相关，相关到什么程度，这需要通过科学的调查和分析。

**4. 决定采用哪些研究方法** 科学研究方法大体可分为思辨研究和实证研究，后者又可分为定性研究、定量研究两种具体的研究方法。一般地说，根据自己的选题和讨论的具体问题，可以以一种研究方法为主，辅以其他的方法。

**5. 设计论文的框架结构** 大体的文章框架不能仅仅存于脑子中，一般要形成文字，相对细致一些。框架还不是厚厚的论文，看时花费的时间不多，又可以大体看出文章的价值或存在的主要问题。这时修改论文结构比写完后修改要轻松、容易得多，时间也较为宽余。

**6. 分析、归类，解释、论证** 对已经取得的文献资料、调查材料和各种论据进行分析、归类，分别充实到各章节中，再进行解释、论证。各种材料和论据，不是天生就可以证明论点或说明具体问题的，需要通过作者对材料的组织和论证，才能极其自然、有力地为自己所论的题目服务。在这一步，需要应用正确的逻辑思维和严谨的数据组织方式，紧紧围绕已经确定的理论假设或具体问题，调动自己所学的各种知识，通过正论（这是主要的）、反论、设论、驳论、喻论等手法，论证观点或问题，得出结论，完成论文。对论证中会出现种种材料使用或缺乏的问题、逻辑推理的问题、论据与论题不相配的问题，等等，需要再找材料和访问专家，充实或削减原来论文框架中的内容，必要时对框架结构进行局部调整。

**7. 修正论证对象的范围** 即通过较为广泛地征求意见和本人的思考，感到原来的选题对自己不适当，或难以完成，那么就要及时调整整个论文写作的计划，改变选题。关键在于不要长时期犹豫不决，必须较快地作出决定，以便有时间重起炉灶。由于前面已经对本专业的学术研究有过较多的思考和文献检索，即使改变选题，重新做起，花费的时间不会很多，对此过多的担心是不必要的。选题不当、难以完成的另一种情况不在于选题本身，而在于选题论证的范围过大。这里最大的障碍在于作者花费了许多时间准备论文，一旦许多材料用不上，难以割舍。这种情况当然会涉及重新设计论文框架结构的问题。不过，将较大的论证对象的范围缩小，总比相反的情形要容易得多。

**8. 对论文从技术上进行规范化的检查和调整** 章节设计的技术问题（含目录）、文中的引证标示、注释及编号、文后的参考文献编排，以及不属于论文本身的内容提要（包括英文提要）、关键词，等等，都要按照规范化的要求进行检查和调整。这些虽然属于技术性问题，但也反映出作者的治学态度。特别是引证，凡是使用了别人观点的地方，都必须注明材料来源，不能含糊不清，更不能将别人的研究成果变成自己的。标明的材料来源也要十分清楚，论著名称、作者或编者、出版社或发表的刊物名称、出版或发表时间，等等，一应俱全。

## 三、论文撰写前的准备

### （一）提出问题

写什么？如何写？可以归纳为下述四个问题——IMRD。

**1. introduction** 你为何要开始？

**2. materials and methods** 你做了什么？

**3. results** 你发现了什么？

**4. discussion** 它的意义是什么？

### （二）资料准备

**1. 科研资料的整理分析** 科学实验或试验结束后，获得大量的数据与资料。对这些数据与资料，要按科研设计的框架进行整理，用适当的统计学方法进行统计，根据数据与资料的特点予以适当表现。科研数据与资料表现的主要方法有表格、统计图、照片、典型病例与文字表述等。文字表述要注意修辞，符合自然科学的表达习惯。

**2. 资料的取舍** 科研资料在论文中未必全部应用，能支持假说、说明结论的资料予以保留，对在观察中发生测量偏差的资料，要坚决舍弃。但如果数据不是由有意或无意的人为因素而与原假说不符的，要进一步分析，如果数据支持新假说者，则完善或改变原假说或结论。

**3. 资料的挖掘** 对无统计学意义的资料与数据，不可轻易舍弃，可从多角度进行进一步分析；总体不显著者，可分析局部；分组资料不显著者，可分析亚组。

**4. 资料的编辑**　对资料按照研究专题的逻辑关系进行排列与组合，使之成为一个完整的有机体。按系统分类或功能、形态逐个排列，如可按呼吸系统、循环系统依次排列。一个系统内，按照固有关联，逐层深入，如血液变化→血生化指标（肝功能、肾功能）等。

**5. 需应用的国家标准**　相关国家标准的应用对提高论文质量具有重要意义。常用的相关国家标准如下：

中华人民共和国国家标准 GB7713－87《科学技术报告、学位论文和学术论文的编写格式》

中华人民共和国国家标准 GB/T7714－2005《文后参考文献著录规则》

中华人民共和国国家标准 GB/T3358.1－2009/ISO3534－1：2006《统计学词汇及符号》

中华人民共和国国家标准 GB3358－829《统计学名词及符号》

中华人民共和国国家标准 GB/T15835－2011《出版物上数字用法》

中华人民共和国国家标准 GB/T15834－2011《标点符号用法》

中华人民共和国国家标准 GB3100－82《国际单位制及其应用》

### （三）写作准备

**1. 斟酌**　首要的问题是将已经确定的理论假设，或者自己提出的要解决的问题，或者准备普及的国外最新的研究成果等，再作下述斟酌。

（1）"……是否……"：指在就要动笔前几天，再慎重考虑一下，自己选择的主攻方向是否得当，材料是否丰富，论点是否站得住脚，等等，与周围的同行、老师、同学谈谈，再看看材料，重新审视主攻方向。

（2）"……提供……"：指对自己选定的主攻方向的价值（学术价值或社会价值），再斟酌一下，到底能提供什么，提供多少有价值的东西。这是衡量论文水平的最重要的标准。文章在行文、表述方面的问题，一般被看得较轻，而学术价值或社会价值被看得最重。

（3）"联系……"：指对自己的选题，在广义上做一些链锁思考。一个问题与其他领域的联系考虑得越多，论证就能越深入，给人以较多的新意。这对于设计论文的框架，是一种必要的前提思考。

**2. 研究要素的确定**　即论文中的核心概念有哪些、基本框架、论证中自变量和因变量的分布，等等。

一篇论文通常论证一个、最多两至三个抽象或具体的话题。这就需要有核心概念，以及相辅的少量其他概念。这些概念是否科学、是否有明确的含义，对于论证的完成影响很大。最好使用本学科已有的概念，不要随意生造概念。此外，论文中的变量不宜太多、处理因素不宜过于复杂。多了、复杂了，难以把握，但是太少了又会影响论文的学术水平。

**3. 研究方法的确定**　任何学术论文都需要通过一定的研究方法来进行论证，以达到证明自己的论点或解释清楚某个问题，或为所提供的解决问题的方法作出合理性的说明。论文可以采用单一的研究方法，但是更多的论文以一种方法为主，另一种方法为辅，在研究方法上呈现多样化。

## 四、论文的论证

论文写作要达到的目的是论据与论证的统一。在论文选题和论证的主攻方向已经确定的情况下，写作是将许多论据，经过论证，证明作者的假设是成立的，或者对某种现象的解释、提出的解决问题的方法是成立的。

**1. 论据(argument)**　即为证明自己的观点而准备的各种材料，包括实证调查的数据、众多的事实、权威人士的意见、历史证据，等等。论据如果不经过论证，是没有任何价值的。

**2. 论证(demonstration)**　即围绕每一个立论，动用自己头脑中各方面的知识进行论证。论证包括基本的逻辑论证，即常见的三段论（大前提、小前提和结论），还有归纳论证（这要遵循严格的定性研究方法）等；再者是定量论证（数据分析）。就论证的形式而言，还可以把论证分为正论、反论、设论、驳论、喻论等。

（1）正论：即通过使用论据，正面阐述自己的观点。

（2）反论：将有关对立观点的正面材料拿来作为论据，反过来证明自己的论点成立（以其之矛，攻其之盾）。

（3）驳论：即通过反驳对方的论点而阐述自己的观点。

（4）设论：即用设问的方式进行论证，"假如怎样……那么就会怎样……"

（5）喻论：是用比喻的方式论证问题。

学术论文的论证要以基本的逻辑论证、实证为主要论证方式，论证形式以正论为主；少数情况下的驳论也可以作为阐述自己观点的论证方式。而反论、设论、喻论等，只能作为辅助性的论证方式。如果一篇学术论文，充满了喻论、设论，很难说它是学术研究。另外，学术论证中的论据，不能像时评那样信手拈来，要交代明确的来源。

论文中常出现的论证问题是论据太单薄，无法全面说明立论；论据与立论无直接联系。

## 五、论文必备的"五性"及优秀论文的五大要素

**1. 论文必备的"五性"**

(1) 思想性(big ideas)：要遵循辩证唯物主义的思想路线，贯彻党和国家对卫生工作的方针和政策，理论联系实际，运用辩证唯物主义和历史唯物主义的观点分析问题。遵守科学道德，国家法令，尊重科学，讲究道德，反对作假，反对剽窃。执行著作权法、保密和技术专利等有关规定，防止政治性错误和泄密。有了好的思想才会有好的主题，有了好的主题才会有好的结论，最后才会有好的论文发表。

(2) 创新性(novelty)：所谓"创"，指医学论文所报道的主要科研成果是前人没有做过或没有发表的"发明"、"创造"，而不是重复别人的工作。所谓"新"，指医学论文所提供的信息是鲜为人知的，非公知公用的，非模仿抄袭的，即指医学的研究性课题，如果是模仿和重复他人课题或研究，应仿中有"创"，推陈出"新"。作者应在别人研究的基础上有自己的新见解，产生出一种新的理论或技术，只有在一定程度上创新，才会从新的角度反映出新的成就。基础研究要求选题新，方法先进，有新观点；临床研究要求收集的病例数更多，观察研究更深入，诊断和治疗方法有创新，效果更佳，提出新见解等。

(3) 科学性(scientificity)：主要看科研设计是否严密合理，方法是否正确，资料是否完整可靠，依据是否准确并符合统计学要求，结果是否科学严谨，结论是否妥当并有充分依据，等等，具体包括"三严"、"五个体现"。

"三严"——坚持严肃的态度；坚持严谨的学风；坚持严密的方法。

"五个体现"——体现真实性；体现再现性；体现准确性；体现逻辑性；体现公开性。

(4) 实用性(practicality)：发表论文最终目的就是给同行参阅，效仿使用，推动医学事业的向前发展，取得良好的社会和经济效益。从现代需要的观点出发，医学论文有的能解决防病治病的实际问题，具有实用价值；有的着眼未来，能促进医学科学技术的发展，具有较高的理论价值和社会价值。如果一篇医学论文内容空洞，言之无物，不仅谈不上发表，更谈不上它存在的价值；即使这样的论文侥幸发表了，别人一看就知道没有水准，一看就知道是关系稿、凑数稿，更经不住时间和实践的检验，将对作者、编者及该医学期刊产生负面影响。

(5) 可读性(readability)：文字表达要准确、简练、通顺；使用规范化的科技语体，用最少的时间，获取最多的知识和信息。一般在阅读时，首先会参阅论文的摘要。摘要一般在300～500字之间，英文摘要则相对具体些(600个实词左右)，内容包括目的、方法、结果、结论四个部分，它是全篇内容的高度浓缩和提炼；也是整个论文的精髓和灵魂。

**2. 优秀论文的五大要素**

(1) 创新性(creativity)：国内外期刊对创新性的主要观点如下。

*Nature* 认为创新是科研成果新颖，引人注意(出人意料或令人吃惊)，而且该项研究看来在该领域之外具有广泛的意义，无论是报道一项突出的发现，还是某一重要问题的实质性进展的第一手报告，均应使其他领域的科学家感兴趣。

*Science* 认为创新是指对自然或理论提出新见解，而不是对已有研究结论的再次论证，内容激动人心并富有启发性，具有广泛的科学兴趣。具体而言，就是说在已沉寂的研究领域提出创新思想，在十分活跃的研究领域取得重大进展或者是将原先彼此分离的研究领域融合在一起。

《科学通报》、《中国科学》和《自然科学进展》这三种全国性综合期刊对创新性的要求是：在基础研究和应用研究方面具有创造性的高水平和有重要意义的最新研究成果。他们对创新性的要求与 *Nature*、*Science* 的要求不同之处在于没有特别强调论文的内容应能引起科技界广泛的兴趣(广泛关注的热点问题)。因此，一篇论文或一项研究课题规模不一定很大，但研究深入，结果深刻，能反映研究者独到的见解的论文必然为高水平论文。

(2) 可读性(readability)：指读者在读过文章之后，能够明了要说的什么问题，是怎样着手解决的。因此，一篇科学论文的可读性是至关重要的，简明、清楚、易懂是一篇论文必须具备的基本条件。决定可读性的因素如下：

1) 研究工作是否取得了实质性进展，所得结论是否可靠，结果是否深刻和有启发性；如果是阶段性成果，它对后续的研究有什么指导意义，是否是重要发现的前奏。

2) 进行完整的构思，体现严密的逻辑思维。一项研究课题经过长期努力工作而得到结果时，应当一丝不苟、精雕细刻，对论文的论述方式、内容的取材、学术思想的解释、研究背景介绍等反复推敲，仔细斟酌，以期做到论文的结论严谨，内容充实，论述完整，逻辑性强。

3) 论述方式深入浅出，表达清楚、简练，专业术语准确，前后一致，语言要规范、生动。

4) 文字与插图恰当地配合。利用图、表生动地阐述学术内容可以避免过多的文字说明。

5) 论文的体例格式。尽管各期刊都制订了能反映他们自己的风格和特点的体例要求，但学术期刊有一个共同的体例要求。体例不仅保证了论文形式上的规范，也保证了内容上的可读性。其中，论文的标题、摘要和关键词基本上决

定了论文能否被期刊所采纳和能否引起读者的兴趣。

例如,《科学文献索引》的优秀期刊《中国物理快报》(*Chinese Physics Letters*)申明:本刊特别注重文章的标题,摘要的编写,目的在于提高文章的引用率。标题应该清晰地描述文章的内容,又能反映与其他文献的区别。关于摘要,首先要求是对文章的主题及其所属的领域和受试对象给予简短的叙述,更重要、更严格的要求是对文章的理论或实验结果、结论以及其他一些有意义的观点给出清晰、明确、较具体的简要的叙述。

*Nature* 在投稿指南第二条上对可读性的解释是:来稿应写得清楚、简练,以便让其他领域的读者和母语为非英语的读者能够读懂。基本的但又属于专业的术语应作简明解释,但不要说教式的。在投稿之前请从事其他学科研究的同事对最终文稿在清楚易懂方面提供意见往往很有用。*Nature* 杂志的编辑常常建议修改并重写论文的摘要和正文的第一段(即引言),并保证文章和图片对非该领域的读者明确、能读懂。

(3) 信息量(information content):指在篇幅有限的情况下,论文本身能向读者提供多少有关该论题的信息。即读之前或许不知道,或者模糊不清,或不确切的知识,在读过该文之后不仅获得新知识,还消除了模糊不清或不确切之处,就说明这篇文章包含较多的信息量。简言之,当你读完一篇文章后获得的新知识越多,说明它的信息量就越大。要尽可能多地给出有关研究的信息,尽可能少地运用调查(investigate)、研究(study)、讨论(discuss)等词。

(4) 参考文献(references):是评价一篇论文质量的标准之一。"科学引文索引"(science citation index,SCI)涉及的对正式发表的论文如何给出合理的评价问题已成为学术期刊的主要评价标准。SCI 除了收录论文的作者、题目、源期刊、摘要、关键词之外,还特意将论文所列的参考文献全部收录,从而沟通了不同作者群体之间的学术联系,并进一步统计出期刊的影响因子(impact factor,IF),即某一期刊在连续两年内发表的论文总数为 A,第三年它被引用的次数为 B,影响因子 IF=B/A,意指该刊两年内所发表的论文在第三年被引用的平均次数。它反映了该期刊在世界范围内的影响,在不同刊物上发表文章其难易程度相差可能很大。

一篇论文所代表的研究只能起到承前启后的作用,除了自己独立而创新的那一部分内容外,在论文中不必也不可能对涉及的相关问题逐个详细论述,这时给出有关的参考文献,以说明结论、观点、数据的来源,读者如想深入了解这个问题就可查阅文献,这样一来,文献就成了自己论文的补充和完善,人们将根据论文中开列的文献清单初步判断该论文的水平以及作者对有关学科的背景知识水平,自然在一定程度上也可以判断作者的科学道德,如果不是受文献检索条件的限制,未能在论文中列出与你的研究密切相关的主要文献,可能会看作是一种不良学风。因此关系到论文的可信度和作者的声誉,论文的作者必须对所开列的主要文献均应认真阅读过,并向读者保证论文中某处引用的参考文献的确与该处的内容有关,文献发表的刊物、年代、卷号、标题、页码同样应核实无误。

(5) 署名与致谢(authors and acknowledgment):署名应按研究工作实际贡献的大小确定署名。论文中的每一位作者均应对其论点、数据和实验结果负责,其中责任作者还应当对读者的质疑有答辩的能力与义务。此外,一篇科技论文所涉及的研究工作在很多情况下是由一个研究小组完成的,至少包含了课题组的贡献,或作者与老师、同事、同行的学术交流与讨论,甚至向其他专家学者当面的或书面的请教,也包括经费的支持和工作条件的保障等,故作者通过论文对提供过帮助的主要人员表示致谢是必要的,同时体现了科研道德。

## 六、医学成果、论文水平评价标准

成果、论文的水平高低,自上而下分为四大类,每大类中细分为四个等级。

**1. 最高成果** 主要指概念类成果。

(1) 提出重要的概念,并可据此建立模型,定量分析、解决问题,且预言与结果符合较好。

(2) 提出重要的概念,并可据此建立模型,定量分析、部分解决问题,且预言与结果符合误差较大,但基本趋势符合。

(3) 提出重要的概念,可据此定性分析一类问题,部分趋势与实验符合。

(4) 提出概念,仅用于说明某个特定重要客观现象。

注意:其他一般性概念不属该类,并不是任何一个概念便具有重大意义。

**2. 重要成果** 指模型类成果。

(1) 建立理论模型,可定量分析、解决问题,且预言与结果符合较好。

(2) 建立理论模型,可定量分析、部分解决问题,且预言与结果符合误差稍大,但基本趋势符合。

(3) 建立理论模型,可定量分析、部分解决问题,且预言与结果符合误差较大,但部分趋势符合;或为了检验某个重要概念或理论模型的正误,而作的重大实验;或非常重要的综述性文章,对以后重大成果的出现有特别重要的指导意义。

(4) 建立理论模型,可定性分析问题,预言与结果符合误差大,部分趋势符合。

**3. 次要成果** 指实验与理论计算数据符合类成果。

(1) 利用已有理论模型,可定量分析、解决问题,且计算与实验结果符合较好。

(2) 所作的实验数据与相应的计算结果有对比,发现了已有理论模型存在的主要问题;或首次发现某个重要现象的实验。

(3) 利用已有理论模型,可定量分析、部分解决问题,且计算与实验结果符合误差稍大,但基本趋势符合;或比较好的综述性文章,对以后工作有重要的指导意义。

(4) 所作的实验数据与相应的计算结果有对比,且符合较好;或利用已有理论模型,可定性分析、部分解决问题,且计算与实验结果符合误差较大,但部分趋势符合。

**4. 一般成果** 指积累基本数据类成果。

(1) 利用已有理论模型,只定性分析问题,计算与实验结果符合误差大,部分趋势符合;或完善基本数据库的实验结果。

(2) 为解决某个一般问题,所作的实验结果,没有与理论计算对比结果。

(3) 普通的计算、估算,没有与实验对比结果。

(4) 工作简报一类文章;或其他一般性论文。

## 第三节 科研计划书/申请书/试验研究方案的撰写

科研计划书/申请书是在正式开始科研工作前对拟定的研究课题的细则进行分阶段、分步骤描述,系统陈述完成整个课题的详细计划,是对课题的论证和设计,主要目的是理清研究思路,完善研究设计,为解决提出的问题提供探索的途径。科研计划书/申请书是参与课题竞争的重要形式,有时也是唯一的形式。一份好的申报书应该有新颖的选题、全面的知识背景、实在的研究内容、科学的技术方案、强大的研究队伍支撑、可信的研究基础支持、合理的经费预算。

### 一、科研计划书的基本内容

科研计划书既是研究课题的分阶段、分步骤地细化工作,是开题报告,又是申请研究经费所必备的文字材料,后者也称为项目申请书。科研计划书/申请书的要素可归纳为下述4W:你想做什么(what do you want to do)?你为什么要做(why do you do it)?你打算怎么做(what is your plan)?你做过什么(what have you done)?其基本内容如下。

**1. 背景和立题依据(research background)** 采用文献资料研究方法提供国内外近似或介于同一课题研究的历史、现状与趋势的背景资料,使人们了解研究该课题的必要性和重要性。

(1) 历史背景:按时间顺序,简述本课题的来龙去脉,着重说明本课题前人研究过没有?哪些方面已有人作过研究?取得了哪些成果?这些研究成果所表达出来的观点是否一致?如有分歧,那么它们的分歧是什么?存在什么不足?通过历史对比,说明各阶段的研究水平。

(2) 研究现状:重点论述当前本课题国内外的研究现状,尚存在什么问题,着重评述本课题目前存在的争论焦点,比较各种观点的异同,阐述本课题与之的联系及区别,拟解决存在问题中的哪些具体问题。

(3) 发展方向:通过纵(向)横(向)对比,肯定本课题目前国内外已达到的研究水平,指出存在的主要问题,提出可能的发展趋势,指明研究方向,提出可能解决的方法。

(4) 研究意义:阐明所研究的问题(理论意义和实践意义)是什么?现有文献对该领域的论述如何?国内、外对该问题研究的深度和广度怎样?哪些方面已获得结论,哪些方面尚有争议,有待于进一步研究?本课题主要解决哪方面的问题?这些问题的解决对临床上有何理论方面和实践方面的意义和价值?有何经济效益和社会效益?是否提出了研究假设及对假设科学依据的描述等,从而说明该研究课题有无研究的价值。可采用绘制"问题树"的方法理清写作思路,即问题是树干,产生原因是树根,衍生的问题是树叶和树枝,对树根的深入分析即寻找导致问题的问题,此为研究的出发点。

(5) 参考文献:近三年的参考文献应大于30%。

**2. 研究目的(general aims)** 通常可将研究目的分解为主要目的和次要目的逐一列项写清楚。通常主要目的仅为一个,次要目的可依据研究问题分为若干。研究目的可书写为:通过探索……问题,明确……关系,最终提示……规律,或阐明……原理(机制),建立……方法等。此外,研究者可以根据研究目的和可以利用的条件选择相应的研究方法和研究技术路线。通常采用文字和流程图的方式表述研究的技术路线。

**3. 科研假设(hypothesis)** 科研的过程就是提出假说、论证假设的过程。科研假设的书写,可分无效假设($H_0$)和备择假设($H_1$)分别列行书写。例如,“雷公藤多甙治疗成人晚发自身免疫性糖尿病的随机、安慰剂对照、双盲临床试验”采用治疗前后C肽差值作为主要观察指标,其科研假设书写如下:

$H_0$:雷公藤多甙组治疗前后C肽的差值=对照组治疗前后C肽的差值。

$H_1$:雷公藤多甙组治疗前后C肽的差值≠对照组治疗前后C肽的差值,假设雷公藤的疗效优于对照组30%(假设值)。

**4. 设计方案(protocol)** 根据研究问题、研究目的、考虑论证强度和可行性合理选择设计方案。撰写临床研究课题设计的基本方案常需应用下列名词:干预试验或临床试验,随机对照、非随机同期对照或历史性对照,前后对照、交叉对照试验或安慰剂对照,单盲或双盲,横断面研究或诊断试验研究,病例对照研究或队列研究,成本-效果分析或成本-效用分析等。

**5. 研究地点(research location)** 研究地点不同,可影响研究结果,因而在研究质量与水平方面会有某些差异,故在一定程度上反映研究水平和检测质量。必需写明研究实施的地点(setting),如:① 医院级别:教学医院、市、区或街道医院;② 具体场所:门诊、住院部、社区;③ 是否多中心研究、具体参加单位和地点。

**6. 受试对象(subjects)** 课题研究报告需要写明目标人群、样本人群、纳入标准、排除标准及患者入组时的一般资料等,需要描写受试对象(patients/participants),即患者的来源,是从三级医院或基层医疗机构中来,还是从普通人群中来?是门诊患者还是住院患者?这些患者是怎样选入作为受试对象的?是随机样本,还是连续样本?是随便选择的受试对象,还是选用志愿者?选入患者的诊断标准是什么?是公认的标准或自己制订的标准?排除标准是什么?对入选的标准要作具体规定,包括性别、年龄、民族及一般临床特征。如设对照组,则需要描写对照组的来源和条件。如采用随机化方法分组,则要详细说明随机化的具体方法,是简单随机化、区组随机化还是分层随机化?是应用随机数字表还是计算器随机程序随机数字?如何执行随机化方法。如采用配对方法来平衡观察组和对照组非处理因素,则需要说明配对条件和比例。若是人群中的抽样调查,则要描写该人群的人口资料,抽样人群占整个人群的比例等。最后,尚需叙述为减少选择受试对象时的偏倚所采取的各项措施。

**7. 样本量(sample size)** 正确估算样本量(sample size estimation)是临床科研设计中的一个重要问题。若样本量过少,检验效能低,往往容易得到假阴性结果,影响结论正确性;若样本量过大,会增加临床研究的困难,造成不必要的人力、物力、时间和经济上的浪费。

样本量计算方法可借助于公式或查表法。样本大小的估计取决于下列因素:① 第一类错误概率$\alpha$,有单侧与双侧之分,$\alpha$越小所需样本越大,一般取$\alpha \leqslant 0.05$为宜;② 把握度$1-\beta$,即为检验效能,是证实备择假设$H_1$正确的能力,一般$\beta$定为0.1或0.2,$\beta$值越大,检验效能越低,样本数量也越小;③ 允许误差$\delta$或差值,一般根据研究实际设计要求,由研究者自行规定,此规定应合理;④ 总体标准差$\sigma$或总体率$\pi$,一般是查阅文献或做预试验所得,因此在研究设计报告中要将你的出处写清楚,还要将计算样本大小的公式列上。计算出的样本数量,还应考虑失访等因素,一般适当增加10%。

**8. 干预方法(interventions)** 一般要求回答方法是什么?为什么?怎么用?研究中的干预(intervention)措施必须详细介绍,如规定干预前的条件,需要停用有影响的其他药物后多少时间方可施加干预;干预药物的化学名、商品名、生产厂家、生产批号、剂量、疗程、用药途径、注意事项,有些中药还要写出产地;采取什么措施来提高受试对象的依从性,采用什么测定方法衡量依从性等;干预过程中遇到的不良反应如何处理,哪些药可以用,哪些不能用,在什么情况下停止试验等都要加以规定。

**9. 研究因素(study factor)** 亦称研究课题拟达到目标的因素或指标。例如,应用某一降血压的药物治疗高血压患者,研究的因素是治前治后的血压水平。所有研究因素一定要有准确的测量方法和指标。例如,所研究的观察指标有哪几项,为什么选择这些观察指标,多少时间随访一次,一共几次,如何记录观察结果。如观察指标是实验室项目应详细描写实验方法,包括所使用仪器的型号、生产厂家,以及试剂如何应用,多少剂量,实验操作方法,如果系成熟的实验方法,则应注明该方法的出处,如是研究者创造的或修改过的应写明操作步骤。如研究变量是暴露因素或危险因素,应写明这些研究因素的定义,如“月经过多”是依据月经周期长短、持续时间、有否血块、应用卫生纸数量综合自订的标准,对这些研究因素应采用公认的定义。此外,还必须写明如何提高观察指标的准确度和可靠度,是否采用盲法判断结果,是否有质控措施。终点指标最好应用公认的判断标准。治愈、缓解、有效或生存率等都必须写出具体的判断标准。

**10. 资料收集(data collection)** 应详细介绍资料和数据的收集方法,是借助医院已有的病史资料或制订调查表直接向患者询问调查。采集实验室数据时,需要介绍标本采集方法和时间,以保证实验室数据采集的正确性,如被检对象某些情况可影响检测结果，则需要制订某些规定，控制这些影响因素。如进行面对面的询问调查，应注明培训合格调查员的方式与方法、考核标准，同时要制订如何避免询问者偏倚的若干措施，确保询问调查结果的真实性(效度)。如是临床经济学分析，需要说明这些费用数据的来源，直接成本和间接成本计算的依据和种类，研究结果的效果及效益和效用的指标以及计算成本-效果、成本-效益和成本-效用的方法等。在科研设计报告书后应附有该课题研究所用的调查表和观察表、填写须知及计算机编码的说明等内容。

**11. 统计分析(statistical analysis)** 统计方法应该在设计阶段根据研究目的、数据类型等选择适宜的统计分析方法。内容包括：① 数据管理软件与方法；② 统计分析软件；③ 检验水准(采用双侧或单侧，α 水准)；④ 统计描述方法；⑤ 基线资料分析方法；⑥ 有效性分析方法；⑦ 参数估计方法；⑧ 安全性分析方法等。

**12. 预期结果(expected result)** 科研设计报告书中应阐明预期的研究结果，对预期结果的评价标准；可能获得的经济效益和社会效益；成果提供的方式(如论文、研究报告、专利等)。若课题完成后的研究结果和预期结果不相同，则需要分析其原因。

**13. 质量控制(quality control)** 主要内容包括：① 研究人员的素质和经验、技术力量；项目组人员要体现：专业性与分工合理性；② 实验室条件、仪器设备能否胜任此研究，能否保证研究质量；③ 研究过程中可能产生偏倚的环节、可能的偏倚及预防措施。

**14. 预试验(pilot study)** 科研设计报告的实施，是否能获得预期结果，有许多问题在书写科研设计报告时往往难以准确预测，因此，为保证科研工作能按报告书上写的要求顺利进行，有必要安排一个预试验。对于预试验，在设计报告书中，亦要详细交代预试验的目的与要求、样本、方法以及期望解决的问题等。预试验是采用少量研究样本，按照设计报告书上所规定的要求进行操作，其主要目的是为了发现设计报告书上制订的各种实施项目是否切合实际，在预试验中，可对设计方案不完整的地方或不切实际的地方，提供修改、补充和使之完善的信息依据。此外，还可核实样本量的估计是否合适等。经过预试验发现问题，然后再来修改科研设计报告，使之更切合实际，保证科研工作顺利进行，以获得预期结果。

**15. 医德(ethics)** 任何临床试验都应遵照世界医学会所制定的赫尔辛基宣言的精神，保障患者的安全及权益，尊重患者的人权和人格。凡是以人体为受试对象的临床研究，所使用的试验药品或措施，都必须具有充分的科学依据，要安全、有效，保证无损于患者的利益。对于接受试验的患者，要明确地解释接受治疗或试验措施的目的、意义、可能发生的副作用。坚持自愿的原则，要尊重患者的人格，不能欺骗受试对象。如果接受试验，要签署 ICF，以防日后发生争议。即使在试验进程中，患者亦有退出的权利。任何涉及以人为对象的研究课题，必须首先向有关伦理委员会申请，接受伦理委员会的审查，通过后方可进行研究。应实事求是撰写设计报告书的内容，不能有任何虚假不道德的行为。

**16. 管理和时间安排(management and time)** ① 成立课题组、健全研究机构，做到研究任务、时间、人员三落实；② 制度保证：制订课题管理条例、规范学习、研究制度，以激励为杠杆，激活教师研究热情；③ 经费保证：设立课题研究专项经费，保证研究过程中相关书籍、必要设备的添置及外出学习、开展活动等的经费来源；④ 技术保证：聘请专家担任顾问，选派骨干外出培训，组织外出参观学习等；⑤ 课题研究与学校工作相协调：做到教学科研化，科研教学化，使学校教育教学与教育科研同步发展、共同提高；⑥ 总进度和年度计划进度：在科研的内容、方法、指标明确后，可根据工作量大小来安排进度，对于阶段小结时间和总结的时间都必须有明文规定等，以便主管部门检查。

**17. 经费预算(budget)** 应明确经费的支出科目、金额、计算依据及理由。科研基金多有限，不能购置大型仪器，多优先资助已有条件的单位，故需要写明申请科研经费单位现有仪器设备，课题所需要的仪器和设备及解决方法。如国家自然科学基金会要求将经费预算项目包括：① 科研业务费，包括收集资料、统计分析和参加学术会议交流等支出；② 实验材料费，包括试剂、购买动物和检验费等；③ 仪器设备费，只允许添置小型仪器及一些消耗品；④ 实验室改装费，即为完成本课题实验室要作某些改装所花费的费用；⑤ 协作费，和外单位或本单位其他实验室协作需要支付的协作费；⑥ 管理费，指院校科研管理部门所要提取的科研管理费。要将申请科研经费按上述各项逐一列出，并分配合理。

## 二、临床试验方案的主要内容

临床试验方案(protocol)是指导参与临床试验所有研究者如何启动和实施临床试验的研究计划书，也是试验结束后进行资料统计分析的重要依据。撰写要点是写明试验的目的是什么？整个的设计是什么？如何执行？GCP 规定临床试验方案应包括下述内容。

**1. 题目(title)** 必须体现该临床试验的试验药和对照药名称、治疗病症、设计类型和研究目的，如“柴葛清热颗粒与复方双花颗粒对照治疗急性上呼吸道感染风热证的有效性和安全性的随机、双盲、多中心临床研究”。

**2. 摘要(abstract)**　内容有试验药物名称、剂型、剂量;治疗组和对照组、疗程;研究题目、试验目的;研究设计;研究对象、样本数、中心数、有效性评价指标(包括主、次要指标)、安全性评价指标、受试者数量、给药方案和试验进度安排等。

**3. 研究背景(background)**　扼要地叙述研究药物的研制背景、试验意义;疾病负担、发生率、发病因素、对患者的影响;目前主要治疗方法及优缺点;该药物的组方、适应病症、临床前药理和毒理简况、作用机理;国内外临床研究现状、已知对人体的可能的药物不良反应、危险性和受益情况。

**4. 试验目的和目标(general aims)**　试验目的决定了试验设计、数据收集、分析方法、结论和解释。临床试验的研究目的应根据试验阶段所关心问题而制订。研究目的表述可采用“评价……”、“估计……”、“显示……”、“比较……”、“确认……”等方式。此外,还应该涉及试验用药的名称、剂量、方法、给药途径;疾病名称;患者类型:病情、分型、证型;总体目标:安全性、有效性。

**5. 试验设计(trial design)**　明确设计方案的类型、随机分配(registration and randomization of patients)、盲法的形式、是否多中心试验、样本量估计方法及其参考文献等。

**6. 选取患者的标准(patient selection criteria)**

(1) 研究对象:目标人群的定义、研究人群的定义、样本量的计算方法等。

(2) 纳入标准(inclusion criteria):用清单方式列出拟入选本次临床试验合格受试者的标准,包括疾病的诊断方法、诊断标准(尽可能有定量检验指标的上、下限),入选前患者相关的病史、病程和治疗情况要求;其他相关的标准,如年龄、性别等。为了保障受试者的合法权益,知情、签署患者 ICF 亦应作为入选的标准之一。

(3) 排除标准(exclusion criteria):疾病类型、严重程度,严重心、肝、肾疾病患者,妊娠或哺乳患者,严重的合并症、并发症,试验药物禁忌证、过敏,最近 3 个月参加过其他临床试验,不具有法律能力或法律能力受到限制,研究者认为不适合参加该试验的任何其他情况。例如,① 患有器质性疾病,如消化性溃疡、消化道肿瘤等;② 患有严重心、肝、肾功能不全,糖尿病等其他疾病者;③ 患有精神疾病,包括严重的癔症,不具备自主能力者;④ 对本品过敏或不耐受者;⑤ 妊娠或哺乳期妇女,或准备妊娠妇女;⑥ 最近 3 个月参加过其他临床试验;⑦ 任何病史,据研究者判断可能干扰试验结果或增加患者风险;⑧ 研究者判断依从性不好,不能严格执行方案。

(4) 退出标准(withdrawal criteria):① 发现已纳入的对象不符合纳入标准;② 病情恶化;③ 患者坚持退出试验;④ 出现严重的不良事件或严重的临床事件;⑤ 发生其他可能影响患者治疗结果的疾病;⑥ 受试者要求退出试验;⑦ 服用了该研究禁止的药物者;⑧ 对分配的治疗不依从;⑨ 主要研究者认为不适宜继续试验者。

**7. 治疗方案(treatment perscription)**　主要内容为:① 药物治疗:试验用药、剂量与给药方法(dosage and administration)、随机编盲、分配方法、治疗方法、疗程(treatment schedules)、药品管理、合并用药规定;② 非药物治疗:手术、护理、饮食治疗等。

**8. 实施步骤(implementation step)**

(1) 临床试验流程图及随访安排:从患者的入组开始,每次随访的具体时间和内容,时间间隔和时间窗。

(2) 观察指标和试验程序:随访时间和检查项目表;每项检查的具体内容;观察指标;所需收集的资料。

(3) 依从性评价标准:药品发放和回收记录,各次随访时的依从性以及总的服药情况(依从性)为 80%以上的病例作为符合方案分析集的对象。

(4) 提前退出患者的处理。

**9. 评估方法(methods of patient evaluation)**　干预后的效应及预后各项指标被称为临床试验的结局(outcome),可表现为正、反两个方面。正性方面是药物的治疗作用,相反则是药物副作用。

(1) 疗效评价(assessment of efficacy):采用痊愈(cure)、显效(markedly improvement)、进步(improvement)、无效(failure)四级评定标准。

(痊愈例数+显效例数+进步例数)/可供评价疗效总例数×100%=有效率(%)

(2) 结局指标:即患者报告的结局指标(patient reported outcomes, PRO),主要突出患者的主观感受。PRO 测量患者健康状况的所有方面,并完全来自患者。在临床试验中,PRO 量表可以用于测量一种干预手段对于患者健康状况一个或多个方面的影响。PRO 的选择常常是根据研究目的,明确定义一个与试验目的有本质联系的、能确切反应处理效应的观察指标为主要指标,主要指标不宜太多,适当选择次要指标作为补充。结局指标的选择应以临床意义大、客观性强且量化的指标作为首选,并且明确治疗是否“有效”的前提:依据什么证据?针对何种病患对象?以多大剂量?多长疗程?与什么对比?以什么作为有效的评价指标?

**10. 安全性评价(safety evaluation)**　主要是不良反应评价(evaluation of adverse drug reactions)。评价内容包括

临床、实验室指标,生命体征等;严重程度;与试验药物的关系;严重不良事件的定义和报告制度;处理和随访。不良事件与不良反应的概念如下。

(1) 不良事件(adverse events, AE):指患者或临床试验受试者接受一种药品后出现的不良医学事件,但并不一定与治疗有因果关系。

(2) 不良反应(adverse drug reaction, ADR):指在按规定剂量正常应用药品的过程中产生的有害而非预期的、与药品应用有因果关系的反应。AE与试验药物的关系评定标准参见表15-1。

**表15-1 AE与试验药物的关系评定标准**

| 评定方法 | 评定标准 | | | | | | |
|---|---|---|---|---|---|---|---|
| 5级评定 | 肯定有关 | 很可能有关 | 可能有关 | 可能无关 | 肯定无关 | — | — |
| 7级评定 | 肯定有关 | 很可能有关 | 可能有关 | 很可能无关 | 可能无关 | 肯定无关 | 无法评定 |

**11. 数据处理与统计分析(data management and statistical analysis)** 包括统计分析数据集(statistical analysis data sets);统计分析计划(statistical analysis plan,SAP)等。

(1) 统计分析数据集

1) 意向性治疗原则(intention to treat, ITT):指对主要分析应当将所有随机化了的患者作为所分到的处理组的患者进行随访、评价和分析,而不管其是否依从计划的治疗过程。目的是有益于防止偏性,但实际工作中困难较大。

2) 全分析集(full analysis set, FAS):指尽可能按意向性治疗原则的病例中,由所有随机化的病例中以合理的方法尽可能少地排除病例。

剔除的情况为:违反合法性(如错误入组);患者未曾用药;没有任何数据。

失访患者失访后的数据推算可采用末次观测值结转(last observation carry forward, LOCF)估计,指对于重要指标的缺失值使用最后观察到的数值向后移(carrying forward of the last observation, CFLO),以最接近的观察数据估计。

3) 符合方案集(per protocol set,PP):亦称为"有效病例"或"可评价病例"样本。它是全分析集的一个子集,这些受试者对方案更具依从性。例如,完成了预先确定的治疗的最小量(服药率70%);主要变量可以测定;没有重大的对方案的违反。

4) 安全集(safety set, SS):指经过随机化,至少服用一次研究药物,不论有无疗效记录和至少有一次安全性评价的患者。

(2) 统计分析方法:必须严格遵照统计分析计划(statistical analysis plan, SAP)。在试验设计时,应根据以往类似的资料,确定所研究的主要的、关键性的变量是否要进行变量转换(transformation)。变量转换的目的是确保资料满足统计分析方法的假设条件。

**12. 质量控制和保证(quality control and guarantee)** 监查和稽查;文件的管理和保存;试验方案的同意程序、变更程序;病例报告表(case report form,CRF)的完成、修改、记录等规定。

**13. 伦理学要求(ethics requirements)** 伦理委员会的批准;获取ICF的时间、程序;受试者权益保护、个人资料保密;伤害赔偿。

**14. 数据管理与资料保存(data management and data storage)** 数据管理软件名称、版本;数据填写、修改和收集要求与方法;CRF的规定;数据安全保管。

**15. 附录(appendices)** 包括其他必要的内容。

**16. 参考文献(references)** 参考国际标准ISO4—1997《文献工作——期刊刊名缩写的国际规则》及国家标准GB/T 7714—2005《文后参考文献著录规则》著录。

# 第十六章 科技查新咨询

**导学**

(1) 掌握查新的目的意义。

(2) 熟悉查新步骤。

(3) 了解查新咨询流程及工作方法。

科技查新咨询是科技部为了避免科研课题重复立项和客观正确地判别科技成果的新颖性、先进性而设立的一项工作。按照国家有关部门规定，个人或单位只要申请科技立项、成果鉴定，就必须进行查新咨询。查新是一项以文献检索和情报调研相结合的科技情报研究工作，它与一般文献检索的根本区别是不以提供可能相关文献目录为目的，而是以提供新颖性评价为宗旨。

## 第一节 科 技 查 新

### 一、查新概述

**1. 查新的概念** “查新”是科技查新的简称，本意为新颖性检索(novelty search)，指查新机构根据查新委托人提供的需要查证其新颖性的科学技术内容，按照中华人民共和国科学技术部的“科技查新规范”操作，并做出结论。

**2. 查新咨询与文献检索的区别** 文献检索是迅速准确找出与特定的检索需求相关的文献信息的过程，他针对具体课题的需要，仅提供文献检索和文献，对课题不进行分析和评价。查新咨询是文献检索和情报调研相结合的情报研究工作，它以科技文献为基础，以文献检索和情报调研为手段，以检出结果为依据，通过综合分析，对科技项目的新颖性、科学性、先进性、实用性进行情报学审查，写出查新报告。目的是为领导、科管机构、评审机构的决策提供依据。

**3. 查新咨询与专家评审** 专家评审侧重于对课题或成果的先进性、科学性和实用性作出评价。查新是通过检出文献的客观事实评价课题或成果的新颖性。查新咨询提供的是情报学评价，而不是全面的成果评审，只供专家评议和科管部门审定时提供参考。

**4. 科技查新规范中的“新颖性”**

(1) 概念：新颖性(novelty)指查新委托日以前查新项目的科学技术内容部分或全部未在国内外出版物上公开发表过。查新点是指查新项目需要查证的科学技术内容要点，是新颖性判断的依据。新颖性评价是先进性和创造性的基础，只有了解课题的新颖性，才能对其先进性和创造性进行评价。

(2) 新颖性评价的方法：常用方法有：① 纵向判断：将查新项目的特征与构成特征相同的对比文献的技术参数、指标、性能等进行量化比较和判断；② 横向判断：将查新项目的目的、用途、功能等与技术构成特征不同的对比文献进行技术参数、指标、性能等进行比较和判断；③ 时间参量：对比文献的公开日期是先进性判断的重要因素，在查新结论中应明确列出。

**5. 查新咨询服务的对象** 查新咨询主要面向处于下列阶段的研究课题开展服务：① 申请科技立项；② 项目验收；③ 科技成果鉴定；④ 成果申报奖励；⑤ 申请专利；⑥ 项目引进；⑦ 新产品开发；⑧ 技术咨询；⑨ 其他。

**6. 查新单位** 查新单位指具体实施查新工作的机构。查新单位的条件必须由主管部门组织咨询工作专家和科研管理干部进行实地考察论证，然后正式下文确认。未经主管部门认可的机构出具的查新报告通常无效。

依据查新单位的工作水平、任务范围和管理体制分为一级查新单位和二级查新单位。一级查新单位由国家科委确认，承担国家、部门及地方科技项目的查新任务。二级查新单位由各部委确认，承担本部门及本地区科技项目的查新任务。如国家中医药管理局确认的查新单位包括：北京中医药大学，上海中医药大学，南京中医药大学，福建中医药大学，湖北中医药大学，广州中医药大学，成都中医药大学，黑龙江中医药大学，辽宁中医药大学，中国中医研究院中药信息研究所和中药研究所，河南省中医药研究院，上海市中医药科技情报研究院，江苏省医学情报研究所，浙江省中医药研究院，湖南省中医药研究院，陕西中医药研究院，江西省中医药研究院，吉林省中医中药研究院，重庆市中医药研究院等，他们可以承担直至部级的医药卫生科技项目的查新任务。此外还有各地方主管部门确认的查新单位。不同级别的主管部门确认的查新单位其权限是不同的。如卫生部确认的查新咨询单位能承担直至部级课题的查新任务。

## 二、医学查新工作的主要类型

根据不同的目的和要求，查新工作的范围包括科研立项、成果鉴定和奖励、专利申请及新产品开发、引进技术项目论证等。医药卫生系统中大量查新咨询工作常常是科技项目立项查新和成果评审查新两种类型。

**1. 科研查新** 分为立项查新、成果鉴定查新、申报奖励查新。通过查新，可以全面了解查新申请课题在国内外是否已有人进行过研究，取得什么成果，或者目前的进展情况，对比之下，申请课题的研究方案有何新颖性，从而为确定申请课题是否具有立项价值提供信息依据。其次，申请人通过查新咨询服务，可以积累国内外相关资料，修整自己的研究内容和方法，制订出创新的研究方案。科技项目立项查新对于避免低水平的重复，无谓的人力、物力的浪费有着极其重要的价值。

**2. 科技成果鉴定查新** 科技成果鉴定查新简称成果查新，它以检测该项成果的实际水平为目的。主要检测该项成果的新颖性、先进性和实用性。这是目前开展的比较广泛的一种查新，成果查新又包括一般性科技成果查新、专利查新、新产品查新。

(1) 一般性科技成果查新：这类查新既有绝对新颖性，也有相对新颖性，若申请国家发明奖就要求绝对新颖性，申请各级科技进步奖则属于相对新颖性。这种查新回溯年限一般规定为10年，但如果查不到相关文献时，一定要追溯更长的时间。

(2) 专利查新：分为申请专利查新、专利有效性查新、专利纠纷查新。专利查新通常要回溯检索10～20年，除了检索国内专利文献和各种核心期刊之外，根据世界知识产权组织的规定，还要求对美、英、法、日、前苏联、德国和瑞士等7个国家以及欧洲专利公约和国际专利合作公约两个组织公布的专利文献进行检索。检索手段则以国际联机检索为主，手工检索为辅。

(3) 新产品查新：分为开发新产品查新、产品评优查新、国内外参展查新、申请免税查新、设备引进、产品市场行情查新。这类查新的回溯时间通常规定为10年。检索时也应遵循先国内后国外的原则。

## 三、查新步骤

查新工作不是查新人员单方面的工作，用户也应明确查新工作的意义，熟悉并掌握查新工作的基本步骤，积极与查新人员配合，使查新工作顺利进行。在查新过程中，一般要经过提出申请、查新交谈、研读材料、制订策略、撰写报告等几个步骤。

**1. 查新申请** 为表明其查新意图和目的，申请查新的人员（或单位）向负责查新的情报部门提出查新申请书。查新申请书主要分为立题查新和成果查新两种，其内容如下。

(1) 立题查新的申请书内容：① 课题名称：该名称必须与课题项目本身的名称一致；② 课题来源：写明国家级、部级或省市级等；③ 简介：提供400字左右能反映课题国内（外）研究现状及项目预计达到的实际水平简介；④ 已掌握的主要技术指标、技术状况、背景材料及有关文献资料；⑤ 课题预计完成日期、所需经费及明确项目进行中是否要求提供情报服务；⑥ 对查新范围、年限的特殊要求；⑦ 写出与课题有关的主题词或关键词；⑧ 提供2～3篇已检索出的相关文献。

(2) 成果查新的申请书内容：① 项目名称；② 与鉴定或报奖有关的全部资料，如论文、课题报告、鉴定报告、专家评议材料等；③ 反映项目先进性、科学性、实用性的文字或数据简介；④ 与国内（外）相关课题技术指标、参数、配方等详细情况和自我对比分析的材料；⑤ 与成果有关的中（英）文主题词或关键词。

查新咨询接待人员负责受理信函委托查新和接待委托查新人，委托查新人应准备有关研究课题的材料，若为立题查新，应提交填写清楚的科研项目申请书。如无科研项目申请书，应提交相应的资料；成果鉴定及其他查新须提交成果申报书、论文及有关技术资料。

**2. 查新交谈** 是查新人员与用户之间有关研究课题方面的交谈。科研人员在申请课题前对有关资料已做了大量的搜集、汇总和评价工作，查新人员有时可能对某些具体专业知识或术语需详细了解，而科研人员对查新方法和查新规定不甚了解时，查新人员也应予介绍。

查新人员重点向委托人了解的问题如下。① 课题的主要参考文献；② 课题的特点，关键性技术指标，先进性与创造发明点，以及该课题与国内外同类研究内容的不同之处；③ 涉及的学科范围；④ 合作单位和合作人情况；⑤ 在开题或报奖前，曾检索过哪些数据库或检索工具书；⑥ 课题的保密程度等。

**3. 研读材料** 查新人员要仔细、认真、反复研读科研人员提供的查新申请及其他资料，在全面了解的基础上，找出课题的研究思路、新见解、新方法的关键之处，即抓住创新点，确定查新要点，为下一步制订检索策略和方法打下基础。

**4. 制订策略** 查新的真实性决定于检索策略的合理性，因为合理的检索策略才能导致真实可靠的检索结果。查新人员接题后，首先要"吃透"课题，明确查新要求。

**5. 撰写报告** 查新报告书的内容包括：项目名称、性质、学科、申报单位、查新单位、查新时间、检索策略、检索结果(相关文献分析)、查新结论、查新人、审核人及查新单位等。

**6. 交寄报告** 查新接待人在已完成的查新报告上盖查新专用公章，复印一份归档，登记日期等。凡立题查新，如招标题和基金题等，机、手检与复印的全部资料一并交给用户，供其参阅和保存，该课题申报成果奖查新时再带来，以避免再重复。申报成果奖查新资料是否交用户，视具体情况及需要而定。

# 第二节 查新咨询流程及工作方法

## 一、查新咨询工作流程

**1. 办理查新委托手续**

(1) 领取并填写"查新课题委托单"：由课题负责人或掌握课题全面情况的研究人员填写。表中"课题内容说明"一栏填写研究课题的概要，重点表述主要技术特征、参数、指标、发明点、创新点、技术进步点等；"检索词"从前述内容中抽出，用词要规范，并要列出各种同义词。最后加盖单位公章。

(2) 正式办理查新委托手续：由课题负责人或掌握课题全面情况的研究人员办理查新委托手续，办理手续时需携带已填好的"查新课题委托单"及有关的技术资料，如研究报告、总结报告、成果申报表等。

**2. 检索**

(1) 分析课题：查新人员通过对用户提供的各种资料进行分析和与用户讨论，确定查新重点和检索词并构造检索策略。

(2) 调试检索策略：在用户在场的情况下，查新人员进行国际联机试检，并根据试检情况确定正式检索的数据库及检索策略。

(3) 正式检索：在用户在场的情况下，查新人员完成国际联机、国内联机及光盘等数据库检索。

**3. 撰写查新报告**

(1) 索取必要的原始文献和资料：以上检索得到的文献中，有一些只有题目，或是虽有文摘但看不出与查新课题的具体相关性，这些情况下需要查阅原始全文文献，以便与查新课题进行对比分析。

(2) 对比分析：将查新课题的技术要点与检索得到的相关文献逐篇进行对比，分析查新课题的新颖性和先进性，最后做出查新结论。

(3) 起草查新报告：查新人员如实地根据前面的检索结果和对比分析结果起草查新报告。

(4) 审核、签名、盖章：查新报告最后须经具有高级技术职称的审核人员审定，查新人员和审核人员签名并加盖查新工作站专用章，方能生效。

**4. 用户取报告和交查新费用** 根据科技部的规定，查新咨询工作为有偿服务，查新费用由查新费和检索费两部分组成。检索费依数据库提供方所收费用而定。

## 二、查新咨询要点

**1. 要求**

(1) 对课题申报者的要求：提供300～500字的内容简介，说明查新项目内容要点、技术关键(路线、工艺、方法等)，主要观察指标及水平、新颖性、先进性，并简明扼要列出须进行查新检索分析对比评价的要点。

(2) 对受理课题查新工作人员的要求：准确阐述课题创新点，根据查新咨询委托单中提供的项目简介和查新咨询要点分析、归纳，并进行具体描述，描述时尽量使用委托人的原用语。

**2. 技巧** 对课题或项目的新颖性以文字、数字或图表等方式简要阐述，可通过与国内外相关内容、技术指标、参数、结构、配方等详细情况的对比分析来表达课题的创新点。

## 三、用户委托

**1. 选择查新单位** 查新单位的委托要根据主管部门的要求来确定。专利查新必须由专利局的专业审查人员进行审查。一般查新单位出具的专利查新报告，通常情况下不会被专利局认可。

**2. 办理委托** 向查新单位提出申请，同时提交有关技术材料，并填写查新委托书，经双方当事人协商一致后，查新单位始予受理。可按如下程序办理。

(1) 填写委托书：是查新人员初步了解查新意图和目的的书面材料，有助于查新人员理解查新项目的内容要点。委托书的内容很多，应按规定认真填写。并应简明扼要地填写课题的创新点(如查新咨询要点中哪些国内外已有或正在进行相同或类似研究、研究深度、广度如何；哪些尚无研究，或虽有类似研究但本项目有其特点等)，提供适当的检索词，特别是一些专有名词。委托人还应写明有无特殊保密要求。所用文字及专业术语，应准确规范并与项目材料一致。

(2) 同时应提交如下材料：① 单位出具的申请公函；② 立项查新，需提交科研项目申请书；成果查新，需提交成果申报书；③ 课题组发表的论文原件或复印件；④ 委托人手头已积累的国内外文献的题录或全文复印件。

(3) 权利与要求：查新单位接受查新项目后，委托者可在规定的范围内提出自己的要求，并有权提出疑义。① 保密要求：委托者有权就查新项目中任何技术内容提出保密要求，受理查新的单位及查新人员必须遵守；② 查新要求：在通常情况下，查新项目中有部分内容可能不作查新结论，委托者可就查新项目中的部分技术内容提出具体的查新要求，查新人员应在不违反原则的前提下尽量予以满足；③ 对查新报告提出疑义：查新报告应客观公正、结论有据，对因技术性原因造成查新报告不符合要求或结论失真，委托单位及委托者有权提出疑义或要求免费重查。

**3. 用户提出查新申请时应同时提交的相关资料** 立项查新应提交已填妥的科研计划项目申报(任务)书，即“科研标书”或开题报告。成果鉴定和报奖查新应提交：成果申报书以及与鉴定或报奖有关的资料，如论文(与申报课题系列研究相关的、已经正式公开发表的论文)、项目总结报告、鉴定报告、专家评议材料等。

**4. 用户与查新人员交流的必要性及技巧** 查新人员与用户面对面交流时，应重点了解项目背景、课题技术要点、涉及的学科术语，以尽快熟悉课题研究内容，准确把握新颖点，并就查新要求、查新范围、保密级别、收费、查新报告提交时间等达成共识。通过查新咨询，说明① 国内外有无相同或类似研究；② 国内外相关研究的对比分析；③ 在对比分析基础上，从文献的角度对课题或项目做出新颖性评价。

**5. 查新检索委托书填写须知** 用户在查新人员指导下填写查新咨询委托单，以订立合同形式正式确立双方的委托——受理关系。填写委托书时应注意：

(1) 委托单位(或委托人)应逐项认真填写(手写或打印)查新检索委托书，不要漏填。

(2) 委托人可以是项目负责人，或是委托单位指定的联系人。

(3) 项目名称应与项目申报书上的保持一致，如需检索国外文献，应填写外文全称。

(4) 项目技术要点，可按创新点、关键技术、技术指标三部分逐条书写，或者以300～500字的文摘形式写清以上三个方面的内容，委托方应对填写的技术要点的真实性负责。

(5) 检索词应根据项目主题内容尽可能多地列出中英文对照的关键词或主题词，以及不同用法的同义词。

(6) 检索年限，用户可根据掌握的项目国内外研究情况，提出需检索的年限，但实际检索年限，还要受数据库收录年限的限制。

(7) 检索目的，可作多项选择。

(8) 拟定的项目水平仅是委托方提供给查新方的参考意见，查新结论中的水平定论，应根据文献资料与项目技术要点对比分析后得出。

(9) 委托单位应向检索单位提供与项目有关的一切技术背景材料(如开题报告、项目总结报告、成果申报表、专利说明书、产品样本、检测报告、用户报告等)，如果因委托方未能提供最足够的技术背景材料而导致检索误差的，由委托方负责；检索单位应对委托方项目的技术予以保密，不得擅自将其技术资料交他人使用，违者负法律责任。

(10) 委托方填妥委托书后，须加盖委托单位公章，然后与技术背景资料一起交予检索单位，查新检索委托方才生效。

**6. 查新咨询委托单常见问题**

(1) 委托项目名称问题，如命名缩写错误、含义混淆等。

(2) 研究内容中的问题：① 委托项目名称涉及的范围广泛，而实际研究内容较窄；② 委托项目名称涉及的范围小，但研究内容广泛；③ 委托项目名称与研究内容不符合；④ 研究缺乏可比性。

(3) 委托单中的有关术语与“合同书(标书)”中的表达不一致。

(4) 查新咨询要点的陈述模糊、不清晰，例如，要点过宽、泛、笼统，没有准确反映与查新项目新颖性、先进性有关的关键技术指标；要点罗列过多过全，新颖点反而不突出等。

## 四、查新报告

查新咨询服务的结果是为被查课题出具一份查新报告，称为“科技成果查新证明书”。查新报告书是查新工作的最后总结性的技术性文件，要有查新单位及具体的查新人员、审核人员的签字盖章，方能生效。

**1. 查新报告的主要内容**　查新咨询服务的结果是为被查课题出具一份查新报告，称为“科技成果查新证明书”。该证明书包括封面、正文及签名盖章等内容，正文为证明书的核心，包括三项内容：

(1) 课题的技术要点：根据用户提供的研究报告及其他技术资料写出的课题的概要，重点表述主要技术特征、参数、指标、发明点、创新点、技术进步点等。

(2) 检索过程与检索结果：包括对应于查新课题选用的检索系统、数据库、检索年限、检索词、检索式及检索命中的结果。

(3) 查新结果：对查新课题与以上命中的结果进行新颖性及先进性对比分析，最后得出查新结论。

**2. 查新报告的基本格式**　以卫生部印刷的报告书为例，它由封面、主体和附录三部分组成。

(1) 封面：包括项目名称、项目性质、学科分类、委托单位、委托人、查新单位、报告时间等。

(2) 主体：① 查新要求：描述查新要求和技术要点时要用委托单中的原用语；② 检索情况：采用的检索工具名称、年限、检索策略和检索结果(按相关程度列出10篇左右文献题录，外文标题应有汉文译名)；③ 结论：结论部分是查新报告中最重要的部分，要抓住要点，如实有据，紧凑扼要，切忌辞藻华丽和不必要的引申和发挥，一般由三部分组成：第一部分要用极其简练的几句话描述国内外对本课题相关文献报道的情况，如“很多”、“较多”或“很少”、“较少”。第二部分是对比分析，是结论的主体部分。将检出的文献与本课题的创新点作对比分析，然后做出新颖性评价。如密切相关文献无法得到原文，检索工具没有提供文摘或文摘过于简短，无法进行比较，应在结论中如实反映。最后一部分是新颖性结论。对于创新点不多的课题，新颖性结论可直接在对比分析部分分别做出。只有对于那些创新点多，或比较复杂的课题，对比分析部分很长，才需要在最后用小段文字作归纳性的结论。由于查新任务紧，查新员不是同行专家，查新报告中不宜作科学性、实用性、水平评价，也不能使用类似“填补国内空白”之类缺乏事实根据的词句。

(3) 附录：可附密切相关文献原文若干。

**3. 出具时间与有效期**　出具查新报告通常需15～20天时间，对于内容复杂的项目，则应相应延期。若时间过少甚或当天内出具报告，则有失实之疑。查新报告有效期一般不超过一年，逾期必须补查或重查。

# 附录

## 附录1 循证医学证据分级

证据是循证医学的基石，遵循证据是循证医学的本质所在。临床试验为临床诊断治疗等医疗活动提供了依据，虽同为临床证据，其可靠性是不同的。

### 一、循证医学证据分级的相关概念

#### （一）证据分级

是按照论证强度将证据定性分成多个级别，以进一步定量评价证据质量的系列方法（附表1-1）。

**附表1-1 牛津循证医学中心临床证据水平和推荐级别的标准**

| 推荐级别 | 证据水平 | 临床研究类型 | | | | | |
|---|---|---|---|---|---|---|---|
| | | 治疗：（有效/有用/有害） | 治疗：某药物较另一同类药物更优 | 预后 | 诊断 | 鉴别诊断/症状现况调查 | 经济分析和决策分析 |
| A | 1a | 多个RCT的SR（同质性好） | 多个比较传统治疗与新的治疗的RCT的SR | 多个起始队列研究的SR（同质性好）在不同人群中证实的CDR | 多个证据水平1的诊断性研究的SR；来自多个临床中心的多个证据水平1b研究的CDR | 多个前瞻性队列研究的SR（同质性好） | 多个证据水平1的经济学研究的SR（同质性好） |
| | 1b | 单个RCT（可信区间窄） | 单个比较传统治疗与新的治疗的RCT（重要临床指标的分析） | 随访率＞80%的单个队列起始研究：在某个人群中证实的CDR | 经确认的具有好的参考标准的队列研究：或经单个临床中心检验的CDR | 高随访率的前瞻性队列研究 | 基于临床上合理的成本或替代方案的分析；证据的系统评价；包括复合敏感度分析 |
| | 1c | 全或无 | | 全或无的病例系列报告 | 绝对SpPins和绝对SnNouts | 全或无的病例系列报告 | 绝对价值更优或价值更劣的治疗的分析 |
| B | 2a | 多个队列研究的SR | 单个比较传统治疗与新的治疗的RCT（使用了经验证的替代指标） | 多个回顾性队列研究或RCT（对照组未接受干预）的SR | 多个证据水平＞2的诊断性研究的SR | 多个证据水平为2b和更高的研究的SR（同质性好） | 多个证据水平＞2经济学研究的SR（同质性好） |
| | 2b | 单个队列研究（包括低质量RCT，如随访率＜80%） | 比较相似或不同的患者接受不同药物和接受安慰剂处理的RCT（使用临床上重要的或经验证的替代指标） | 回顾性队列研究包含有未处理的对照组的一个RCT的随访；来自CDR或仅经分样验证 | 根据好的参考标准的探索性队列研究；推导出CDR，或仅经分样或数据库验证 | 回顾性队列研究或低随访率的队列研究 | 根据临床上合理的成本或替代方案的分析；对证据进行有限的回顾，或单个研究；包括复合敏感度分析 |
| | 2c | 结局研究；生态学研究 | | 结局研究 | | 生态学研究 | 审计或结局研究 |
| | 3a | 病例对照研究的SR | 比较相似或不同的患者接受不同药物和接受安慰剂处理的RCT的亚组分析（使用临床上中药的或经验证的替代指标） | | 3b及更好的研究的SR（同质性好） | 3b及更好的研究的SR（同质性好） | 3b及更好的研究的SR（同质性好） |
| | 3b | 单个病例对照研究 | 比较相似或不同患者接受不同药物和接受安慰剂处理的RCT（使用未经验证的替代指标） | | 非连续性研究，或未始终应用同一参考标准 | 非连续性队列研究，或来自很有限的总体 | 根据有限的选择或成本，资料质量差，但包括合并了临床上切合实际的变量的敏感度分析的研究 |

续 表

| 推荐级别 | 证据水平 | 临床研究类型 | | | | | |
|---|---|---|---|---|---|---|---|
| | | 治疗:(有效/有用/有害 | 治疗:某药物较另一同类药物更优 | 预　后 | 诊　断 | 鉴别诊断/症状现况调查 | 经济分析和决策分析 |
| C | 4 | 病例系列研究(及低质量队列研究和低质量病例对照研究) | 使用主要临床指标的非随机研究(观察性研究和管理数据库研究) | 病例系列研究(和低质量的预后队列研究) | 病例对照研究,低质量的或非独立的参考标准 | 病例系列研究或使用已被废除的参考标准 | 未进行敏感度分析的研究 |
| D | 5 | 未经明确阐述的批判性评价的专家观点,或基于生理学、实验室研究或按"优先原则"得出的推论 | 未经明确阐述的批判性评价的专家观点,或基于生理学、实验室研究或按"优先原则"得出的推论,或使用未经证实的替代指标的非随机研究 | 未经明确阐述的批判性评价的专家观点或基于生理学、实验室研究或按"优先原则"得出的推论 | 未经明确阐述的批判性评价的专家观点或基于生理学、实验室研究或按"优先原则"得出的推论 | 未经明确阐述的批判性评价的专家观点,或基于生理学、实验室研究或按"优先原则"得出的推论 | 未经明确阐述的批判性评价的专家观点,或基于经济学理论或按"优先原则"得出的推论 |

临床证据水平分级和推荐级别(附表1－1名称解释):

**1. 随机对照试验(randomised controlled trial,RCT)**　按随机化方法将研究对象分为研究组和对照组,同时分别给他们规定的治疗措施和安慰剂或不给予任何措施。前瞻性地随访观察一定期限后,比较和分析两组的变量或指标,进一步评价并得出试验的结论。

**2. 系统评价(systematic review,SR)**　通过使用明确的方法进行全面文献检索,并对各个研究进行批判性评价,运用合适的统计学技术联合分析(如Meta－分析)有效的研究,最终形成的临床文献。

**3. 起始队列研究(inception cohort)**　在目标病症接近开始发病之时入组研究的一组患者。

**4. 队列研究(cohort study)**　又称定群研究、群组研究或追踪研究(follow up study),是将特定的人群按其是否暴露于某因素或按不同暴露水平分为n个组群或队列,追踪观察一定时间,比较两组或各组的发病率或死亡率,以检验该因素与某疾病联系的假设。队列研究由于在疾病出现以前分组,向前追踪一段时间观察对比其结局,故又称追踪研究。

**5. 同质性(homogeneity)**　指SR的各个研究在方向上和结果的等级上无令人忧虑的差异(异质性),并非所有的统计学上有显著异质性的SR均应担心,也并非所有的令人忧虑的异质性统计学上会有差异。如上注释,如果这些研究显示出令人忧虑的异质性时,应在所选定的水平加"－"标志。

**6. 临床决策规则(clinical decision rule,CRD)**　用于进行预后估计或诊断分类的算法或分级系统。

**7. 全或无(all-or-none)**　如未经某一干预,所有的患者死亡/失败,给予干预后则有些生存/成功(如抗生素治疗脑膜炎球菌性脑膜炎);或未经某一干预,许多患者将死亡/失败,而干预后则没有死亡/失败。

**8. 低质量队列研究(poor quality cohort study)**　指未能清楚地为比较的各组下定义,和/或对于暴露和非暴露的个体未能以相同的(最好是盲法)、客观的方法测量其暴露和结局,和/或未能鉴别或适当地控制已知的混杂因素,和/或未能实施足够长时间并完全随访患者。

**9. 低质量病例-对照研究(poor quality case-control study)**　指未能清楚地为比较的各组下定义,和/或对于病例组和对照组,未能以相同的(最好是盲法)、客观的方法测量其暴露和结局,和/或未能鉴别或适当地控制已知的混杂因素。

**10. 分样验证(split-sample validation)**　在一个单一群组分档中收集所有信息,然后人为地将之分为"衍生(derivation)"和"有效(validation)"样本来实现。

**11. 绝对SpPins(Absolute SpPin)**　诊断结果发现特异度很高以至阳性结果可以确认诊断。

**12. 绝对SnNouts(Absolute SnNout)**　诊断结果发现敏感度很高以至阴性结果可以排除诊断。

**13. 价值更优的治疗(better-value treatments)**　明显地同样好但便宜,或更好而费用相同或更少。

**14. 价值更劣的治疗(worse-value treatments)**　虽同样好但费用更昂贵,或更差且费用相同或更昂贵。

**15. 好的参考标准(good reference standards)**　好的参考标准独立于试验,可以盲法应用或客观地应用于所有的患者。

**16. 差的参考标准(poor reference standards)**　差的参考标准仅适于个别情况,但仍独立于试验。使用非独立的参考标准(当"试验"包括在"参考标准"中,或"试验"影响"参考标准"时)提示该研究属于证据水平4。

**17. 确认研究(validating studies)**　根据已有的证据,检验某一诊断的质量。是通过收集信息和搜索数据(如应用回归分析)以发现哪个因素是有显著差异的探索性研究。

**18. 低质量的预后性队列研究(poor quality prognostic cohort study)**　指取样出现对于已有目标结局的患者更有利的偏倚,或＜80％进入研究的患者完成结局测量,或通过非盲法、不客观的方法确定结局,或对于混杂因素没有校正。

**19. 高随访率(good follow-up)**　在鉴别诊断中＞80％,并有足够的时间以便所需鉴别的疾病发病(急性为1～6月,慢性为1～5年)。

**20. 替代指标(surrogate outcomes)** 仅当替代指标和重要临床指标的关系通过长期 RCT 研究确认时才被认为是有效的。

**21. 优先原则(first principles)** 即按病理生理学原则来决定临床实践。

**22. 结局研究(outcomes research)** 在一定时间或时间间隔内的一个点对某一群体的观察(暴露和结果同时被确定),研究诊断相同的疾病,将它们的临床或健康结果(如死亡,残废,事件等)与它们所接受的医疗干预(药物治疗、手术治疗或康复治疗等)相联系。结局研究并非 RCT。

**23. 生态学研究(ecological study)** 又称相关性研究或对比调查研究,在群体水平上研究因素与疾病之间的关系,即以群体为基本单位收集和分析资料,通过描述不同人群中某因素的暴露情况与疾病的频率,分析该因素与疾病的关系。

**24. 绝对危险度减少(absolute risk reduction,ARR)** 也称危险差(risk difference,RD),是指治疗组和对照组结局事件发生概率的绝对差值,即治疗组与对照组结局事件危险度的绝对差值。此值越大,临床意义也就越大。

### (二) 证据论证强度

指证据的研究质量高低及结果真实性和可靠性程度(附表 1－2)。

**附表 1－2 2001 年牛津证据水平分级与推荐强度(治疗部分)**

| 证据级别 | 类型 | 推荐强度 |
|---|---|---|
| 1a | 同质 RCT 的 SR | A |
| 1b | 可信区间窄的 RCT | A |
| 1c | 全或无 | A |
| 2a | 同质队列研究的 SR | B |
| 2b | 单个队列研究(包括质量低的 RCT,如随访率＜80％) | B |
| 2c | 结局研究,生态研究 | B |
| 3a | 同质病例对照研究的 SR | B |
| 3b | 单个病例对照研究 | B |
| 4 | 系列病例分析(包括质量低的队列研究/病例对照研究) | C |
| 5 | 未经严格论证的专家经验 | D |

### (三) 推荐强度

指通过对证据的分级和评价,研究者对应用其结果的可行性提出的推荐性意见。

## 二、循证医学的证据质量分级方法

**1. 美国预防医学工作组(U.S. Preventive Services Task Force)的分级方法** 可以用于评价治疗或筛查的证据质量。

Ⅰ级证据:自至少一个设计良好的随机对照临床试验中获得的证据;

Ⅱ－1 级证据:自设计良好的非随机对照试验中获得的证据;

Ⅱ－2 级证据:来自设计良好的队列研究或病例对照研究(最好是多中心研究)的证据;

Ⅱ－3 级证据:自多个带有或不带有干预的时间序列研究得出的证据。非对照试验中得出的差异极为明显的结果有时也可作为这一等级的证据;

Ⅲ级证据:来自临床经验、描述性研究或专家委员会报告的权威意见。

**2. 英国国家医疗保健服务部(National Health Service)的证据分级体系** 上面的美国式分级体系仅适用于治疗或干预。而在评价诊断准确性、疾病自然史和预后等方面也需要多种研究提供证据。为此牛津循证医学中心(Oxford Centre for Evidence－based Medicine)提出了另外一套证据评价体系,可用于预防、诊断、预后、治疗和危害研究等领域的研究评价:

A 级证据:具有一致性的、在不同群体中得到验证的随机对照临床研究、队列研究、全或无结论式研究、临床决策规则。

B 级证据:具有一致性的回顾性队列研究、前瞻性队列研究、生态性研究、结果研究、病例对照研究,或是 A 级证据的外推得出的结论。

C 级证据:病例序列研究或 B 级证据外推得出的结论。

D 级证据:没有关键性评价的专家意见,或是基于基础医学研究得出的证据。

总的来说,指导临床决策的证据质量是由临床数据的质量以及这些数据的临床"导向性"综合确定的。尽管上述证据分级系统之间有差异,但其目的相同:使临床研究信息的应用者明确哪些研究更有可能是最有效的。

**3. 临床指南和其他著述中的推荐评价体系** 通过衡量医疗行为的风险与获益以及该操作基于何种证据等级来对医疗行为的医患沟通作出指导。以下是美国预防医学工作组(U.S. Preventive Services Task Force)的推荐评价标准:

A 级推荐:良好的科学证据提示该医疗行为带来的获益实质性地压倒其潜在的风险。临床医生应当对适用的患者讨论该医疗行为。

B级推荐：至少是尚可的证据提示该医疗行为带来的获益超过其潜在的风险。临床医生应对适用的患者讨论该医疗行为。

C级推荐：至少是尚可的科学证据提示该医疗行为能提供益处，但获益与风险十分接近，无法进行一般性推荐。临床医生不需要提供此医疗行为，除非存在某些个体性考虑。

D级推荐：至少是尚可的科学证据提示该医疗行为的潜在风险超过潜在获益；临床医生不应该向无症状的患者常规实施该医疗行为；

Ⅰ级推荐：该医疗行为缺少科学证据，或证据质量低下，或相互冲突，例如风险与获益无法衡量和评估。临床医生应当帮助患者理解该医疗行为存在的不确定性。

# 附录2　SPSS实现随机分组的过程

## 一、用SPSS产生随机数字并进行完全随机分组

【例1】 将符合研究的受试对象60例随机分为两组，每组30例。

【操作步骤】

(1) 立SPSS数据文件：设一个变量(NO)，输入受试对象的编号1～60。

(2) 设定随机种子(SET SEED)：

Transform→Random Number Generators →[Random Number Generators]

√Set Starting Point

⊙ Fixed Value

Value：12345

OK

此时，在结果窗口出现"SET SEED=12345"，SET SEED是设定种子，随机数取值在1～200 000之间。SPSS中共提供了真随机数和伪随机数两种，RV系列均为真随机数，在编程上其随机种子一般都是取自流逝的时间，所以结果不可重复。而NORMAL(stddev)等是伪随机数，只要预先设定随机种子，其结果均可重现。

设定种子的作用：当种子数设定相同时，可以使每次运行获得同样的随机数序列，适用于多次同样分组或研究增加样本量时再分组。设定的随机种子数不同，则产生的随机数序列也不同。如果不设定随机种子(即选择"Random")，则每次运行获得不同的随机数序列，分组的结果也会不同。

(3) 产生随机数：Transform→Computer Variable... →[Computer Variable]

Target Variable(目标变量名)：Random

Function group：Random Numbers

Functions and Special：Rv. Uniform

点击向上箭头 Nuneric Expression：Rv. Uniform(?,?)→Rv. Uniform(0,1)

OK

此时，数据窗口产生一个变量Random。产生随机数字通常用Uniform(0,N)函数产生，本例题用Uniform(0,1) 产生0～1之间的随机数，系统默认随机数字的小数点位数为两位，当出现随机数字相同时，可以将随机数字的小数点位数增加到4位或以上，可见随机数字无重复。

研究者也可以利用正态分布函数(Rv. Normal)产生随机数字。设定均数(如100) 和标准差(如10)，然后点击Paste按钮，在弹出的SPSS语句编辑窗口中会增加"COMPUTE R=RV. NORMAL(100,10). EXECUTE."语句。选中"COMPUTE R=RV. NORMAL(100,10). EXECUTE."，点击选择菜单Run Current，系统便会利用语句产生一列新的随机数字。以上两种方法均是研究者利用SPSS统计软件直接生成随机数的简便方法，此外研究者还可以利用编辑好的宏程序来实现随机数的生成。

(4) 对随机数编秩：Transform→Rank case →[Rank case]

Random→Variable(s)框中

此时，数据窗口又产生一个秩次变量RRandom。

(5) 分组：按照变量RRandom的取值进行分组，规定秩次1～30归入第一组，31～60归入第二组。

Transform→Recode into DifferentVariables... →[Recode into Different Variables]

RRandom→Numeric Variable->Output

Output Variable，Name：group→Change

Old and New Values... → Recode into Different Variables: Old and New Values

⊙Range：上框输入 1，下框输入 30

⊙Value：1

Add

Old —→New：1 thru 30 →1

⊙Range：上框输入 31，下框输入 60

⊙Value：2

Add

Old —→New：31 thru 60 →2

Continue

OK

此时数据窗口又产生一个分组变量 group，其取值为 1 和 2，分别代表第一组和第二组。

【例 2】 将符合研究的受试对象 90 例随机分为三组，每组 30 例。SPSS 实验过程与【例 1】基本相同。

【操作步骤】

(1) 建立 SPSS 数据文件：设一个变量(NO)，输入受试对象的编号 1～90。

(2) 设定随机种子：54321。

(3) 产生随机数。

(4) 对随机数编秩。

(5) 分组：按照随机数秩次进行分组，规定秩次 1～30 归入第一组，31～60 归入第二组，61～90 归入第三组。

(6) 随机安排处理因素。

## 二、用 SPSS 产生随机数字并进行配对(或配伍)设计分组

【例 3】 将 20 对受试对象(40 个受试对象)随机分入甲乙两个处理组。

【操作步骤】

(1) 建立 SPSS 数据文件：设 2 个变量：① NO，输入受试对象的编号 1～40；② Block：输入对子号 1～20。

(2) 设定随机种子：Transform→Random Number Generators → Random Number Generators

√Set Starting Point

⊙Fixed Value

Value：20120101

OK

此时，在结果窗口出现"SET SEED=20120101."。

(3) 产生随机数：Transform→Computer Variable → Computer Variable

Target Variable(目标变量名)：Random

Function group：Random Numbers

Functions and Special：Rv. Uniform

点击向上箭头→Nuneric Expression：Rv. Uniform(?,?)→Rv. Uniform(0,1)

OK

此时，数据窗口产生一个变量 Random。

(4) 对随机数编秩(按照 Block 编秩)：Transform→Rank case → Rank case

Random→Variable (s)框中

By：Block

OK

此时，数据窗口又产生一个变量 RRandom。

(5) 分组：按变量 RRandom 的取值进行分组，"1"为甲处理组，"2"为乙处理组。

【例 4】 将 40 只 SD 雄性大鼠按照体重为区组因素随机分入 A、B、C、D 四个处理组(10 个区组)。

【操作步骤】

(1) 建立 SPSS 数据文件：设 2 个变量：① NO，输入大鼠的编号 1～40；② Block：输入区组号 1～10。

(2) 设定随机种子：Transform→Random Number Generators... → Random Number Generators

√Set Starting Point

⊙ Fixed Value

Value：11223344

OK

此时，在结果窗口出现“SET SEED=11223344.”。

(3) 产生随机数：Transform→Computer Variable →Computer Variable

Target Variable(目标变量名)：Random

Function group：Random Numbers

Functions and Special：Rv. Uniform

点击向上箭头→Nuncric Expression：Rv. Uniform(?,?)→Rv. Uniform(0,1)

OK

此时，数据窗口产生一个变量 Random。

(4) 对随机数编秩(按照 Block 编秩)：Transform→Rank case →Rank case

Random→Variable(s)框中

By：Block

OK

此时，数据窗口又产生一个变量 RRandom。

(5) 分组：按照变量 RRandom 的取值进行分组，“1”为 A 处理组，“2”为 B 处理组，“3”为 C 处理组，“4”为 D 处理组。

## 附录 3　中医药临床随机对照试验报告规范(征求意见稿　2011)

## Consolidated Standards for Reporting Trials of Traditional Chinese Medicine，(CONSORT for TCM)

吴泰相(卫生部中国循证医学中心，中国 Cochrane 中心，INCLEN 华西资源与培训中心，中国临床试验注册中心，成都，610041)；李幼平 (卫生部中国循证医学中心，中国 Cochrane 中心，INCLEN 华西资源与培训中心，中国临床试验注册中心，成都，610041)；卞兆祥 (香港浸会大学中医学院)；李廷谦 (卫生部中国循证医学中心，中国 Cochrane 中心，INCLEN 华西资源与培训中心，中国临床试验注册中心，成都，610041)；李静 (卫生部中国循证医学中心，中国 Cochrane 中心，INCLEN 华西资源与培训中心，中国临床试验注册中心，成都，610041)；Simon Dagenais [Chalmers Research Group (CRG)，University of Ottawa Evidence Based Practice Center (UO-EPC)，Department of Pediatrics，Epidemiology & Community Medicine，University of Ottawa，Canada]；David Moher [Chalmers Research Group (CRG)，University of Ottawa Evidence Based Practice Center (UO-EPC)，Department of Pediatrics，Epidemiology & Community Medicine，University of Ottawa，Canada]

临床试验的目的是为医学进步提供必须证据，促进全人类的健康。为了提高全球临床试验质量，2007 年 5 月由世界卫生组织领导在全球正式建立起临床试验注册制度，从入口控制临床试验质量；以 David Moher 等为首的 CONSORT 工作组，致力于制订临床试验报告规范，从出口控制临床试验质量。

2001 年，David Moher 等发表了《随机对照试验报告统一规范(Consolidated Standards for Reporting Trials，CONSORT)》(修订版)，针对主流医学(conventional medicine)随机对照试验(RCT)中存在的主要问题，基于证据制订了包括 22 个项目的报告清单，适用于以单个观察对象为单位的简单平行随机对照试验。2004 年又发表了适用于群组随机对照试验的《CONSORT 群组随机对照试验扩展版(CONSORT extension to cluster randomized trials)》。

中医对疾病及其治疗的认识有别于西医，其临床研究因而也具有一些不同于西医的特点。2004 年 10 月，在渥太华召开的 Cochrane 第 13 届年会期间，ONSORT 工作组负责人 David Moher 与中国循证医学中心/Chinese Cochrane Centre 主任李幼平教授和中心骨干对合作制订 CONSORT 中医药扩展版(CONSORT for Chinese Traditional Medicine，CONSORT for TCM)的必要性进行讨论并达成共识。2005 年 6 月，David Moher 应邀亲临成都宣讲 CONSORT 系列并就合作问题进行了现场考察和进一步讨论；代表 CONSORT 工作组正式授权中国循证医学中心和李幼平教授负责组织制订 CONSORT for TCM。7 月 26 日，第一次工作组启动会议在中国循证医学中心举行，中医专家、方法学家、临床流行病学家、中国循证医学杂志编辑部组成工作组，负责 CONSORT for TCM 委员会筹备的工作，并论证了 CONSORT for TCM 制订的必要性和可行性，在已完成的前期研究工作基础上，制定了工作组的方针，是为 CONSORT for TCM 委员会提交 CONSORT for TCM 草案，供委员会决策。

2006 年 2 月，经过广泛征求相关领域专家意见和推荐，包括中医临床专家、临床流行病学家、植物药学和药理学家、统计学家、方法学家、循证医学专家、核心期刊编辑的 CONSORT for TCM 委员会和工作组成立，委员会和工作组成员来自中国(包括香港、台湾和澳门地区)、日本、韩国、加拿大、美国、英国、法国、澳大利亚和 CONSORT 工作组的 4 位成员。

2006年4月在成都召开的第4届亚太地区循证医学学术研讨会上，CONSORT for TCM委员会召开第一次会议，中国（包括香港、台湾、澳门地区）、加拿大的16名委员和秘书组成员讨论了CONSORT for TCM的制订原则和研究计划，Simon Dagenais代表CONSORT工作组参加了会议。

根据CONSORT“以证据为基础（evidence-based）”的原则，2005年，中国循证医学中心组织了一个对中医药临床“随机对照试验”的主要研究者进行电话采访调查随机方法正确性的研究，发现从1995年1月至2005年5月发表的1 452个标称“随机对照试验”的文章中，采用正确随机方法的RCT仅103个，去除重复发表的32篇后，采用正确随机方法的RCT仅占总数的7.3%（95%*CI* 5.9～8.7）。所有错误的“随机对照试验”虽然都提到“随机分配”，但均未在报告中描述随机序列产生的细节；103个方法正确的随机对照试验中，仅3篇文献符合CONSORT报告标准条目内容的80%，6篇56%～65%，51篇31%～50%，43篇仅为9%～30%；由于缺乏许多必要信息，导致难以客观评估药物疗效的真实性。进一步调查了解到，大多数作者尚不清楚正确的随机序列产生方法，少数作者知道正确的随机方法，但不按正确的方法实施。这种状况将导致对许多药物疗效的评估产生误导的高度可能性。其他研究小组对中医和中西医结合类杂志发表的“随机对照试验”调查也得到类似的结果，绝大多数只写“随机”字样而缺乏对随机方法的描述，甚至随机、半随机、随意的概念混淆不清，致使无法判断随机方法的正确与否，从而无法评估证据质量。

准确描述随机对照试验的细节对于评价试验结果真实性、准确描述受试中医药的特点对评价某药物疗效的可重复性和中医药实用性至关重要，事关医学研究的透明度、诚信和医学服务质量。

工作组根据委员会第一次确定的制订原则，决定CONSORT for TCM适用于中医药的药物临床试验，不包括针灸、拔罐、推拿等中医其他治疗方法的临床试验；CONSORT for TCM以修订版CONSORT清单为基础，在原有22项条款中补充适合中医药特点的内容，主要修改部分有：

1. 文题和摘要部分，根据中医药临床随机对照试验存在的问题，推荐采用标准化的文题格式。
2. 引言和背景部分，要求描述符合中医理论的组方依据和方剂中各中药成分的现代药理学依据。
3. 受试者纳入/排除标准中，要求同时使用西医病名、中医辨证分型，诊断标准应采用公认的中医和西医诊断标准。
4. 干预措施部分，应包括试验组和对照组的全部干预措施的具体内容（药物、剂型、剂量、用法、疗程等）。
5. 测量指标部分，考虑了中医疗效评价的特殊性、实用性及必要性，增加有关中医证候的疗效指标，包括症状积分、舌象、脉象、生活质量等指标。

临床试验报告的作者必须清楚地认识到，发表一份临床研究报告，尤其是随机对照试验报告，远非研究者一己之事，而是给广大临床医务工作者、医疗卫生服务的使用者和卫生决策者提供临床和卫生政策决策的证据，是关系到人民健康和生命安全的大事；不真实或不清楚地报告研究设计的类型和研究过程是一种欺诈或不道德的行为，提供虚假的试验结果无异于谋财害命。

与CONSORT的宗旨一致，CONSORT for TCM旨在指导作者提高中医药随机对照试验的质量，鼓励清楚、正确、规范地报告方法与结果，以便准确地解释RCT的报告。与CONSORT修订版不同，CONSORT for TCM强调了在报告中需要注意对被研究药物科学背景及其应用条件的描述和介绍，以帮助国内外、行业内外的读者正确应用和引用。

我们倡议各中医类杂志使用统一的CONSORT for TCM，凡愿意采用CONSORT for TCM的中医类杂志可在“中国临床试验注册中心（Chinese Clinical Trial Register，ChiCTR）”网站上注册。为了向作者宣传提高RCT报告质量的重要性，我们鼓励杂志在稿约中引用CONSORT for TCM以及ChiCTR和中国循证医学杂志（Chinese Journal of Evidence—Based Medicine，CJEBM）的网址。CONSORT for TCM的使用没有版权问题，各杂志、作者和读者都可很容易地从ChiCTR和CJEBM网站获得CONSORT for TCM清单和流程图。

CONSORT for TCM的作用不仅为作者提高RCT报告质量提供指导，也可供杂志审稿人按照清单条款作为审稿的参考标准。

为了更好地集思广益，不断完善CONSORT for TCM，推动CONSORT for TCM的推广应用，我们将在CJEBM上开辟专栏，陆续发表，同时在CJEBM网络版上和ChiCTR网站刊出。

**附表3-1 CONSORT for TCM清单**

| 论文部分和主题 | 项目 | 描述 |
|---|---|---|
| 文题和摘要<br>TITLE&ABSTRACT | 1 | 文题的结构出包括干预措施、病名、中医证型、设计方案，推荐文题结构为：某干预措施治疗某病（证）的<u>随机、双盲、安慰剂</u>对照试验（下划线部分表示可根据实际设计方案修改）。摘要部分应包括设计方案、观察对象、试验和对照干预措施、主要结果、结论等要素 |
| 引言背景<br>INTRODUCTION Background | 2 | 本研究的科学背景和原理。按照中医理论重点描述所使用中药的组方依据、药味、功能主治和各中药成分或单体的现代药理学依据。方剂中各种中药的名称必须采用3种文字表示：中文（或拼音）、拉丁文、英文；中药3种文字对照表可在ChiCTR网站上查到。各种中药的用量用克（gram，g）表示 |
| 目的 Objectives | 3 | 研究的特定目的和假设 |
| 方法 受试者<br>METHODS<br>Participants | 4 | 受试者的纳入/排除标准及资料收集环境和地点<br>详细描述试验中药的适应病证，同时使用西医病名、中医辨证分型及其证候，诊断标准应采用公认的中医和西医诊断标准 |

续 表

| 论文部分和主题 | 项目 | 描　　　　述 |
|---|---|---|
| 干预措施 Interventions | 5 | 各组干预措施(治疗组和对照组)的准确资料,如为成药,须包括批号、生产厂家、剂型、规格,原生药含量及实施方法和疗程;药物的质控标准,如指纹图谱或其他质量标识;如为中药成方的变方,如自配方饮片水煎剂,须准确描述加多少升(毫升)水煎至多少升(毫升),每次服用煎出液多少升(毫升);如为粉剂或胶囊、膏、散,丸,须描述某一特定剂量的成药相当于生药多少克;如为浸膏,须描述采用何种萃取液或浸出液及萃取方法 |
| 测量指标 Outcomes | 6 | 同时列出西医疗效和安全性测量指标外,应具有中医特色测量指标,如中医症状积分、舌象、脉象、生活质量,调整机体功能,能反映中医病、证疗效特征指标,作为主要指标或次要指标时,应明确地对其定义并说明测量方法和标准,如果可能,说明用于提高测量质量的方法(如多次重复观察,评估人员的培训等)。而暂无金标准或较难掌握或重复的中医测量指标建议设为附加指标(additional outcomes)。规定结果测量时间点及终止试验的原则 |
| 样本量 Sample size | 7 | 解释确定样本量的依据 |
| 随机化:序列产生方法 Randomization. Sequence generation | 8 | 产生随机分配序列的方法,包括所有控制细节,如区组、分层 |
| 随机化:隐蔽分组 Randomization Allocation concealment | 9 | 实施隐蔽分组和隐藏分配序列的方法,如小透光的容器或中心电话,说明纳入受试者前是否对随机序列进行了隐藏,谁决定分组序列及决定者是否参与纳入受试对象 |
| 随机化:实施 Randomization—Implementation | 10 | 谁产生分配序列,谁登记受试者,谁将受试者分组 |
| 盲法(隐蔽) Blinding(masking) | 11 | 受试者,实施干预和评估结果的人是否知道分组情况。如果使用了盲法,描述如何设盲,评价盲法是否成功,如双模拟法的详细实施过程,揭盲的方法 |
| 统计学方法 Statistical methods | 12 | 按照各测量指标的资料性质分别列出分析这些资料所采用的统计学方法,如计数资料、计量资料、生存分析、等级资料等,以及附加分析如亚组分析和校正分析的方法 |
| 结果:受试者的变动情况 RESULTS　Participant flow | 13 | 各阶段受试者的变动情况(强烈推荐一种流程图)。特别是报告各组随机分配、接受治疗、完成研究方案和接受了主要测量指标分析的受试者数量。描述研究计划与实施不符的情况及原因 |
| 资料收集 Recruitment | 14 | 说明试验实施地点、开始纳入患者时间、随访时间、资料收集方法 |
| 基线资料 Baseline data | 15 | 各组的人口学和临床基线特征 |
| 分析的人数 Numbers analyzed | 16 | 分析各组的受试者数量(作分母)及说明是否采用"意向性分析"。除采用相对数,还应采用绝对数说明结果(如用 10/20,而不是 50%) |
| 描述结果和效应量估计 Outcomes and estimation | 17 | 按照主要和次要测量指标的顺序描述结果,除描述效应量大小,还应描述精确度,如 95%可信区间 |
| 辅助分析 Ancillary analyses | 18 | 说明报告其他分析的多样性,包括亚组分析和校正分析,指出哪些是预期的,哪些是探索性的 |
| 不良事件 Adverse events | 19 | 各组所有重要不良事件或副作用 |
| 讨论:解释 DISCUSSION Interpretation | 20 | 描述研究发现,解释结果,考虑研究假设,分析本研究潜在偏倚和可能导致结果不准确的原因,分析与结果多样性相关的危险性 |
| 可推广性 Generalizability | 21 | 试验结果的可推广性(外部真实性) |
| 全部证据 Overall evidence | 22 | 根据现有证据,全面解释结果。说明研究者与试验的有关利益冲突 |

我们还将陆续发表随机对照试验各项技术和术语的定义和解释,这些均可在 ChiCTR 和 CJEBM 网上找到。这些文件将包括 CONSORT for TCM 清单条款的证据,包括注释清单条款的参考文献。我们鼓励杂志在稿约部分也包括该文件的参考文献。

为了体现 CONSORT 止于至善的特点,CONSORT for TCM 工作组邀请广大读者,特别是中医界同仁们在 ChiCTR 和《中国循证医学杂志》网站上对 CONSORT for TCM 清单和流程图发表评论和意见。

附:ChiCTR 和 CJEBM 网址

ChiCTR:www. Chictr. org.

CJEBM:http://www. cjebm. org. cn/

CONSORT for TCM

委员会和工作组名单(以汉语拼音顺序排列)(略)

委员会名单(略)

参考文献(略)

# 附录4 诊断试验正确性的报告标准(STARD 2003)

诊断试验为临床决策提供重要依据。诊断试验准确性研究是指在用参考试验或"金标准"(gold standard)确诊的患有某病和未患有该病的小样本中实施的一种评价研究,其目的是评价某种或某些诊断技术区分患和不患该患者群的真实性或效力(validity),有时又叫准确性(accuracy),可以用许多指标来表达,包括灵敏度、特异度、似然比、诊断比值比和ROC曲线下面积等。对诊断试验的准确性进行评价是十分必要的,评价报告应该提供研究潜在偏倚和适用性所需要的重要信息,而不规范的报告则限制了对研究准确性的评价。诊断准确性研究报告标准(standards for reporting of diagnostic accuracy, STARD)是目前权威的诊断试验准确性研究报告模板,若相关研究人员采用此模板,必将提高诊断准确性研究报告的质量。

**附表4-1 诊断试验正确性的报告标准(STARD 2003)**

| 项目 | 条目 | 描述 |
|---|---|---|
| **题目、摘要、关键词** | 1 | 确定该文章是研究诊断试验正确性的(推荐的关键词对PsycINFO为diagnostic efficiency,推荐MeSH为Medline的是敏感性和特异性) |
| **引言** | 2 | 陈述研究的问题或目的,例如估计诊断试验的正确性或比较试验之间或不同组别之间的正确性 |
| **方法** | 3 | 描述研究人群,入选或排除标准,收集资料的场所 |
| | 4 | 描述被研究者情况,是否是基于症状选择患者,从前一项试验结果挑选,被研究者是否同时接受新试验和参考试验 |
| | 5 | 描述被研究者样本,是否是符合上述第3、第4条目标准的连续入选者,如果不是,则是否描述如何进一步选择患者 |
| | 6 | 资料收集的描述,是前瞻性(做新试验和参考试验前计划好)还是回顾性资料 |
| 试验方法 | 7 | 描述参考试验及成为参考试验的合理性 |
| | 8 | 描述所涉及的材料和方法的技术特点,包括如何和何时测定,新试验和参考试验所引的文献 |
| | 9 | 描述新试验和参考试验结果所确定的单位、临界点、分类的合理性 |
| | 10 | 描述对新试验和参考试验读数和操作人员的人数和培训情况 |
| | 11 | 对新试验和参考试验进行结果测定者是否设盲,有无提供其他临床信息给他们 |
| 统计方法 | 12 | 计算及比较诊断正确性的测定和统计方法,包括95%可信区间 |
| | 13 | 描述测定试验可重复性的方法 |
| **结果** | | |
| 被研究者 | 14 | 报告进入和试验结束时日期 |
| | 15 | 报告临床和被研究者一般状况,如年龄、性别、症状谱,同时存在的疾病,目前治疗和纳入的中心 |
| | 16 | 描述有多少符合纳入条件者进入或没能进入这两个试验组,以及为什么他们不能接受试验(最好用图表表示) |
| 试验结果 | 17 | 报告从做新试验和参考试验之间间隔的时间,在此间隔时间中有无经过任何治疗 |
| | 18 | 报告疾病严重度的分配情况及对照组的具体情况 |
| | 19 | 报告新试验与参考试验比较的所有结果(包括不确定结果和遗漏的结果),对于连续性结果报告两种试验情况的分布情况 |
| | 20 | 报告在进行这两种试验时发生的不良反应 |
| 评估 | 21 | 报告试验的正确性和95% |
| | 22 | 报告如何处理新试验出现的不确定结果和遗漏的结果 |
| | 23 | 报告对试验可变性的估计包括在不同操作者、不同中心或亚组的测定结果 |
| | 24 | 报告对试验可重复性的评估 |
| **讨论** | 25 | 讨论研究发现的临床适用性 |

# 附录5 化学药物临床试验报告的结构与内容技术指导原则

(国家食品药品监督管理局药品审评中心 2005)

## 一、概述

临床试验报告是对药物临床试验过程、结果的总结,是评价拟上市药物有效性和安全性的重要依据,是药品注册所需的重要文件。

本指导原则的目的是向药品注册申请人(简称申请人)或/临床研究者提供合理思路,以便于其能够整理出内容完整、表述明确、结构良好、易于评价的临床试验报告。临床试验报告应该对试验的整体设计及其关键点给予清晰、完整的阐述;对试验实施过程应条理分明地描述;应该包括必要的基础数据和分析方法,以便于能够重现对数据和结果的分析。

本指导原则包括了以下的临床研究:Ⅰ期临床试验(耐受性试验和临床药代动力学试验)、Ⅱ期/Ⅲ期临床试验、生物利用度/生物等效性试验。关于这几类临床研究的技术要求,请参阅相关的指导原则。本指导原则主要针对试验报告的格式和内容进行阐述,也适用于其他以注册为目的的临床研究。

本指导原则只对临床试验报告的结构和内容提出了原则框架,列出了报告中应涵盖的基本点,不可能做到完全细化。鉴于临床研究的复杂性,对格式和内容可根据研究的具体情况进行适当的调整。

## 二、临床试验报告的结构与内容

### (一) 首篇

首篇是每份临床试验报告的第一部分内容,所有单个的临床试验报告均应包含该部分内容。

首篇中各标题下的内容均应分页单列。首篇内容不必标注"首篇"的字样。

1. 封面标题

包括受试药物通用名、研究类型、研究编号、研究开始日期、研究完成日期、主要研究者(签名)、研究单位(盖章)、统计学负责人签名及单位盖章、药品注册申请人(盖章)、注册申请人的联系人及联系方式、报告日期、原始资料保存地点。

2. 目录

列出整个临床试验报告的内容目录和对应页码。

3. 研究摘要(附样表)

对所完成的研究的摘要介绍,应以重要的数据体现结果,而不能仅以文字和 $P$ 值来叙述。如需要,应附有完成的各期临床试验一览表。

4. 伦理学相关资料

须申明完成的临床试验严格遵守赫尔辛基宣言(the declaration of Helsinki)的人体医学研究的伦理准则,须申明本临床试验方案及其修订申请均经伦理委员会(IEC 或 IRB)审核批准,须提供伦理委员会批准件,须提供向受试者介绍的研究信息及受试者的知情同意书样本。

5. 试验研究人员

列出临床试验主要研究人员的姓名、单位、在研究中的职责及其简历(列于附件中),主要研究人员包括主要研究者及各中心主要参加人员、统计学分析的负责人、临床试验报告的撰写人。

6. 缩略语

临床试验报告中所用的缩略语的全称。

### (二) 正文内容和报告格式

1 基本内容

本部分内容为各类临床试验报告的格式中所包含的主要项目的原则性说明。

1.1 引言

介绍受试药物研发的背景、依据及合理性,所针对的目标适应证人群,目前治疗方法及治疗效果等;说明本研究实施的合法依据及申请人和临床研究单位间的合作情况。

1.2 试验目的

本临床试验所要达到的目的。

1.3 试验管理

对试验的管理结构和实施 GCP 的情况进行描述。

管理结构包括主要研究者、主要参加人员、指导委员会、管理/监查/评价人员、临床试验机构、统计分析人员、中心实验室设施、合同研究组织(C. R. O.)及配送管理等。

实施 GCP 的情况指试验参加人员的培训、监查/稽查情况、发生严重不良事件的报告制度、实验室质量控制情况、统计/数据管理情况以及研究中发生的问题及其处理措施等。

1.4 试验设计

1.4.1 试验总体设计及方案的描述

试验的总体设计(如平行设计、交叉设计等)和方案的描述应清晰、简洁,必要时采用图表等直观的方式,试验进行时方案修改的情况和任何方案以外的信息来源也应详细叙述。包括下列方面:治疗方法(药物、剂量和具体用法)、受试研究对象及样本量、设盲方法和程度(非盲、单盲、双盲等)、对照类型、研究设计(平行、交叉)、分组方法(随机、分层等)、试验各阶段的顺序和持续时间(包括随机化前和治疗后、撤药期和单盲、双盲治疗期，应指明患者随机分组的时间，尽量采用流程图的方式以直观表示时间安排情况）、数据稽查及安全性问题或特殊情况的处理预案、期中分析情况。

1.4.2 试验设计及对照组选择的考虑

应阐明所设对照的确定依据及合理性。

对试验设计中涉及的药物的清洗期、给药间隔时间的合理性的考虑应进行说明。如果未采用随机化分组，则应详细解释和说明用以有效克服系统选择性偏倚的其他技术措施。如果研究中不设对照组，应说明原因。

1.4.3 研究对象的选择

确定合理可行的入选标准、排除标准和剔除标准。

根据研究目的确定入选标准，说明适应证范围及确定依据，选择公认的诊断标准，注意疾病的严重程度和病程、病史特征、体格检查的评分值、各项实验室检验的结果、既往治疗情况、可能影响预后的因素、年龄、性别、体重、种族等。必要时进行合理的论证。

从安全性和试验管理便利性考虑的排除标准应进行说明，并注意排除标准对整个研究的通用性及安全有效评价方面的影响。事先确定的剔除标准应从治疗或评价的角度考虑，并说明理由。对剔除的受试者的随访观察措施及随访时间也应进行描述。

1.4.4 试验过程

详细描述试验用药在临床试验中的应用过程及其相关事宜。列出试验用药的名称、剂型、规格、来源、批号（如采用多个批号，对各受试者采用的药物批号应登记）、效期及保存条件，对特殊情况的对照药品应进行说明和评价。对试验用药的用法用量（包括剂量及其确定依据、给药途径、方式和给药时间安排）应详细描述。

详细描述随机化分组的方法和操作，说明随机号码的生成方法，应在附件中提供随机表（多中心的研究应按各中心分别列出）。

描述盲法的具体操作方式（如何标注瓶签、编盲过程、设置应急信件，双模拟技术等）、紧急破盲的条件、数据稽查或期中分析时如何确保盲法的继续、无法设盲或可以不设盲的合理理由并说明如何控制偏倚。

描述除试验药品外的其他药品的使用、禁用、记录情况及其规定和步骤，并评价其对受试药物的结果观察的影响，阐明如何区分和判断其与受试药物对观察指标的不同效应。描述保证受试者良好依从性的措施（如药品计数、日记卡、血/尿等体液标本药物浓度测定、医学事件监测等）。

1.4.5 有效性和安全性指标

包括具体的有效性和安全性指标、实验室检查项目、测定时间安排、检测方法、负责人员、流程图、注意事项、各种指标的定义及其检测结果（如心电图、脑电图、影像学检查、实验室检查等）。说明 AE 数据的获得方法，实验室检查发现的 AE 的判断标准及其处理等。如采用的有效性或安全性指标是非常规、非标准的特殊指标，应当对其准确性、可靠性和相关性进行说明。

判断疗效的主要终点指标应清晰阐述，并提供相应的确定依据（如出版物、研究指导原则等）。如使用替代指标，应提供相应依据。

测定药物浓度时，详细说明生物样本的采样时间和服药时间之间的相隔时间，服药及采取标本时，饮食、合并用药、吸烟、饮酒和喝咖啡等的可能影响。

样本处理和测量方法应进行方法学确证，特殊情况应加以说明。

1.4.6 数据质量保证

对保证指标测量的数据达到准确可靠的质量控制过程进行简要阐述，包括监查/稽查的情况、数据录入的一致性、数值范围和逻辑检查、盲态审核及揭盲过程等。必要时，须提供质量控制的有关文件，如数据一致性检查、数值范围和逻辑检查的原始记录、盲态审核时的原始记录、研究者与监查员间交流的质疑表等。

1.4.7 统计处理方案及样本量确定

应明确列出统计分析集（按意向性分析原则确定的全分析集 FAS、符合方案集 PPS、安全性数据集）的定义、试验比较的类型（如优效性、等效性或非劣效性检验）、主要指标和次要指标的定义、各种指标的统计分析方法（为国内外所公认的方法和软件）、疗效及安全性评价方法等。重点阐述如何分析、比较和统计检验以及离群值和缺失值的处理，包括描述性分析、参数估计（点估计、区间估计）、假设检验以及协变量分析（包括多中心研究时中心间效应的处理）。应当说明要检验的假设和待估计的处理效应、统计分析方法以及所涉及的统计模型。处理效应的估计应同时给出可信区间，并说明估计方法。假设检验应明确说明所采用的是单侧还是双侧，如果采用单侧检验，应说明理由。

对各种主要和次要指标的定义应清晰明确，分析时对某些有数据病例的剔除应解释原因并加以详细说明。对研究中任何统计方案的修订须进行说明。

提供样本含量的具体计算方法、计算过程以及计算过程中所用到的统计量的估计值及其来源依据。

1.4.8 试验进行中方案的修改

试验方案不宜更改。对进行中的研究进行的任何修改（如治疗组改变、入选标准改变、给药剂量改变、样本量改变等）均应说明，并应有伦理委员会批件。对更改的时间、理由、更改过程及有无备案进行详细阐述并论证其对整个研究结果评价的影响。

1.4.9 期中分析

说明有无期中分析。如进行期中分析，应按照所确定的试验方案进行并说明 $\alpha$ 消耗函数的计算方法。

1.5 结果

1.5.1 研究对象

1.5.1.1 受试者的描述

参加试验的所有受试者人数可以图表方式加以描述，包括筛选人数、随机化人数、完成试验人数及未完成试验人数。对所有未完成试验的受试者应按中心和试验分组列出随机编码、人口学信息(如年龄、性别)、入组及最后一次访视时间、药物剂量、同时合用其他药物的情况、未完成试验的原因(如失访、AE、依从性差等)、是否对其继续随访及停药时是否破盲等进行分析说明。

1.5.1.2 试验方案的偏离

所有关于入选标准、排除标准、受试者管理、受试者评估和研究过程的偏离均应阐述。报告中应按中心列出以下分类并进行总结分析：① 不符合入选标准但进入试验研究的受试者；② 符合剔除标准但未剔除的受试者；③ 接受错误的治疗方案或治疗剂量的受试者；④ 同时服用禁用的其他药物的受试者。

1.5.2 有效性评价

1.5.2.1 疗效/效应分析数据集

对参加效应分析的受试者应进行明确的定义，如所有用过试验药物的受试者或所有按试验方案完成试验的受试者或某特定依从性的所有受试者。

一般应采用全分析集进行分析。

对使用过受试药物但未归入效应分析数据集的受试者的情况应加以详细说明。

1.5.2.2 人口学和其他基线数据

以主要人口学指标和基线特征数据进行试验组间的可比性分析。基线的可比性分析一般采用全分析集分析，必要时还需采用符合方案集分析。分析的内容应包括年龄、性别和种族等人口学指标和适应证的病情、病程、影响疗效/效应分析的因素和主要疗效指标的基线值。

1.5.2.3 依从性

每个受试者在试验期间对试验方案的依从性应予测评及分析。描述保证和记录依从性的方法和指标，如随访次数、用药计数、日记卡及各项监测指标等。必要时可行血/尿等体液标本的药物浓度测定。

1.5.2.4 合并用药

分组列出试验期间所有受试者的合并用药情况。

1.5.2.5 疗效/效应的分析

所有疗效/效应指标均应给予明确定义。以主要疗效指标和次要疗效指标、药效/药代动力学参数等比较处理组间差异。根据试验方案进行全分析集分析和符合方案集分析。

1.5.2.6 有效性小结

通过主要和次要疗效指标的分析，简要小结受试药的有效性及临床意义。

1.5.3 安全性评价

只要使用过至少一次受试药物的受试者均应列入安全性分析集。包括三个层次：

第一，受试者用药/暴露(exposure)的程度，指试验药物的剂量、使用时程，用药的受试者人数。

第二，以合理的方式对常见的AE和实验室指标的改变进行归类，以合适的统计分析比较各组间的差异，分析影响不良反应/事件发生频率的可能因素(如时间依赖性、剂量或浓度、人口学特征等)。

第三，严重的不良事件和其他重要的不良事件(指需要采取临床处理，如停药、减少剂量和其他治疗手段的AE)。通常通过分析因AE而退出研究的受试者来确定。所有AE应明确与药物的因果关系。以图表的方式对出现的AE进行总结，对重点关注的AE进行详细的描述。受试药和对照药出现的AE均应报告。

1.5.3.1 用药/暴露的程度

用药/暴露时间以药物使用时间的平均数或中位数来表示，可以采用某特定时程有多少受试者数来表示，同时应按年龄、性别、疾病等列出各亚组的数目。

用药/暴露剂量以中位数或平均数来表示，可以表示成每日平均剂量下有多少受试者数。可以将用药/暴露剂量和用药/暴露时间结合起来表示，如用药/暴露至少一个月，某剂量组有多少受试者，同时应按年龄、性别、疾病等列出各亚组的数目。可能时同时提供发生AE或实验室检查异常时的药物浓度。

1.5.3.2 不良事件分析

对受试药和对照药的所有AE均应进行分析，并以列图表方式直观表示，所列图表应按AE累及系统显示其发生频度、严重程度以及与用药的因果关系。

分析时比较受试组和对照组的AE的发生率，最好结合事件的严重程度及因果判断分类进行。需要时，尚应分析其与给药剂量、给药时间、基线特征及人口学特征的相关性。

每件严重不良事件和主要研究者认为需要报告的重要不良事件应单列开进行总结和分析，并附病例报告。附件中提供发生严重不良事件和重要不良事件的受试者的病例报告，内容包括病例编号、人口学特征、发生的AE情况（发生时间、严重程度、持续时间、处理措施、结局）和因果关系判断等。

1.5.3.3 与安全性有关的实验室检查、生命体征及体格检查

对每项实验室检查值及生命体征、体格检查指标进行描述，对试验过程中每一时间点（如每次访视时）的每个指标也应描述。提供相应的分析统计表，包括实验室检查出现异常或异常值达到一定程度的受试者人数。

根据专业判断，在排除无临床意义的与安全性无关的异常外，对有临床意义的实验室检查异常应逐例加以分析说明，对其改变的临床意义及与受试药物的关系（如与药物剂量、浓度的关系，与合并用药的关系等）进行讨论。

1.5.3.4 安全性小结

对受试药的总体安全性进行小结，重点关注导致给药剂量调整的或需给予其他治疗的或导致停药的或导致死亡的AE。阐述所发生的AE对受试药临床广泛应用时的可能意义。

1.5.4 讨论和结论

对临床研究的有效性和安全性结果进行总结，讨论并权衡受试药的利益和风险。不要简单地重复结果，也不要引出新的结果。结论应清晰明确，对其意义和可能的问题应结合文献加以评述，阐明对个体患者或针对人群治疗时所获的利益和需注意的问题以及今后进一步研究的意义。

1.5.5 统计分析报告

统计分析报告列于附件中，统计分析报告的内容包括以下几部分：

1）对整个临床试验中资料的收集和整理过程的简单描述。包括：临床试验的目的和研究设计、随机化、盲法及盲态审核过程、主要指标和次要指标的定义、统计分析集的规定以及在资料整理过程中对缺失值和离群值的处理等内容。

2）对统计模型进行准确而完整地描述。包括选用的统计分析软件（注明统计软件全名及版本）、统计描述的内容、对检验水准的规定，以及进行假设检验和建立可信区间的统计学方法的选择及其理由。如果统计分析过程中进行了数据变换，应同时提供数据变换的理由和依据。

3）各组病例入选时的基线特征描述及统计检验结果。

4）疗效/效应的分析包括各组病例的各类观察指标（主要指标、次要指标等）的统计描述和假设检验结果。应给出每个观察时间点的统计描述结果。列出假设检验中的检验统计量、$P$值。例如，两个样本的$t$检验的结果中应包括每个样本的例数、均值和标准差、最小和最大值、两样本比较的$t$值和$P$值；用方差分析进行主要指标有效性分析时，应考虑治疗、中心和分析指标基线值的影响，进行协方差分析；对于交叉设计资料的分析，应包括治疗顺序资料、治疗顺序中的患者数、每个阶段开始时的基线值、洗脱期及洗脱期长度、每个阶段中的脱落情况，以及用于分析治疗、阶段、治疗与阶段的交互作用方差分析表。

5）各组病例安全性评价，主要以统计描述为主，包括用药/暴露情况（用药持续时间、剂量、药物浓度）、AE发生率及AE的具体描述；实验室检测结果在试验前后的变化情况；发生异常改变及其与试验用药品的关系。

6）多中心研究时，内容应包括各中心受试者的入选情况，试验方案的偏离、人口学等基线数据的描述性分析，主要疗效指标和次要疗效指标的统计描述，发生的AE的情况及处理和描述性分析。

以上结果应尽可能采用统计表、统计图表示。统计分析结论应用精确的统计学术语予以阐述。所有统计计算程序应以文件形式保存以便核查。

1.5.6 多中心临床试验中各中心的小结

多中心研究的各中心应提供小结表（见附件的样表）。各中心小结表一般由该中心的主要研究者填写，须有该单位的盖章及填写人的签名。内容应包括该中心受试者的入选情况、试验过程管理情况、发生的严重和重要不良事件的情况及处理等，各中心主要研究者对所参加的临床试验的真实性的承诺等。

1.6 参考文献

以温哥华格式（Vancouver style）列出研究报告的有关参考文献，其主要文献的复印件列于附件中。

2 Ⅰ期临床试验

2.1 耐受性试验的报告格式

1）首篇

2）引言

3）试验目的

4）试验管理

5）试验总体设计及方案的描述

6）对试验设计的考虑

7）受试者选择（入选标准、年龄、性别、民族、体重、体格检查、排除标准、例数）

8）受试药物（名称、剂型、来源、批号、规格、有效期、保存条件）

9）给药途径（包括给药途径的确定依据）

10) 剂量设置(初试剂量、最大试验剂量、剂量分组)及确定依据

11) 试验过程/试验步骤

12) 观察指标(症状与体征、实验室检查、特殊检查)观察表

13) 数据质量保证

14) 统计处理方案

15) 试验进行中的修改

16) 试验结果及分析(受试者一般状况及分析、各剂量组间可比性分析、各项观察指标的结果、数据处理与分析、发生的 AE 的观察及分析)

17) 结论

18) 有关试验中特别情况的说明

19) 主要参考文献目录

20) 附件(1、2、3、4、5、7、9、11、12、14)

2.2 临床药代动力学试验的报告格式

1) 首篇

2) 引言

3) 试验目的

4) 试验管理

5) 试验总体设计及方案的描述

6) 对试验设计的考虑

7) 受试者选择(入选标准、年龄、性别、民族、体重、体格检查、实验室检查、排除标准、例数)

8) 受试药物(名称、剂型、来源、批号、规格、有效期、保存条件)

9) 给药途径及确定依据

10) 剂量设置及确定依据

11) 生物样本采集(样本名称、采集时间、处置方法)及试验过程

12) 生物样本的药物测定

分析方法的详细描述及选择依据(仪器设备、分析条件、所用对照品如被测药物、代谢物、内标物的纯度)及确证(最低定量限、特异性、精密度、准确度、提取回收率、标准曲线等)样本稳定性考察及测定方法的质量控制数据质量保证

13) 统计处理方案

14) 试验进行中的修改

15) 研究结果数据(20%受试者的样品色谱图及随行质控样品色谱图、各种生物样本实测数据、数据处理、统计方法及结果、药代动力学参数、药—时曲线)

16) 发生的 AE 的观察及分析(包括实验室检查结果)

17) 结果分析与评价(应包括不良反应观察)

18) 结论

19) 有关试验中特别情况的说明

20) 主要参考文献

21) 附件(1、2、3、4、5、7、9、10、11、12、14)

3 Ⅱ/Ⅲ期临床试验的报告格式

1) 首篇

2) 引言

3) 试验目的

4) 试验管理

5) 试验设计及试验过程

试验总体设计及方案的描述;对试验设计及对照组选择的考虑;适应证范围及确定依据受试者选择(诊断标准及确定依据、入选标准、排除标准、剔除标准、样本量及确定依据);分组方法;试验药物(包括受试药、对照药的名称、剂型、来源、批号、规格、有效期、保存条件);给药方案及确定依据(包括剂量及其确定依据、给药途径、方式和给药时间安排等);试验步骤(包括访视计划);观察指标与观察时间(包括主要和次要疗效指标、安全性指标);疗效评定标准;数据质量保证;统计处理方案;试验进行中的修改和期中分析。

6) 试验结果

受试者分配、脱落及剔除情况描述;试验方案的偏离;受试者人口学、基线情况及可比性分析;依从性分析;合并用药结果及分析;疗效分析(主要疗效和次要结果及分析、疗效评定)和疗效小结;安全性分析(用药程度分析、全部 AE 的描述和分析、严重和重要

不良事件的描述和分析、与安全性有关的实验室检查、生命体征和体格检查结果分析)和安全性小结。

7) 试验的讨论和结论

8) 有关试验中特别情况的说明

9) 临床参加单位的各中心的小结

10) 主要参考文献目录

11) 附件(1、2、3、4、5、6、7、8、9、11、12、13、14)

4 生物利用度/生物等效性试验的报告格式

1) 首篇

2) 引言

3) 试验目的

4) 试验管理

5) 试验总体设计及方案的描述

6) 对试验设计及参比药选择的考虑

7) 受试者选择(入选标准、年龄、性别、体重、体格检查、实验室检查、排除标准、例数)

8) 试验药物(包括受试药和参比药的名称、剂型、来源、批号、规格、有效期、保存条件)

9) 给药途径及确定依据

10) 剂量及确定依据

11) 生物样本采集(样本名称、采集时间、处置方法)及试验过程

12) 生物样本的药物测定

测定方法(仪器、试剂)及确证(最低定量限、特异性、精密度、准确度、回收率、标准曲线等);样本稳定性考察;测定方法的质量控制。

13) 数据质量保证

14) 试验进行中的修改和分析

15) 研究结果数据

20%受试者的样品色谱图及随行质控样品色谱图血药浓度—时间曲线(个体与平均);实测数据、数据处理、统计方法和结果;药代动力学参数。

16) 生物等效性评价

17) 发生的 AE 的观察及分析(包括实验室检查结果)

18) 有关试验中特别情况的说明

19) 主要参考文献

20) 附件(1、2、3、4、5、6、7、8、9、10、11、12、14)

(三) 附件

1. 伦理委员会批准件
2. 向受试者介绍的研究信息及受试者的知情同意书样本
3. 临床研究单位情况及资格,主要研究人员的姓名、单位、资格、在研究中的职责及其简历
4. 临床试验研究方案、方案的修改内容及伦理委员会对修改内容的批准件
5. 病例报告表(CRF)样本
6. 总随机表
7. 试验用药物检验报告书及试制记录(包括安慰剂)
8. 阳性对照药的说明书,受试药(如为已上市药品)的说明书
9. 试验药物包括多个批号时,每个受试者使用的药物批号登记表
10. 20%受试者样品测试的色谱图复印件,包括相应分析批的标准曲线和 QC 样品的色谱图复印件、受试者个体的药—时曲线。
11. 严重不良事件及主要研究者认为需要报告的重要不良事件的病例报告
12. 统计分析报告
13. 多中心临床试验的各中心小结表
14. 临床研究主要参考文献的复印件

(四) 样表

1. 研究报告封面标题样本(略)

2. 研究报告摘要样表(略)
3. 多中心临床试验的各中心小结样表(略)

## 三、名词解释

1. 意向性治疗原则(intention to treat principle, ITT)：以想要治疗患者(即计划好的治疗进程)为基础进行评价的处理策略，而不是基于实际给予的治疗。这一原则认为，治疗方案的效果最好是基于治疗患者的意向而不是实际给予患者的处理来判断。其结果是随机到每一个处理组的患者即应作为该组的成员被随访、评价和分析，无论他们是否依从计划的处理过程。

2. 全分析集(full analysis set, FS)：尽可能按意向性治疗原则的理想的病例集，由所有随机化的受试者中排除了最少和不合理的病例而得到。

3. 符合方案集(per protocol set, PS)：又称有效病例、有效样本、可评价病例样本。由充分依从于试验方案以保证这些数据会按所基于的科学模型而表现治疗效果的病例子集所产生的数据集。依从性包括以下一些考虑，如接受治疗，主要指标可以测定以及没有对试验方案大的违反等。

4. 安全性分析集(safety analysis set, SAS)：安全性与耐受性评价时，用于汇总的受试者集称为安全性数据集。安全性数据集应包括所有随机化后至少接受一次治疗的受试者。

5. 替代指标(surrogate variable)：是指在直接测定临床效果不可能或不实际时，用于间接反映临床效果的观察指标。

6. 重要不良事件(significant adverse event)：指的是除严重不良事件外，发生的任何导致采用针对性医疗措施(如停药、降低剂量和对症治疗)的 AE 和血液学或其他实验室检查明显异常。

7. 严重不良事件(severe adverse event)：指在任何剂量时发生的不可预见的以下临床事件：死亡；危及生命；需要住院治疗或延长目前的住院治疗时间；导致持续的或显著的功能丧失，或导致先天性畸形或出生缺陷。

## 四、参考文献

1. FDA：Guideline for the Format and Content of the Clinical and Statistical Sections of an Application(1988 年 7 月)
2. ICH－E3："Structure and Content of Clinical Study Reports"(1995 年)
3. 欧盟 EMEA："Day 70 Critical Assessment Report"(2002 年 3 月)
4. SFDA：形式审查要点(2003 年)

## 五、著者 《化学药物临床试验报告的结构与内容技术指导原则》课题研究组

# 附录 6 临床试验总结报告的参考格式

### 临床试验总结报告

**定义：**临床试验总结报告是反映药物临床研究设计、实施过程，并对试验结果作出分析、评价的总结性文件，是正确评价药物是否具有临床实用价值(有效性和安全性)的重要依据，是药品注册所需的重要技术资料。

**基本准则：**① 真实、完整地描述事实；② 科学、准确地分析数据；③ 客观、全面地评价结局。

**结构与内容：**

药品名称： 资料项目编号：2012－7

**** Ⅱ期临床试验研究报告
——以 *** 为对照药评价 *** 治疗 *** 安全性有效性的分层区组随机、
双盲双模拟、平行对照、多中心临床研究

研究机构名称：__________(负责单位)(盖章)
____________________(参加单位)(盖章)
研究机构地址及电话：______省_____市_____
主要研究者： *** 主任医师(签名)：__________
试验起止日期：______年__月～______年___月
原始资料保存地点：______________________医院
联系人姓名：__________
联系人电话：__________
申报单位：__________(盖章)

**报告签名**

报告题目： ****Ⅱ期临床试验研究报告

——以***为对照药评价***治疗***安全性有效性的分层区组随机、

双盲双模拟、平行对照、多中心临床研究

主要研究者声明及签名：

我已详细阅读了该报告，该报告客观、准确描述了试验过程和结果。

________医院

____医师(签名)

____年__月__日

研究负责人签名

________医院

____医师(签名)

____年__月__日

统计分析负责人签名

____医院

____医师(签名)

____年__月__日

申办者声明及签名

我们对该临床试验的全过程进行了监查，试验按临床试方案进行，我们已详细阅读了该报告，该报告客观、准确描述了试验过程和结果。

________公司

负责人：＊＊＊(签名)：____年__月__日

监查员：＊＊＊(签名)：____年__月__日

执笔者签名：

________医院

＊＊＊医师(签名)：____年__月__日

报告目录

缩略语
论理学声明
报告摘要
试验目的
试验方法
讨论
结论
参考文件
附件

**缩略语**

| 缩写 | 中文全称 | 英文全称 |
|---|---|---|
| ALT | 丙氨酸氨基转换酶 | alanine transaminase |
| RBC | 红细胞 | red blood cell |
| WBC | 白细胞 | white blood cell |
| N | 中性粒细胞 | neutrophilic granulocyte |
| L | 淋巴细胞 | lymphocyte |
| PLT | 血小板 | blood platelet |
| Hb | 血红蛋白 | Hemoglobin |
| BUN | 尿素氮 | blood urea nitrogen |
| Cr | 肌酐 | creatinine |

## 伦理学声明

1. 确认试验实施符合赫尔辛基宣言及伦理学原则
2. 伦理委员会批准临床试验方案情况说明(附件中提供伦理委员会成员表)
3. 描述如何及何时获得受试者知情同意书(附件中提供知情同意书样稿)

## 报告摘要

试验题目
临床批件文号
临床试验单位及主要研究者
试验的起止日期
试验目的
主要目的
次要目的
观察指标
主要指标
次要指标
试验设计
试验人群
给药方案
疗程
有效性评价标准
安全性评价标准
统计分析方法
受试者入组情况
各组有效性分析结果
各组安全性分析结果
结论

## 报告正文

1 试验目的
2 试验方法
2.1 试验设计
2.2 受试对象选择
2.3 治疗方案
2.4 疗效观察指标与评价标准
2.5 安全性观察指标与评价标准
2.6 质量控制与保证
2.7 数据管理
2.8 统计分析
3 试验结果
3.1 受试者入组情况
3.1.1 实际入组
3.1.2 剔除
3.1.3 脱落
3.1.4 FAS 集
3.1.5 PP 集
3.1.6 SAFE 集
3.2 组间可比性分析
3.2.1 年龄、性别和种族等人口学指标

3.2.2 病程
3.2.3 病情
3.2.4 临床特征症状
3.2.5 实验室检查
3.2.6 合并疾病
3.2.7 既往病史
3.2.8 其他的试验影响因素(如体重、抗体水平等)
3.2.9 相关指标(如吸烟、饮酒、特殊饮食和月经状况)
3.2.10 依从性分析
3.2.11 合并用药、伴随治疗情况分析
3.3 疗效分析
3.3.1 组间疾病疗效比较
3.3.2 组间证候疗效比较
3.3.3 组间症状体征疗效比较
3.3.4 组间证候积分比较
3.3.5 组间指标疗效比较
3.3.6 分层疗效分析
3.3.7 不同年龄间疗效比较
3.3.8 不同病程间疗效比较
3.3.9 不同病情间疗效比较
3.3.10 不同中心间疗效比较
3.4 安全性分析
3.4.1 用药程度
用药时间:平均数或中位数
某特定时程有多少受试者数
用药剂量:平均数或中位数
每日平均剂量下有多少受试者数
3.4.2 不良事件分析
不良事件列表
不良事件发生率
严重不良事件列表
3.4.3 与安全有关的实验室指标分析
治疗前后变化情况
正常/正常　正常/异常　异常/正常　异常/异常
正常/异常情况列表
异常/异常情况列表
4 讨论
5 结论
6 参考文献
7 附件
附件1 SFDA临床研究批件
附件2 CRF(样张)
附件3 药品随机编码表(双盲试验应提供编盲记录)
附件4 伦理委员会成员表
附件5 试验单位情况,主要研究人员的简历及职责
附件6 阳性对照药的说明书、质量标准
附件7 盲态核查报告及揭盲和紧急破盲记录
附件8 统计计划书和统计分析报告
附件9 临床监查员的最终监查报告,稽查员的稽查报告
附件10 试验药物包括多个批号时,每个受试者使用的药物批号登记表

附件 11　严重不良事件报告书
附件 12　药品发放登记表
附件 13　主要参考文献的复印件
附件 14　临床试验流程图

# 附录 7　统计分析计划书通用格式和内容

统计分析计划书是在临床试验方案和病例报告表确定之后，由统计学专业人员制定的具体的统计分析工作流程。包括统计分析集的选择、主要指标、次要指标、统计分析方法、疗效及安全性的评价方法等，并按预期的统计分析结果列出统计分析表备用。统计分析计划书在临床试验进行过程中可以修改、补充和完善。但是在第一次揭盲之前必须以文件形式予以确认，此后不能再作变动。

统计分析计划书需根据具体的研究题目来制定，以下只是列出一个通用的格式和内容，仅供参考。

1　研究目的
2　研究设计
3　研究单位和负责人
4　统计单位、统计人员及完成时间
5　数据管理
5.1　数据录入与修改
5.2　数据审核与锁定
6　统计分析数据集
6.1　意向治疗(Intent-to-treat，ITT)数据集
6.2　全分析集 (Full Analysis Set，FAS)
6.3　符合方案集(Per Protocol Set，PPS)
6.4　安全集(Safety Set，SS)
7　统计分析方法
7.1　分析软件
7.2　分析指标
7.2.1　主要指标
7.2.2　次要指标
7.3　统计描述
7.3.1　计量资料
7.3.2　计数资料
7.4　分析方法
7.4.1　脱落分析
7.4.2　基础值的均衡性分析
7.4.3　依从分析
7.4.4　疗效分析
(1) 主要指标疗效分析
(2) 次要指标疗效分析
7.4.5　安全性分析
8　统计分析表格
8.1　病例特征
8.2　基础数据可比性分析
8.3　临床疗效分析
8.4　安全性评估
9　文用到的缩写及统计量(英文)说明

# 附录 8　统计学报告准则简介

1988 年，“国际医学期刊编辑委员会(International Committee of Medical Journal Editors，ICMJE)”制订了医学研究报告中统计

学描述与书写准则，其目的是帮助作者对编辑和评论者的质疑做出反应，提高统计学应用质量、规范科研和科研报告程序，同时有助于读者更好地理解和判断所阅读的科研报告是否可信。

## 一、国际医学期刊编辑委员会的统计学报告准则的基本内容

(1) 应阐明所用统计学方法，使读者能够通过原始资料核实报告结果。若可能，给出测量误差或不确定性(诸如可信区间)的适当指标，避免单独地依赖统计学假设检验，否则，有时可能表达不出重要的数量信息。

(2) 适宜地选择实验对象，给出其随机化的细节。

(3) 对任何盲法的观察，应描述其试验方法及成功之处。

(4) 报告试验观察例数及观察中的脱落(如临床试验中的脱落)情况。

(5) 研究设计和统计学方法所引用的参考文献必须是标准的出版物(给出所在的页数)，如有可能，最好引用报道该设计和方法的原始论文。

(6) 指明所用的任何通用计算机程序。

(7) 图表仅限于用以说明文章的论据并提供支持，不要使图与表的资料重复。

(8) 阐述专业意义时，避免使用专业术语，如"随机化"(它是指随机化的设计)、"正常"、"显著"、"相关"，以及"样本"。

## 二、统计学报告准则确定的基本原则

基本原则是：科学和技术著作应能使普通的、具有一般素养的读者(而不是研究特殊课题的专家)在初次阅读时就能够看懂。部分准则解释如下：

**1. 描述所使用的具体的统计学方法，使有素养的读者能够通过原始资料核实报告的结果** 研究者应该报告他们所用的是哪一种统计学方法，并讲明为什么使用该方法。必须将研究设计中的不足和优势尽可能详细地告诉读者，从而使其对资料的可靠性有正确的理解，同样也应告诉读者对研究和解释所冒的风险。

当统计学目标确定后，研究者必须决定哪一种统计学指标和方法是合适的。研究者通常可能选择平均数或中位数，非参数检验或标准近似值，用修正、配对、分层来处理混杂因子，但究竟选择哪一种统计学方法一般需要对问题和资料进行两方面的评价。任何统计学方法被确定后，试用多种方法并仅报告有利于研究者的结果是不合适和不道德的。结果大致相同的方法不必分别介绍，但研究者应陈述他们确实已试用了哪些方法并做了进一步的探讨。当然，不相符的结果同样也应报告。研究者有时可能发现这些不相符的结果起因于一些重要的但又意想不到的方面。

通常应详细说明正文和图表中的单位。若读者对该单位是清楚的，当其多次出现时，就没有必要再次注明，仔细选择测量单位常有助于生物学假设和统计学分析的阐明和统一。

**2. 尽可能使研究结果定量化，并用合适的统计学指标对其进行描述** 研究者必须选择一种统计学方法来报告其研究结果。该方法是对实际的结果提供情报的最有效方法，如均数、标准差和可信区间。报告精确的 $P$ 值比"$P<0.05$"或"$P$ 值无显著性"更有利于读者将自己选择的检验水准与已得出 $P$ 值相比较。在独立的样本中，报告均数、标准差以及样本量的信息易于进行显著性检验从而获得 $P$ 值，仅知 $P$ 值无法得出其他任何一项，故仅报告 $P$ 值会遗漏重要的信息。

进行统计学检验时，研究者应清楚地阐明无效假设和备择假设。统计学理论要求无效假设应在资料被检验以前甚至在对最初结果进行最简短的观察以前产生。另外，研究者还应详细说明为什么使用单侧检验或双侧检验。

**3. 选择合适的研究对象** 应报告选择患者或其他研究单位的原因和方法，若有可能的选择理由，也应详细报告，同时，应准确地逐项阐明全部的潜在性适宜对象或研究的范围。仅报告说对某种情况的自然病史已先后观察了100个患者是不够的。这些患者与其他人按年龄、性别以及其他因素相比如何？来自一个地区或全体居民中的患者有何特殊？患者来自"无选择性"的初诊者还是包括已安排治疗的患者？对最初身体状况相同的两组患者进行外科和内科治疗结果的比较如何？为什么预计的情况未能被证实？另外，在一些特殊情况下将产生许多其他问题。例如，假若研究者研究的患者来自其他或自己工作的医院，关于患者范围的有关问题同样需要回答，如为什么从某年某月某日开始？为什么仅包括从急诊室入院的患者？总之，作者应试图将自己想象为对该研究一无所知的读者。

研究者对每一种统计学的研究都应有一些决定样本的"范围"标准，许多还应有更详细的"适合"标准。样本不应包括下列几种情况：在某特殊的年龄组之外；预先进行过治疗；拒绝随机化或病情太重以致不能回答问题者。

研究报告中还应阐明研究范围和合格标准在何时、怎样进行设计的，范围和合格标准是否在研究开始之前就在研究方案中陈述？它们在研究过程中是否有所发展？某些合格标准是否是为了处理未预见到的某些问题而在最后加入的？例如，一份书面研究设计可能要求研究"所有"患者，但若女性患者仅占5%，此时最好将这部分女性患者排除，以消除混杂因素的影响，确保样本"纯度"。

**4. 给出随机化的细节** 随机化的报告需要注意两方面的因素。首先，应简略地告诉读者该随机化是怎样进行的(抛掷硬币决定、随机数字表或者其他方法)。其次，随机化可应用于随机抽样、随机分组、随机安排实验顺序等方面，例如，一个样本是从较大的总体中随机抽取，或对研究的患者随机分配到不同的组别进行治疗，或治疗的患者随机安排进行一种或多种试验。因此，仅仅说

一项研究是“随机化的”是不够的，详细报告随机化的细节是保证不发生模棱两可解释的前提条件。

假若随机化是“分区组的”(如通过安排每一个连续进入研究中的6位患者，3位指定用某种疗法，其他3位用另一种)，应报告分区组的原因和要素。分区组可能影响常规的统计学分析，作者应阐明在自己的分析中怎样利用分区组或为什么不分区组。

**5. 对任何盲法的应用，应描述其实施方法及成功之处** “盲法”有时能在研究阶段从患者或研究组的成员中获得的某些隐蔽资料，能起到减少偏性的作用。但由于有多种遮蔽的方法，研究报告必须阐明什么措施对谁是隐蔽的。仅说该研究是“盲法”或“双盲的”，而不加任何解释则很少能满足需要。

**6. 给出观察的例数** 在医学研究中，不同的研究对象接受同一处理称为重复，重复的次数称为重复数，统计术语为样本量(sample size)，统计符号是 $n$ 。

根据统计学原理，用样本信息推断相应总体的统计学特征，必须保证从该总体中随机抽取的研究单位有足够多的数量，即样本量应足够大。如果仅仅从少数或极有限的研究对象获取关于疾病病因、临床过程、诊治效能的信息，并据此做出推导结论，显然是片面的、不完整的，有时甚至可能是错误的。理论上认为，当样本量趋近于总体的单位数量时，其样本统计量值将趋近于总体参数真值。实际上，我们无法也无须花费巨大的研究成本来获得总体参数的真值，但是我们可以通过有一定数量的样本信息来推断相应总体参数的最可能的估计值，即用样本统计量作为总体参数的无偏估计值。然而，样本统计量的这种无偏性的统计学特征只有在样本量足够大的条件下才具有，当样本量较小时就变得极不稳定。所以当样本量较小时，计算出的统计量并不具有统计学推断的价值。为确保研究样本获取的研究结论具有外推性，样本除了具有同质性、随机性和代表性之外，还必须有足够的样本量。研究结论只有在随机分组和足够的样本量的基础上，才能使非处理因素均衡一致，才能增强样本对总体的代表性，才能尽量减少抽样误差、偏倚，并能控制或识别一些非处理因素的影响。

一般来说，在完全随机分组的前提下，样本量越大，各组之间非处理因素的均衡性越好。但当样本量太大时，又会给整个实验的质量控制工作带来更多的困难，同时也会造成浪费。为此，必须在实验设计时，确定出在保证实验结果具有一定可靠性的前提下所需的最少样本量，即样本量应减至满足统计分析需求的最小程度，统计学家称之为“精选小样本”原则。具体的实施方法是在研究设计阶段，预先根据研究目的和统计学要求，按适宜的估计样本量的方法计算出适宜的样本量。因此，适宜的样本量具有先验的性质，那种先进行试验，然后根据现有的病例做出的统计分析结论只能是数字游戏。

**7. 研究设计和统计学方法所引用的参考文献必须是标准的出版物(给出所在的页数)，如有可能，最好引用报道该设计和方法的原始论文** 原始论文的方法学对研究者有很大的参考价值，但自从第一次报告该方法后，常较少解释该方法及其内含或计算结果及其意义的次要部分。标准出版物，如教科书或综述文章，常会给出清楚的说明、介绍该方法的前因后果，并给出有帮助的例子。符号应采用通用的标准；宁愿解释适应读者需要的该方法的一般用法，而不解释第一次报告的具体的和有时独特的用法。除了使用教科书、综述文章，或其他标准出版物的一般性建议外，使用原始的说明最有利于交流，并且是唯一可行的。

**8. 指明所用的任何通用计算机程序** 应指明计算机程序及其操作方法，因为有时会发现这些程序有错误。读者也希望了解这些程序，以便于他们自己使用。相反，为特殊任务所编的程序不需要提供文件，因为读者已对在特定的或“保密的”程序中产生错误的可能性有所警惕，同时他们也不能在自己的工作中使用同样的程序。

**9. 在方法部分应对所用统计学方法进行综合描述，在结果部分总结数据时应详细说明分析资料所采用的统计学方法** 应在何处描述统计学方法？通常放在论文的方法部分，但我们常常偏爱在使用的统计学方法第一次出现时即描述它。在一篇文章中，各处应用的方法可能略有不同；一般根据资料和分析的早期步骤决定哪些结果应详细地报告，或在探查临界或意外的研究结果中应使用哪些方法。详述统计学方法使其接近于应用的观点，有时对在特殊的途径中为什么要选择特殊方法会导致更多的想法和进一步的讨论。

## 附录9 研究论文统计学项目自查清单

为提高医学论文统计学报告质量，国内统计学专家特制成“随机对照临床试验论文统计学项目自查清单”(附表9-1)和“观察性流行病学研究报告的自查清单”(附表9-2)。该清单可供医学研究者在项目申报或投稿时自查。其中，A代表摘要，I代表引言，M代表材料与方法，R为结果(R3～R8的例数可以流程图的方式给出)，D为讨论部分。

**附表9-1 随机对照临床试验论文统计学项目自查清单**

| 编号 | 项目 |
|---|---|
| A1 | 分组的具体方法，应说明如何“随机分组” |
| A2 | 实验的实施与评价是否实行盲法及谁对什么“盲” |
| A3 | 样本总量与分组样本量 |
| A4 | 应说明分析的主要指标 |
| A5 | 对主要指标使用的统计检验方法 |
| A6 | 主要指标的集中趋势(如均数或比值)与离散趋势(如标准差或可信区间) |

续 表

| 编号 | 项　　目 |
|---|---|
| A7 | 主要指标比较的精确 $P$ 值 |
| A8 | 关于两组主要指标差异的临床结论 |
| I1 | 研究类型的定性陈述（“探索”或“确证”） |
| I2 | 清楚陈述研究目的及研究假设（优效、非劣效或等效性检验） |
| M1 | 目标人群描述如人口、地理、医院性质、是否转诊、诊断 |
| M2 | 明确的诊断标准 |
| M3 | 入选标准与排除标准 |
| M4 | 确定样本量及确定理由 |
| M5 | 确定有临床意义的最小差值或比值 |
| M6 | 抽样的具体方法 |
| M7 | 分组的具体方法 |
| M8 | 是否盲法及谁“盲”对什么因素 |
| M9 | 实验和对照因素盲法效果的描述如外观、剂量、用法、时程等 |
| M10 | 实施者和实验过程可比性的说明如术者经验、个体化干预 |
| M11 | 研究的单位，如人、肿瘤、眼…… |
| M12 | 效果评价的主要指标 |
| M13 | 主要指标的测量方法与精确度 |
| M14 | 负性反应或事件的测量范围与方法 |
| M15 | 数据收集的方法与质量保证措施 |
| M16 | 个体观察终点与整体研究终点的定义 |
| M17 | 控制可能偏倚的努力如混杂变量 |
| M18 | 统计学方法使用的软件及版本 |
| M19 | 对主要指标拟行比较的统计学方法 |
| M20 | 对主要指标拟行单侧还是双侧检验，若单侧检验则其理由 |
| M21 | 对主要指标进行检验的 $\alpha$ 水平 |
| R1 | 研究或实验的起止时间 |
| R2 | 随访的起止时间 |
| R3 | 征集对象例数 |
| R4 | 符合研究标准数 |
| R5 | 实际行分组数 |
| R6 | 完成干预例数 |
| R7 | 偏离计划数及偏离原因 |
| R8 | 随访数、失访数 |
| R9 | 效果分析采取的数据集及各组样本量 |
| R10 | 负性反应或事件的分析集 |
| R11 | 各组人口学及临床特征的基线水平的可比性与不同 |
| R12 | 分析主要指标的各组例数与样本数（人、牙、眼……） |
| R13 | 干预前后主要指标的集中与离散趋势描述并明确标记 |
| R14 | 主要指标干预前后差值或比值的均数与置信区间 |
| R15 | 有无进行特殊数据处理（如异常值、数据转换等） |
| R16 | 主要指标统计检验的实际方法 |
| R17 | 主要指标检验的统计量值 |
| R18 | 主要指标检验的精确 $P$ 值而不是大于或小于某界值 |
| R19 | 对引言的假设做接受或拒绝的决定 |
| R20 | 负性反应或时间的各族人数、次数、性质、程度及统计分析 |
| R21 | 计划内多重比较的具体方法 |
| R22 | 图示是否符合复制图原则（图形性质、坐标刻度、变异度显示等） |
| R23 | “$a \pm b$”中 b 有无明确标记？ |
| R24 | 比率中分母清楚吗？ |
| D1 | 与引言对应，说明本研究的性质 |
| D2 | 对主要指标结果的临床结论或生物医学解释 |
| D3 | 对设计中可能存在偏倚的说明 |
| D4 | 比较利弊，得出总的临床性结论 |
| D5 | 临床结论的适用性/外推性说明 |
| D6 | 结合其他文献加强或平衡本文结论 |

摘自：刘清海，方积乾. 应重视医学临床试验论文统计学问题——统计学报告项目自查清单的研制. 中华医学杂志，2007，87(34)：2446－2448.

**附表 9-2 观察性流行病学研究报告的自查清单**

| 项目 | 队列研究 | 病例对照研究 | 横断面研究 |
|---|---|---|---|
| 题目和摘要 | 1. ① 在题目或摘要中有“队列研究”；② 摘要应当是全文的一个内容丰富、结构化的摘要，包括了清单里的重要项目 | ① 在题目或摘要中有“病例对照研究” | ① 在题目或摘要中有“横断面研究” |
| **前言** | | | |
| 背景/原理 | 2. 对所报告的研究背景和原理进行解释 | | |
| 目标 | 3. 阐明研究目标，包括任何预先确定的假设 | | |
| **方法** | | | |
| 研究设计 | 4. 陈述研究设计中的重要内容，如果文章是来自正在进行研究的系列文章之一，应陈述原始研究的目的 | | |
| 研究现场 | 5. 描述研究现场、数据收集的具体场所和时间范围 | | |
| 研究对象 | 6. ① 描述纳入和排除标准，研究对象的来源和选择方法；② 描述随访的时间范围和方法 | ① 分别给出病例和对照的纳入和排除标准，来源和选择方法；② 给出精确的病例诊断标准和对照选择原理；③ 对匹配研究，应描述匹配标准和每个病例匹配的对照数 | ① 描述纳入和排除标准，研究对象的来源和选择方法 |
| 研究变量 | 7. 对所有感兴趣的研究变量列出明确定义，并区分结局、暴露、潜在预测因子、潜在的混杂因子或效应修正因子 | | |
| 测量偏倚 | 8. 对每个研究变量，描述详细的测量方法，还应描述各组之间测量方法的可比性<br>9. 对可能的潜在偏倚进行描述 | | |
| 样本大小 | 10. 描述决定样本大小的原理，包括统计学计算和实际考虑 | | |
| 统计学方法 | 11. ① 描述统计方法，包括控制混杂的方法；② 描述对失访和缺失值的处理；③ 如果可能，应描述亚组分析和敏感性分析的方法 | ② 描述匹配和缺失值的处理 | ② 描述设计效应和缺失值的处理 |
| 计量变量 | 12. ① 解释计量变量如何分析，如怎样选择分组；② 如果可能，给出连续分析和分组分析的结果 | | |
| 资助 | 13. 给出当前研究的资助来源和资助者(如果可能，给出原始研究的资助情况) | | |
| **结果** | | | |
| 研究对象 | 14. *① 报告研究的各个阶段研究对象的数量，如可能合格的数量、被检验是否合格的数量、证实合格的数量、纳入研究的数量、完成随访的数量和分析的数量；② 描述各个阶段未能参与者的原因；③ 推荐使用流程图；④ 报告研究对象征集的时间范围；⑤ 匹配研究应给出每个病例对应对照数量的分布 | | |
| 描述性资料 | 15. *① 描述研究对象的特征(如人口学、临床和社会特征)以及关于暴露和潜在混杂因子的信息；② 指出每个研究变量数据的完整程度；③ 总结平均的和总的随访数量以及随访时间 | | |
| 结局资料 | 16. *报告发生结局事件的数量或综合指标 | 报告各个暴露类别的数量 | 报告结局事件的数量或综合指标 |
| 主要结果 | 17. ① 陈述未调整的和按照混杂因子调整的关联强度、精确度(如 95% CI)；阐明按照哪些混杂因素进行调整以及选择这些因素，未选择其他因素的原因；② 对计量变量分组进行的比较要报告每组观察值的范围或中位数；③ 对有意义的危险因素，可以把相对危险度转化成绝对危险度；④ 报告按照实际目标人群的混杂因子和效应修正因子的分布进行标化的结果 | | |
| 其他分析 | 18. 报告进行的其他分析，如亚组分析和敏感性分析 | | |
| **讨论** | | | |
| 重要结果 | 19. 概括与研究假设有关的重要结果 | | |
| 局限性 | 20. ① 结合潜在偏倚和不精确的来源，讨论研究的局限性，以及分析、暴露和结局存在多样性时出现的问题；讨论所有可能偏倚的方向和大小；② 关于研究局限性的讨论不应取代定量的敏感性分析 | | |
| 可推广性 | 21. 讨论研究结果的可推广性(外推有效性) | | |
| **解释** | 22. 结合当前证据和研究局限，谨慎给出一个总体的结果解释，并注意其他可替代的解释 | | |

* 在病例对照研究中分别给出病例和对照的信息，如果可能，在队列研究和横断面研究里给出暴露组和未暴露组的信息

# 附录 10 科学技术报告、学位论文和学术论文的编写格式(国家标准 GB 7713-87)

Presentation of scientific and technical reports, dissertations and scientific papers

1 引言

1.1 制订本标准的目的是为了统一科学技术报告、学位论文和学术论文(以下简称报告、论文)的撰写和编辑的格式，便利信息系统的收集、存储、处理、加工、检索、利用、交流、传播。

1.2 本标准适用于报告、论文的编写格式，包括形式构成和题录著录，及其撰写、编辑、印刷、出版等。

本标准所指报告、论文可以是手稿，包括手抄本和打字本及其复制品；也可以是印刷本，包括发表在期刊或会议录上的论文及其预印本、抽印本和变异本；作为书中一部分或独立成书的专著；缩微复制品和其他形式。

1.3 本标准全部或部分适用于其他科技文件，如年报、便览、备忘录等，也适用于技术档案。

2 定义

2.1 科学技术报告

科学技术报告是描述一项科学技术研究的结果或进展或一项技术研制试验和评价的结果；或是论述某项科学技术问题的现状和发展的文件。

科学技术报告是为了呈送科学技术工作主管机构或科学基金会等组织或主持研究的人等。科学技术报告中一般应该提供系统的或按工作进程的充分信息，可以包括正反两方面的结果和经验，以便有关人员和读者判断和评价，以及对报告中的结论和建议提出修正意见。

2.2 学位论文

学位论文是表明作者从事科学研究取得创造性的结果或有了新的见解，并以此为内容撰写而成、作为提出申请授予相应的学位时评审用的学术论文。

学士论文应能表明作者确已较好地掌握了本门学科的基础理论、专门知识和基本技能，并具有从事科学研究工作或担负专门技术工作的初步能力。

硕士论文应能表明作者确已在本门学科上掌握了坚实的基础理论和系统的专门知识，并对所研究课题有新的见解，有从事科学研究工作成独立担负专门技术工作的能力。

博士论文应能表明作者确已在本门学科上掌握了坚实宽广的基础理论和系统深入的专门知识，并具有独立从事科学研究工作的能力，在科学或专门技术上做出了创造性的成果。

2.3 学术论文

学术论文是某一学术课题在实验性、理论性或观测性上具有新的科学研究成果或创新见解和知识的科学记录；或是某种已知原理应用于实际中取得新进展的科学总结，用以提供学术会议上宣读、交流或讨论；或在学术刊物上发表；或作其他用途的书面文件。

学术论文应提供新的科技信息，其内容应有所发现、有所发明、有所创造、有所前进，而不是重复、模仿、抄袭前人的工作。

3 编写要求

报告、论文的中文稿必须用白色稿纸单面缮写或打字；外文稿必须用打字。可以用不褪色的复制本。

报告、论文宜用 A4(210 mm×297 mm)标准大小的白纸，应便于阅读、复制和拍摄缩微制品。报告、论文在书写、扫字或印刷时，要求纸的四周留足空白边缘，以便装订、复制和读者批注。每一面的上方(天头)和左侧(订口)应分别留边 25 mm 以上，下方(地脚)和右侧(切口)应分别留边 20 mm 以上。

4 编写格式

4.1 报告、论文章、条的编号参照国家标准 GB1.1《标准化工作导则标准编写的基本规定》第 8 章“标准条文的编排”的有关规定，采用阿拉伯数字分级编号。

4.2 报告、论文的构成(略)

5 前置部分

5.1 封面

5.1.1 封面是报告、论文的外表面，提供应有的信息，并起保护作用。

封面不是必不可少的。学术论文如作为期刊、书或其他出版物的一部分，无需封面；如作为预印本、抽印本等单行本时，可以有封面。

5.1.2 封面上可包括下列内容：

a. 分类号 在左上角注明分类号，便于信息交换和处理。一般应注明《中国图书资料类法》的类号，同时应尽可能注明《国际十进分类法 UDC》的类号。

b. 本单位编号 一般标注在右上角。学术论文无必要。

c. 密级视报告、论文的内容，按国家规定的保密条例，在右上角注明密级。如系公开发行，不注密级。

d. 题名和副题名或分册题名 用大号字标注于明显地位。

e. 卷、分册、篇的序号和名称 如系全一册，无需此项。

f. 版本 如草案、初稿、修订版等。如系初版，无需此项。

g. 责任者姓名 责任者包括报告、论文的作者、学位论文的导师、评阅人、答辩委员会主席以及学位授予单位等。必要时可注明个人责任者的职务、职称、学位、所在单位名称及地址；如责任者系单位、团体或小组，应写明全称和地址。

在封面和题名页上，或学术论文的正文前署名的个人作者，只限于那些对于选定研究课题和制订研究方案、直接参加全部或主要部分研究工作并作出主要贡献以及参加撰写论文并能对内容负责的人，按其贡献大小排列名次。至于参加部分工作的合作者、按研究计划分工负责具体小项的工作者、某一项测试的承担者，以及接受委托进行分析检验和观察的辅助人员等，均不列入。这些人可以作为参加工作的人员一一列入致谢部分，或排于脚注。

如责任者姓名有必要附注汉语拼音时，必须遵照国家规定，即姓在名前，名连成一词，不加连字符，不缩写。

h. 申请学位级别　应按《中华人民共和国学位条例暂行实施办法》所规定的名称进行标注。

i. 专业名称　系指学位论文作者主修专业的名称。

j. 工作完成日期　包括报告、论文提交日期，学位论文的答辩日期，学位的授予日期，出版部门收到日期(必要时)。

k. 出版项　出版地及出版者名称，出版年、月、日(必要时)。

5.1.3　报告和论文的封面格式参见附录A。

5.2　封二

报告的封二可标注送发方式，包括免费赠送或价购，以及送发单位和个人；版权规定；其他应注明事项。

5.3　题名页

题名页是对报告、论文进行著录的依据。

学术论文无需题名页。

题名页置于封二和衬页之后，成为另页的右页。

报告、论文如分装两册以上，每一分册均应各有其题名页。在题名页上注明分册名称和序号。

题名页除5.1规定封面应有的内容并取得一致外，还应包括下列各项：

单位名称和地址，在封面上未列出的责任者职务、职称、学位、单位名称和地址，参加部分工作的合作者姓名。

5.4　变异本

报告、论文有时适应某种需要，除正式的全文正本以外，要求有某种变异本，如：节本、摘录本、为送请评审用的详细摘要本、为摘取所需内容的改写本等。

变异本的封面上必须标明“节本、摘录本或改写本”字样，其余应注明项目，参见5.1的规定执行。

5.5　题名

5.5.1　题名是以最恰当、最简明的词语反映报告、论文中最重要的特定内容的逻辑组合。题名所用每一词语必须考虑到有助于选定关键词和编制题录、索引等二次文献可以提供检索的特定实用信息。

题名应该避免使用不常见的缩略词、首字母缩写字、字符、代号和公式等。

题名一般不宜超过20字。

报告、论文用作国际交流，应有外文(多用英文)题名。外文题名一般不宜超过10个实词。

5.5.2　下列情况可以有副题名：

题名语意未尽，用副题名补充说明报告论文中的特定内容；报告、论文分册出版，或另一系列工作分几篇报道，或是分阶段的研究结果，各用不同副题名区别其特定内容；其他有必要用副题名作为引申或说明者。

5.5.3　题名在整本报告、论文中不同地方出现时，应完全相同，但眉题可以节略。

5.6　序或前言

序并非必要。报告、论文的序，一般是作者或他人对本篇基本特征的简介，如说明研究工作缘起、背景、主旨、目的、意义、编写体例，以及资助、支持、协作经过等；也可以评述和对相关问题研究阐发。这些内容也可以在正文引言中说明。

5.7　摘要

5.7.1　摘要是报告、论文的内容不加注释和评论的简短陈述。

5.7.2　报告、论文一般均应有摘要，为了国际交流，还应有外文(多用英文)摘要。

5.7.3　摘要应具有独立性和自含性，即不阅读报告、论文的全文，就能获得必要的信息。摘要中有数据、有结论，是一篇完整的短文，可以独立使用，可以引用，可以用于工艺推广。摘要的内容应包含与报告、论文同等量的主要信息，供读者确定有无必要阅读全文，也供文摘等二次文献采用。摘要一般应说明研究工作目的、实验方法、结果和最终结论等，而重点是结果和结论。

5.7.4　中文摘要一般不宜超过200～300字；外文摘要不宜超过250个实词。如遇特殊需要字数可以略多。

5.7.5　除了实在无变通办法可用以外，摘要中不用图、表、化学结构式、非公知公用的符号和术语。

5.7.6　报告、论文的摘要可以用另页置于题名页之后，学术论文的摘要一般置于题名和作者之后、正文之前。

5.7.7　学位论文为了评审，学术论文为了参加学术会议，可按要求写成变异本式的摘要，不受字数规定的限制。

5.8　关键词

关键词是为了文献标引工作从报告、论文中选取出来用以表示全文主题内容信息款目的单词或术语。

每篇报告、论文选取3～8个词作为关键词，以显著的字符另起一行，排在摘要的左下方。如有可能，尽量用《汉语主题词表》等词表提供的规范词。为了国际交流，应标注与中文对应的英文关键词。

5.9　目次页

长篇报告、论文可以有目次页，短文无需目次页。

目次页由报告、论文的篇、章、条、附录、题录等的序号、名称和页码组成，另页排在序之后。

整套报告、论文分卷编制时，每一分卷均应有全部报告、论文内容的目次页。

5.10 插图和附表清单报告

论文中如图表较多，可以分别列出清单置于目次页之后。图的清单应有序号、图题和页码。表的清单应有序号、表题和页码。

5.11 符号、标志、缩略词、首字母缩写、计量单位、名词、术语等的注释表符号、标志、缩略词、首字母缩写、计量单位、名词、术语等的注释说明汇集表，应置于图表清单之后。

6 主体部分

6.1 格式

主体部分的编写格式可由作者自定，但一般由引言(或绪论)开始，以结论或讨论结束。

主体部分必须由另页右页开始。每一篇(或部分)必须另页起。如报告、论文印成书刊等出版物，则按书刊编排格式的规定。

全部报告、论文的每一章、条的格式和版面安排，要求划一，层次清楚。

6.2 序号

6.2.1 如报告、论文在一个总题下装为两卷(或分册)以上，或分为两篇(或部分)以上，各卷或篇应有序号。可以写成：第一卷、第二分册；第一篇、第二部分等。用外文撰写的报告、论文，其卷(分册)和篇(部分)的序号，用罗马数字编码。

6.2.2 报告、论文中的图、表、附注、参考文献、公式、算式等，一律用阿拉伯数字分别依序连续编排序号。序号可以就全篇报告、论文统一按出现先后顺序编码，对长篇报告、论文也可以分章依序编码。其标注形式应便于互相区别，可以分别为：图1、图2.1；表2、表3.2；附注1)；文献[4]；式(5)、式(3.5)等。

6.2.3 报告、论文一律用阿拉伯数字连续编页码。页码由书写、打字或印刷的首页开始，作为第1页，并为有页另页。封面、封二、封三和封底不编入页码。可以将题名页、序、目次页等前置部分单独编排页码。页码必须标注在每页的相同位置，便于识别。

力求不出空白页，如有，仍应以有页作为单页页码。

如在一个总题下装成两册以上，应连续编页码。如各册有其副题名，则可分别独立编页码。

6.2.4 报告、论文的附录依序用大写正体A，B，C，……编序号，如：附录A。

附录中的图、表、式、参考文献等另行编序号，与正文分开，也一律用阿拉伯数字编码，但在数码前冠以附录序码，如：图A1；表B2；式(B3)；文献[A5]等。

6.3 引言(或绪论)

引言(或绪论)简要说明研究工作的目的、范围、相关领域的前人工作和知识空白、理论基础和分析、研究设想、研究方法和实验设计、预期结果和意义等。应言简意赅，不要与摘要雷同，不要成为摘要的注释。一般教科书中有的知识，在引言中不必赘述。

比较短的论文可以只用小段文字起着引言的效用。

学位论文为了需要反映出作者确已掌握了坚实的基础理论和系统的专门知识，具有开阔的科学视野，对研究方案作了充分论证，因此，有关历史回顾和前人工作的综合评述，以及理论分析等，可以单独成章，用足够的文字叙述。

6.4 正文

报告、论文的正文是核心部分，占主要篇幅，可以包括：调查对象、实验和观测方法、仪器设备、材料原料、实验和观测结果、计算方法和编程原理、数据资料、经过加工整理的图表、形成的论点和导出的结论等。

由于研究工作涉及的学科、选题、研究方法、工作进程、结果表达方式等有很大的差异，对正文内容不能作统一的规定。但是，必须实事求是，客观真切，准确完备，合乎逻辑，层次分明，简练可读。

6.4.1 图

图包括曲线图、构造图、示意图、图解、框图、流程图、记录图、布置图、地图、照片、图版等。

图应具有"自明性"，即只看图、图题和图例，不阅读正文，就可理解图意。

图应编排序号(见6.2.2)。

每一图应有简短确切的题名，连同图号置于图下。必要时，应将图上的符号、标记、代码，以及实验条件等，用最简练的文字，横排于图题下方，作为图例说明。

曲线图的纵横坐标必须标注"量、标准规定符号、单位"。此三者只有在不必要标明(如无量纲等)的情况下方可省略。坐标上标注的量的符号和缩略词必须与正文中一致。

照片图要求主题和主要显示部分的轮廓鲜明，便于制版。如用放大缩小的复制品，必须清晰，反差适中。照片上应该有表示目的物尺寸的标度。

6.4.2 表

表的编排，一般是内容和测试项目由左至右横读，数据依序竖排。表应有"自明性"。

表应编排序号(见6.2.2)。

每一表应有简短确切的题名，连同表号置于表上。必要时应将表中的符号、标记、代码，以及需要说明事项，以最简练的文字，横排于表题下，作为表注，也可以附注于表下。

附注序号的编排，见6.2.2。表内附注的序号宜用小号阿拉伯数字并加圆括号置于被标注对象的右上角，如：×××1)，不宜用星号“＊”,以免与数学上共轭和物质转移的符号相混。

表的各栏均应标明“量或测试项目、标准规定符号、单位”。只有在无必要标注的情况下方可省略。表中的缩略调和符号,必须与正文中一致。

表内同一栏的数字必须上下对齐。表内不宜用“同上”、“同左”、“,,”和类似词,一律填入具体数字或文字。表内“空白”代表未测或无此项,“－”或“…”(因“－”可能与代表阴性反应相混)代表未发现,“0”代表实测结果确为零。

如数据已绘成曲线图,可不再列表。

6.4.3 数学、物理和化学式

正文中的公式、算式或方程式等应编排序号(见 6.2.2),序号标注于该式所在行(当有续行时,应标注于最后一行)的最右边。

较长的式,另行居中横排。如式必须转行时,只能在＋,－,×,÷,＜,＞处转行。上下式尽可能在等号“＝”处对齐。

小数点用“.”表示。大于 999 的整数和多于三位数的小数,一律用半个阿拉伯数字符的小间隔分开,不用千位撇。对于纯小数应将 0 列于小数点之前。

示例:应该写成 94 652.023 567;0.314 325。不应写成 94,652.023,567;.314,325。应注意区别各种字符,如:拉丁文、希腊文、俄文、德文花体、草体;罗马数字和阿拉伯数字;字符的正斜体、黑白体、大小写、上下角标(特别是多层次,如“三踏步”)、上下偏差等。

示例:I,l,1,i;C,c;K,k,κ;0,o,(°);S,s,5;Z,z,2;B;β;W,w,ω。

6.4.4 计量单位

报告、论文必须采用 1984 年 2 月 27 日国务院发布的《中华人民共和国法定计量单位》,并遵照《中华人民共和国法定计量单位使用方法》执行。使用各种量、单位和符号,必须遵循附录 B 所列国家标准的规定执行。单位名称和符号的书写方式一律采用国际通用符号。

6.4.5 符号和缩略词

符号和缩略词应遵照国家标准(见附录 B)的有关规定执行。如无标准可循,可采纳中学科或本专业的权威性机构或学术固体所公布的规定;也可以采用全国自然科学名词审定委员会编印的各学科词汇的用词。如不得不引用某些不是公知公用的、且又不易为同行读者所理解的、或系作者自定的符号、记号、缩略词、首字母缩写字等时,均应在第一次出现时一一加以说明,给以明确的定义。

6.5 结论

报告、论文的结论是最终的、总体的结论,不是正文中各段的小结的简单重复。结论应该准确、完整、明确、精练。如果不可能导出应有的结论,也可以没有结论而进行必要的讨论。

可以在结论或讨论中提出建议、研究设想、仪器设备改进意见、尚待解决的问题等。

6.6 致谢

可以在正文后对下列方面:

国家科学基金、资助研究工作的奖学金基金、合同单位、资助或支持的企业、组织或个人;协助完成研究工作和提供便利条件的组织或个人;在研究工作中提出建议和提供帮助的人;给予转载和引用权的资料、图片、文献、研究思想和设想的所有者;其他应感谢的组织或个人。

6.7 参考文献表

按照 GB 7714－87《文后参考文献著录规则》的规定执行。

7 附录

附录是作为报告、论文主体的补充项目,并不是必需的。

7.1 下列内容可以作为附录编于报告、论文后,也可以另编成册。

a. 为了整篇报告、论文材料的完整,但编入正文又有损于编排的条理和逻辑性,这一类材料包括比正文更为详尽的信息、研究方法和技术更深入的叙述,建议可以阅读的参考文献题录,对了解正文内容有用的补充信息等;

b. 由于篇幅过大或取材于复制品而不便于编入正文的材料;

c. 不便于编入正文的罕见珍贵资料;

d. 对一般读者并非必要阅读,但对本专业同行有参考价值的资料;

e. 某些重要的原始数据、数学推导、计算程序、框图、结构图、注释、统计表、计算机打印输出件等。

7.2 附录与正文连续编页码。每一附录的各种序号的编排见 4.2 和 6.2.4。

7.3 每一附录均另页起。如报告、论文分装几册。凡属于某一册的附录应置于该册正文之后。

8 结尾部分(必要时)

为了将报告、论文迅速存储入电子计算机,可以提供有关的输入数据。

可以编排分类索引、著者索引、关键词索引等。

封三和封底(包括版权页)。

附录 A 封面示例(参考件)

附录 B 相关标准(补充件)

B.1 GB 1434-78 物理量符号。
B.2 GB 3100-82 国际单位制及其应用。
B.3 GB 3101-82 有关量、单位和符号的一般原则。
B.4 GB 3102.1-82 空间和时间的量和单位。
B.5 GB 3102.2-82 周期及其有关现象的量和单位。
B.6 GB 3102.3-82 力学的量和单位。
B.7 GB 3102.4-82 热学的量和单位。
B.8 GB 3102.5-82 电学和磁学的量和单位。
B.9 GB 3102.6-82 光及有关电磁辐射的量和单位。
B.10 GB 3102.7-82 声学的量和单位。
B.11 GB 3102.8-82 物理化学和分子物理学的量和单位。
B.12 GB 3102.9-82 原子物理学和核物理学的量和单位。
B.13 GB 3102.10-82 核反应和电离辐射的量和单位。
B.14 GB 3102.11-82 物理科学和技术中使用的数学符号。
B.15 GB 3102.12-82 无量纲参数。
B.16 GB 3102.13-82 固体物理学的量和单位。

附加说明：

本标准由全国文献工作标准化技术委员会提出。
本标准由全国文献工作标准化技术委员会第七分委员会负责起草。
本标准主要起草人谭丙煜。

# 附录 11 不同类型研究的医学报告规范

名称：CONSORT 两组平行的随机对照试验

发表文章名：CONSORT 2010 Statement：Updated Guidelines for Reporting Parallel Group Randomized Trails. CONSORT 2010 说明与详述：报告平行对照随机临床试验指南的更新.

官方网站：http://www.consort-statement.org/consort-statement/

发表期刊：Ann Intern Med. 2001;152(11):726-732. 中西医结合学报,2010,8(8): 701-741.

名称：CONSORT for Cluster Trials 群体随机临床试验

发表文章名：CONSORT statement：extension to cluster randomized trials. 如何撰写高质量的流行病学研究论文：第五讲，群体随机对照临床试验的报告规范——CONSORT 扩展声明.

官方网站：http://www.consort-statement.org/extensions/designs/cluster-trials/

发表期刊：BMJ. 2004;328:702-708. 中华流行病学杂志,2007, 28(2):199-202.

名称：CONSORT for Non-inferiority and Equivalence Trials 非劣效性和等效性随机对照试验

发表文章名：Reporting of noninferiority and equivalence trials：an extension of the CONSORT statement. 朱成斌，詹思延. 如何撰写高质量的流行病学研究论文：第八讲，非劣效性和等效性随机对照试验的报告规范——CONSORT 声明的扩展.

官方网站：http://www.consort-statement.org/extensions/designs/non-inferiority-and-equivalence-trials/

发表期刊：JAMA. 2006;295:1152-1160 中华流行病学杂志,2007, 28(8):821-825.

名称：CONSORT for Pragmatic Trials 实效性临床试验

发表文章名：Improving the reporting of pragmatic trials：an extension of the CONSORT statement. 提高实效性临床试验报告的质量——CONSORT 声明的扩展.

官方网站:http://www.consort-statement.org/extensions/designs/pragmatic-trials/

发表期刊:BMJ. 2008;337:a2390. 中西医结合学报,2009, 7(4):392-397.

名称:CONSORT for Herbal Medicinal Interventions 草药干预的临床试验

发表文章名:Reporting randomized, controlled trials of herbal interventions: an elaborated CONSORT statement. 中医药临床随机对照试验报告规范(征求意见稿).

官方网站:http://www.consort-statement.org/extensions/interventions/herbal-medicinal-interventions/

发表期刊:Ann Intern Med. 2006;144:364-267. 中国循证医学杂志, 2007,7(8):601-605.

名称:CONSORT for Non-pharmacologic treatments 非药物干预的临床试验

发表文章名:Methods And Processes of The Consort Group: Example of an Extension for Trials Assessing Nonpharmacologic Treatments. 报告非药物随机对照临床试验的CONSORT扩展声明:说明与详述(一).

官方网站:http://www.consort-statement.org/extensions/interventions/non-pharmacologic-treatment-interventions/

发表期刊:Ann Intern Med. 2008;148(4):W60-66. 中西医结合学报,2009,7(5):491-494.

名称:CONSORT for Acupuncture 针刺干预的临床试验

发表文章名:Revised Standards for Reporting Interventions in Clinical Trials of Acupuncture (STRICTA). 针刺临床试验干预措施报告标准修订版:CONSORT声明的扩展.

官方网站:http://www.consort-statement.org/extensions/interventions/acupuncture-interventions/

发表期刊:J Evid-based Med. 2010;3(3):140-155. 中国循证医学杂志 2010, 10(10): 1228-1239.

名称:CONSORT for Harms 临床试验中的不良反应

发表文章名:Better reporting of harms in randomized trials: an extension of the CONSORT statement. 更好地报告随机试验中的危害:CONSORT声明扩展版.

官方网站:http://www.consort-statement.org/extensions/data/harms/

发表期刊:Ann Intern Med. 2004;141:781-788. 中国循证医学杂志,2006,6(9): 682-688.

名称:CONSORT for Abstract 随机对照试验的期刊或会议摘要写作要求

发表文章名:CONSORT for reporting randomized controlled trails in journal and conference abstracts: explanation and elaboration. 期刊与学术会议论文摘要中报告随机对照试验的CONSORT声明:说明与详述.

官方网站:http://www.consort-statement.org/extensions/data/abstracts/

发表期刊:PLoS Med. 2008;5(1):e20. 中西医结合学报,2008,6(3): 221-232.

名称:PRISMA 随机对照临床试验及其他评估性研究的荟萃分析

发表文章名:Preferred Reporting Items for Systematic Reviews and Meta-Analyses: The PRISMA Statement. 系统综述和荟萃分析优先报告的条目:PRISMA声明.

官方网站:http://www.prisma-statement.org/

发表期刊:PLoS Med. 2009;6(6):1000097. 中西医结合学报,2009,7(9): 889-895.

名称:MOOSE 流行病学中的观察性研究的荟萃分析

发表文章名:Meta-analysis of observational studies in epidemiology: a proposal for reporting. Meta-analysis of Observational Studies in Epidemiology (MOOSE) group. 如何撰写高质量的流行病学研究论文:第二讲,遗传关联性研究及其Meta分析的报告规范.

官方网站:http://www.consortstatement.org/mod_product/uploads/MOOSE%20Statement%202000.pdf

发表期刊:JAMA. 2000;283(15):2008-2012. 中华流行病学杂志,2006, 27(8):728-730.

名称:STARD 诊断准确性研究

发表文章名:Towards Complete and Accurate Reporting of Studies of Diagnostic Accuracy: The STARD Initiative. 如何撰写高质量的流行病学研究论文:第三讲,诊断试验准确性研究的报告规范——STARD介绍.

官方网站:http://www.stard-statement.org/

发表期刊：Ann Intern Med. 2003；138：40－44. 中华流行病学杂志，2006，27(10)：909－912.

名称：STROBE 流行病学中观察性研究
发表文章名：The Strengthening the Reporting of Observational studies in Epidemiology (STROBE) statement: guidelines for reporting observational studies. 如何撰写高质量的流行病学研究论文：第一讲，观察性流行病学研究报告规范——STROBE 介绍
官方网站：http://www.strobe-statement.org/
发表期刊：J Clin Epidemiol. 2008；61(4)：344－349. 中华流行病学杂志，2006，27(6)：547－549.

报告规范名称：STREGA 遗传关联性研究
发表文章名：STrengthening the Reporting of Genetic Association studies (STREGA) —an extension of the STROBE statement. 如何撰写高质量的流行病学研究论文：第二讲，遗传关联性研究及其 Meta 分析的报告规范
官方网站：http://www.medicine.uottawa.ca/public-health-genomics/web/assets/documents/STREGA_Final_Report_31Jan2008.pdf
发表期刊：Eur J Clin Invest. 2009；39(4)：247－266. 中华流行病学杂志，2006，27(8)：728－730.

名称：TREND 非随机对照试验
发表文章名：Improving the reporting quality of nonrandomized evaluations of behavioral and public health interventions: The TREND statement. 如何撰写高质量的流行病学研究论文：第六讲，非随机对照试验研究报告规范——TREND 介绍
官方网站：http://www.trend-statement.org/asp/
发表期刊：Am J Public Health. 2004；94(3)：361－366. 中华流行病学杂志，2007，28(4)：408－410.

名称：CONSORT for TCM 中医药临床随机对照试验
发表文章名：中医药临床随机对照试验报告规范（征求意见稿）
官方网站：http://www.consort-statement.org/
发表期刊：中国循证医学杂志，2007，7(8)：601－605.

# 主要参考文献


贲长恩. 2009. 科研思路方法与程序. 北京：人民卫生出版社

蔡文琴. 2003. 现代实用细胞与分子生物学实验技术. 北京：人民军医出版社

曹洪欣. 2009. 中医优势病种临床研究的战略思考与实践. 中医杂志，50(1)：11－12

曹欢增. 2008. 提高科技文献查全率的几项措施. 科技情报开发与经济，18(32)：72－74

陈锋. 2007. 医用多元统计分析方法. 2版. 北京：中国统计出版社

陈纪国. 2002. 医学论文的温哥华格式. 中山大学学报论丛，22(3)：293－296

陈少宗，张瑞萍. 2010. 从临床经验统计看肾经腧穴的主治规律. 辽宁中医药大学学报，12(7)：10－11

陈小野. 1993. 实用中医证候动物模型学. 北京：北京医科大学中国协和医科大学联合出版社

邓铁涛. 2005. 辨证论治是中医学的精髓. 中医药通报，4(1)：1－4

费宇彤，刘建平. 2008. 国际草药 CONSORT 声明及中药临床试验报告规范化问题思考. 中国中药杂志，33(1)：89－95

郭方，李银平. 2005. 王今达教授对中西医结合急救医学的特殊贡献. 中国中西医结合急救杂志，12(5)：315

贺佳. 2010. 医学科研设计与统计分析. 上海：第二军医大学出版社出版

胡良平. 2003. 医学统计学基础与典型错误辨析. 北京：军事医学科学出版社

黄品贤. 2009. 中医统计学实习指导及 SPSS15.0 的应用. 北京：科学出版社

蒋永光，李力，李认书，等. 2003. 中医脾胃方配伍规律的数据挖掘试验. 世界科学技术-中药现代化，5(2)：33

金丕焕. 2003. 医用统计方法. 2版. 上海：复旦大学出版社

李静，秦莉，刘鸣. 2001. Cochrane 系统评价的基本方法. 中国循证医学杂志，1(1)：34－38

李迅，刘建平. 2008. 期刊与学术会议论文摘要中报告随机对照试验的 CONSORT 声明：说明与详述. 中西医结合学报，6(3)：221－232

李洪皎，仝小林，胡洁，等. 2007. 肥胖2型糖尿病前期、早期病机证治探讨. 中国中医基础医学杂志，13(7)：529－530

李建珊. 2004. 科学方法纵横谈. 郑州：河南人民出版社

李仪奎. 2006. 中药药理实验方法学. 2版. 上海：上海科学技术出版社

梁国栋. 2001. 最新分子生物学实验技术. 北京：科学出版社

林果为，沈福民. 2006. 现代临床流行病学. 2版. 上海：复旦大学出版社

刘平. 2003. 中医药科学研究思路与方法. 上海：上海中医药大学出版社

刘建平. 2006. 循证中医药临床研究方法学. 北京：人民卫生出版社

刘建平. 2008. 队列研究的设计、实施及方法学问题. 中西医结合学报，6(4)：331－336

刘建平. 2009. 循证中医药临床研究方法. 北京：人民卫生出版社

刘晓燕，陈峰，魏永越，等. 2008. 响应-自适应随机化分组方法. 中国临床药理学与治疗学，13(6)：684－689

卢风，肖巍. 2002. 应用伦理学导论. 9版. 北京：当代出版社

卢德赵，林韬琦，沃兴德，等. 2011. 细胞中姜黄素抗动脉粥样硬化作用机制的蛋白质组学研究. 中国中药杂志，36：1207－1211

卢圣栋. 2004. 现代分子生物学实验技术. 2版. 北京：中国协和医科大学出版社

卢依平. 2011. 辨体质—执简驭繁的临床辨证方法. 中国中医药现代远程教育，9(8)：114－115

孟庆云. 1999. 中西医结合基础理论研究方法与实验技术. 北京：中医古籍出版社

穆艳云，李忠仁，牛文民，等. 2009. 电针对缺血再灌注脑损伤大鼠海马线粒体 ATP 酶的活性的影响. 南京中医药大学学报，25(4)：268－270

那日苏. 2006. 科学技术哲学概论. 北京：北京理工大学出版社

庞小宁. 2008. 科学技术哲学概论. 西安：西北工业大学出版社

任效娥. 2000. 现代医学信息检索与利用. 北京：科学出版社

商洪才. 2010. 芪参益气滴丸对心肌梗死二级预防的临床试验研究通过专家组验收. 天津中医药，27(4)：266

申杰.2009.中医统计学.北京:科学出版社
申杰.2012.预防医学.2版.北京:科学出版社
申杰.2012.中医统计学.2版.北京:科学出版社
申杰,韩萍,何伟.2007.医用科研方法学.北京:人民军医出版社
宿春礼,刘丽莉.2006.态度胜于能力.北京:经济管理出版社
睢明河,马惠芳,王朝阳.2010.关于足太阴脾经腹部腧穴定位的探讨.针刺研究,35(5):391-393
田峰,谢雁鸣.2010.真实世界研究:中医干预措施效果评价的新理念.中西医结合学报,5(4):301-306
仝小林,胡洁,李洪皎,等.2006.糖尿病中医新论.中华中医药杂志,21(6):349-352
王波,詹思延.2006.如何撰写高质量的流行病学研究论文 第一讲 观察性流行病学研究报告规范——STROBE介绍.中华流行病学杂志,27(6):547-549
王飞,焉兆利,李春红,等.2010.醒脑开窍法对高血压脑出血术后昏迷患者促苏醒临床研究.山东中医药大学学报,34(1):50-51
王军,吴金鹏,鲁朝敏,等.2010.基于MRI图像三维重建人体上肢经络.中国针灸,30(2):125-128
王霞.2006.免费全文数据库highwire的检索与利用.图书馆学研究,(5):60-62
王弘午.2012.循证医学.北京:中国中医药出版社
王吉耀.2006.循证医学与临床实践.2版.北京:科学出版社
王家良.2010.循证医学.2版.北京:人民卫生出版社
王瑞辉.2003.中医药科研方法.西安:第四军医大学出版社
王永红.2010.经络实质探析.世界中医药,5(4):236-237
魏伟.2010.药理实验方法学.4版.北京:人民卫生出版社
温武兵,张珍玉.2000.论宗气的生理功能.山东中医药大学学报,24(4):247-250
徐洪文.1993.脉象图与脉诊客观化.山东中医学院学报,(2):14-15
杨艳丽,张军.2009.态度决定一切.哈尔滨:黑龙江科学技术出版社
叶晨,郑家伟,徐菱.2005.如何利用自由词、主题词进行医学文献检索.上海口腔医学,14(3):306-310
喻荣彬.2009.医学研究的数据管理与分析.2版.北京:人民卫生出版社
翟中和.2007.细胞生物学.3版.北京:高等教育出版社
张然.2009.态度决定高度.北京:中国商业出版社
张伯礼.1996.中医舌诊客观化研究.天津中医学院学报,(4):21-23
张厚生,袁曦.2007.临信息素养.南京:东南大学出版社
张俊华,商洪才,张伯礼.2008.系统评价和meta分析质量的评价方法.中西医结合学报,6(4):337-340
张礼建,周曦.2008.论科研中的伦理干预.重庆邮电大学学报,20(6):59-62
张柳青.2009.经络的本质是人体大脑信息控制系统.光明中医,24(8):1560-1563
张伟刚.2007.科研方法论.天津:天津大学出版社
张允岭,郭蓉娟,王嘉麟,等.2010.基于专家问卷的中医"毒"的特性分析.中医杂志,51(1):27-29
赵跃红,冯焜.2009."醒脑开窍针法"结合穴位埋线治疗中风病康复期62例疗效观察.中医药导报,15(5):61-63
钟南山.2000.医学科研设计.广州:中山大学出版社
David M, Alessandro L, Jennifer T, et al. 2009. Preferred reporting items for systematic reviews and meta-analysis: the PRISMA statement (Chinese edition).中西医结合学报,7(9):889-896
Evidence-based Medicine Working Group. 1992. Evidence-Based Medicine-A new Approach to Teaching the Practice of Medicine. JAMA, 268(17):2420-2425
Higgins JPT, Altman DG, Sterne JAC. Cochrane Handbook for Systematic Reviews of Interventions: Cochrane Bias Methods Group. Assessing risk of bias in included studies. Version 5.1.0(updated March 2011)
Schulz KF, Altman DG, David M for the CONSORT Group. 2010. CONSORT 2010 statement: updated guidelines for reporting parallel group randomized trials. BMC Medicine, 8:18